経絡と指圧

増永静人著

医道の日本社

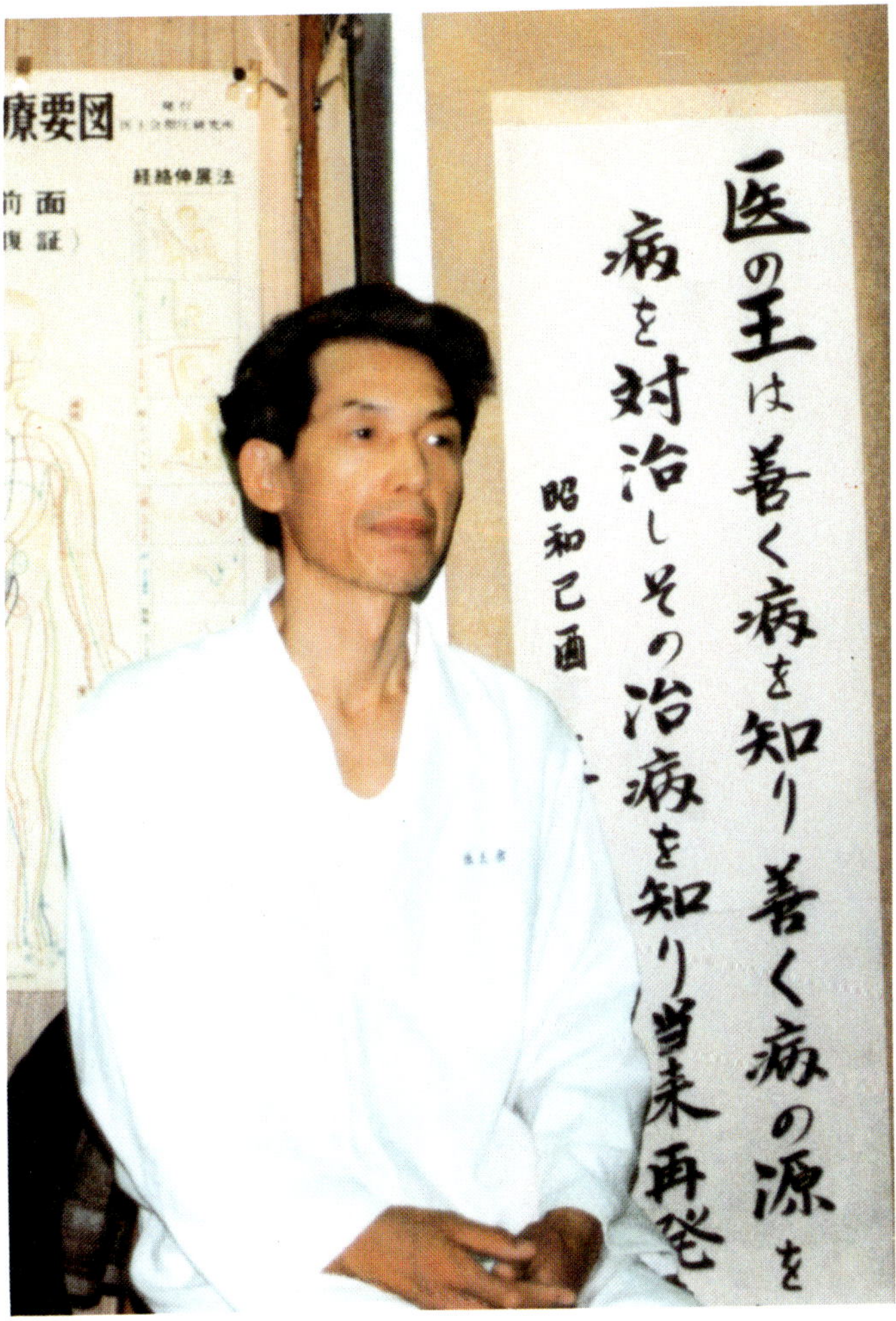

医王会指圧研究所にて　　　　著　者　　　増永　静人

人体の経絡にテープを貼って実技指導

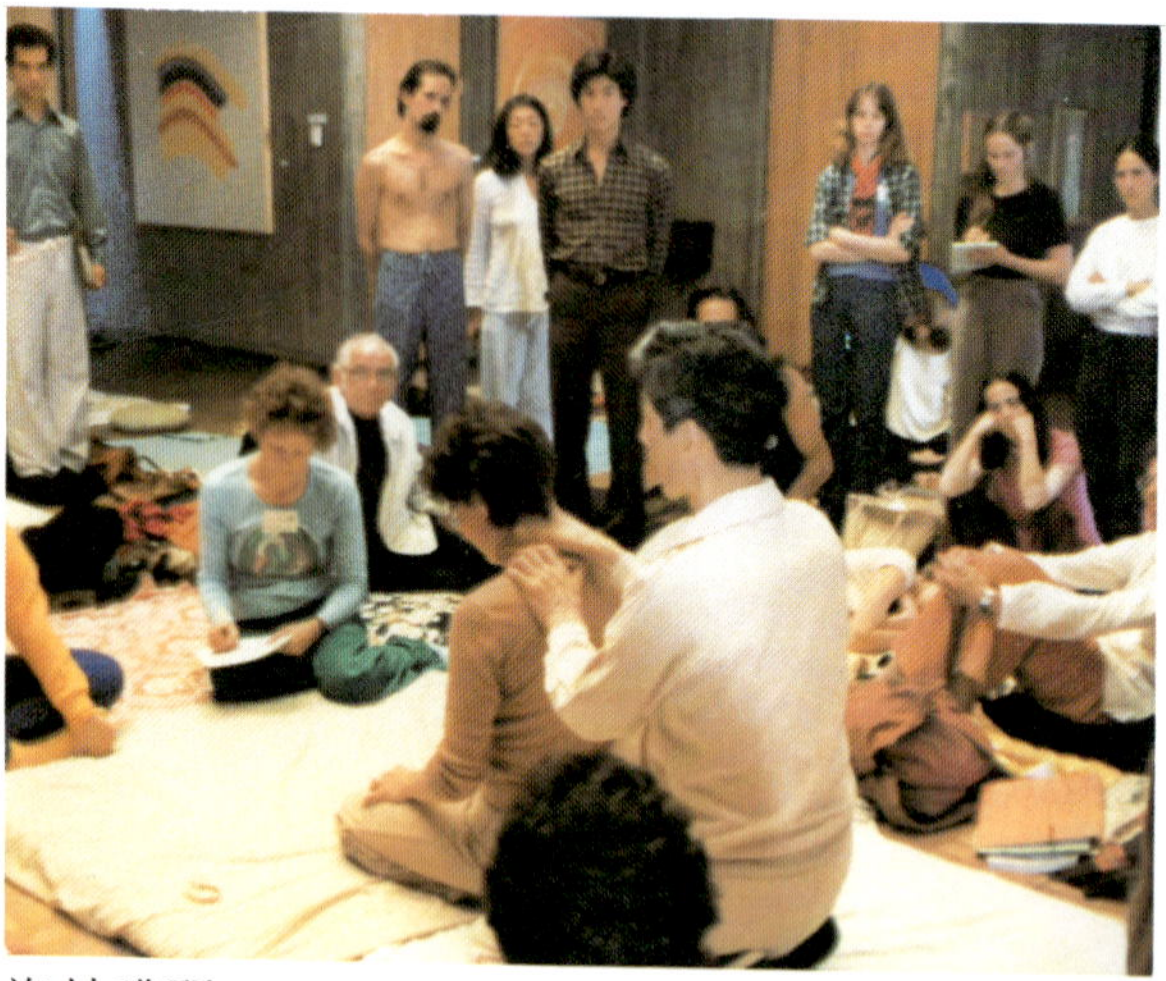

海外講習

関西講習

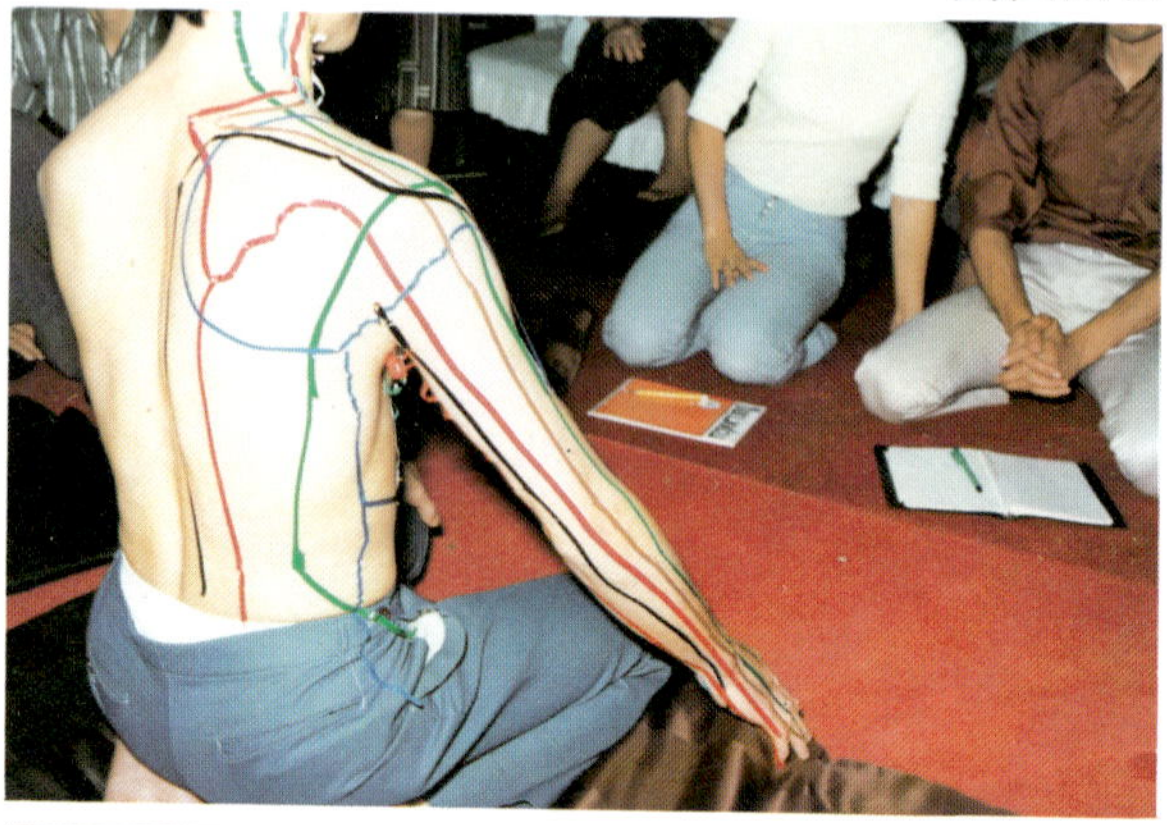

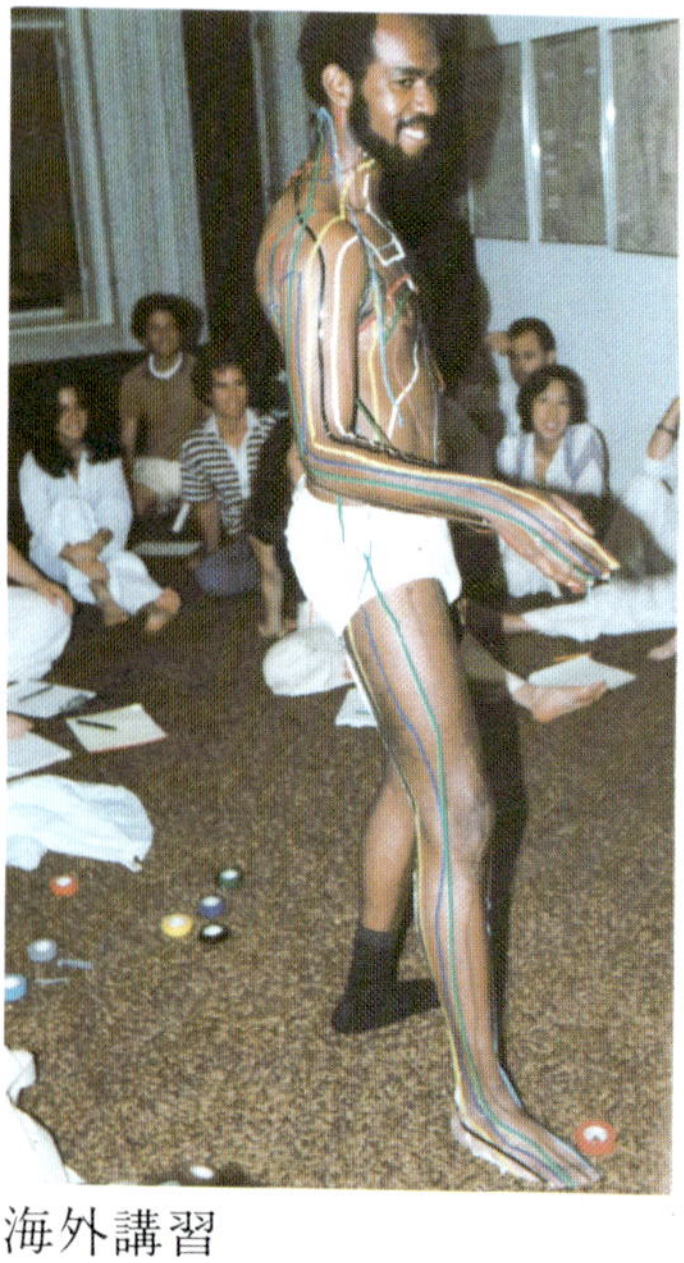

海外講習

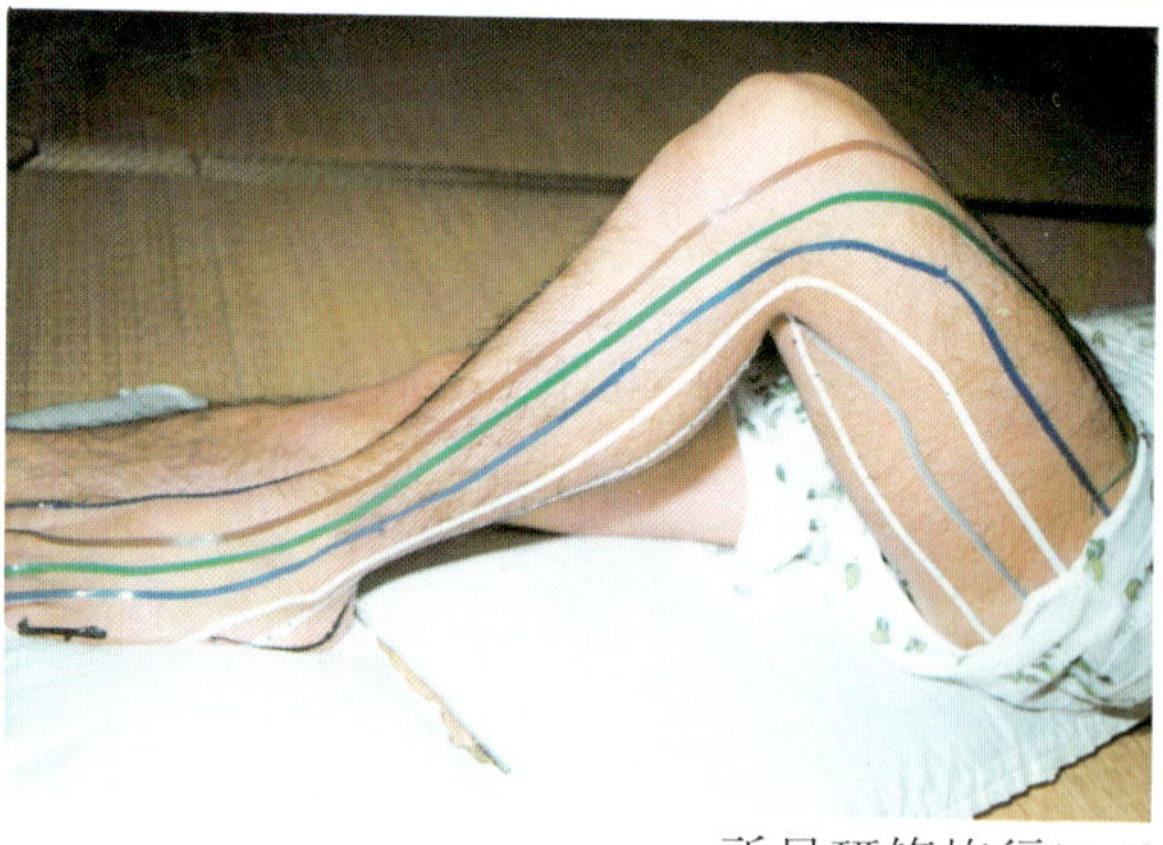

所員研修旅行にて

序

指圧という大衆的な財産は、とくに何人かの著名な方々の努力によって、こんにちではふたたび新しく、その価値を見直されるようになってきました。

増永さんは、そうした方々のあとを受けて、指圧をあらためて東洋医学の正統の流れの中へ位置づける努力をされました。古典をひもとき、陰陽虚実の概念に思いをひそめ、経絡にのっとった指圧の方向を定められました。経絡指圧という名称は、ここに由来すると私は理解しています。

増永さんの経絡指圧において、指圧の師と学問上の友人とを私は見出しました。学生時代にかえったように、熱中して語り合った日のことがいまも心に浮んできます。

しかし増永さんは生き急いで、多くの思索の種子を播いたままで突然、去ってゆきました。

増永さんには、すでに著書も多いのですが、いっぽうでは、『医道の日本』、『漢方の臨床』へも投稿の労をつくされました。そうして、増永さんの思索の経路やその雰囲気は、むしろこうした論稿の中にこそ、読みとりやすいでありましょう。

このたび、これらの論稿が集成されたことは、たんに増永さんを愛惜するよすがとする意味だけではありません。連載時とは異なり、集成され、順序立てられた論稿は、一つの構築としてその全体像を見えやすくするものです。本書によって、東洋医学のパラダイムが、さらに深くかつ広く、一般に理解されやすい形となったことを、学問のためにも喜びたいのです。また、本書を公共の財産として世に出された企てに、心から敬意を表します。

昭和五十八年四月十七日

甲南大学教授
医学博士　藤　岡　喜《よし》　愛《なる》

序文

赤字で会社が行き詰まる。これに対して普通は関係会社が資金を貸与してやる。しかし、これでは根本的な問題の解決策にはなっていない。

大切なことは何故、赤字になったか？　その原因を徹底的に追求する。これが、その道の専門家のやることである。

男が女に、女が男に恋をする。これは主として、お互の顔の皮一枚である。眼に見える上面しか見ていない。

ところが人間の一生は短いようで永い、実は眼に見える外見よりも眼には見えぬところの中身の方が、より大切なことが、やがて分る。これが主として離婚の原因となる。

人間の体の場合でも同じである。体表に現われた症状に対する手当は、会社でいえば赤字に対する資金の投与のようなもので、現代医学の皮相しか見ない対症療法と大同小異で、抜本的な治療にはなっていない。

漢方の湯液の際も、風邪がこじれて慢性化し、咽喉の炎症が悪化し、痰が黄色くて粘ばり、しかし体は冷え症で、体力の低下している者に対し、現代医学のような炎症のみを目標に、これを取る薬のみを投与した場合には、炎症は一応はとれるが、咽喉は乾燥感が激しくなり、体は冷えすぎて、胃に不快感と食欲不振を起す。そこで古方も後世方でも、必ず眼には見えにくい体内部の環境改善のため、新陳代謝を高め、体を温めるという、一見矛盾した薬を合剤とする。

この際、冷温の加減がテクニックとなる。

眼に見える表しか見ず、眼に見えない裏を考慮に入れぬ時には誤治・誤療が必ず起る。常に吾々の眼に見えている物は氷山の一角に過ぎない。増永先生が表面には出ない、海面下に隠れた物の方が、何事でもより大きく、より大切だということを看破していられたのは、流石だと思う。

これは真理は一つだということである

それなのに何故か体に関する学問だけが、他の学問よりも少し立後れているように思う。

増永静人先生は、やっぱり医界の先達であった。

昭和五十八年三月二十八日

人間医学社

社長　大　浦　孝　夫

序

「手あて」という言葉は治療の最初の方法（原点）であることはよく知られている。痛むところ、悩む所、痒いところ、快感のあるところえ思わず手がゆき、その消長に応じて、強く手をあて、軽くあて、或は長く、或は短時間にと病気の深浅強弱によって加減する、という方法が原始的に始められ、それが長い長い年月のうちに、組織化されて、按摩となり、按摩から、「導引」「経絡」「ツボ」が考え出されて鍼、灸となった。指圧は、按摩の中の一部分を大きく増幅して、一きわ、特長ある実技を展開するに至ったのである。「指圧」は法律的にも個有名詞として「標榜」できるようになったのはまだ二十年位であるが、この権利を獲得するまでの関係者の血みどろな法制運動は、今なお記憶に新らしく、その価値観の定着につくされた先人の努力には衿を正さざるを得ない。

広義の按摩の中には導引も指圧もカイロプラティックもヨガも、その他の手技と名づくるものが含まれるのであるのは、仏教の中に真宗、浄土宗、禅宗　日蓮宗等がその時代的背景を背負って、それぞれの存在価値を認められているのと同じである。

著者は、脚光をあびつゝある、東洋医学、特に「経絡経穴」と指圧の結びつきの必然性を解明せんとして、臨床を通じての論理の構築に精力を集中し、機ある毎に論文を発表してきた。その真摯な姿勢は我々鍼灸家の眼からも、いかにも頼もしく、無薬療法の一方の雄として注目していたのである。

序

薬を主とする現代医療界において、その何十％かを受持つ力をもっている、「指圧」のこれからの発展のために、本書に書かれた、理論は、貴重な存在である。

著者の理論構成は東洋医学の「陰陽虚実」を軸としたもので重味があり、これからの手技療法の一大バックボーンとなると思う。

著者の信念、理論に傾倒し、「これを後世にのこすことは、これからの「医療」に絶対有用である」との未亡人恵子氏の烈々たる態度には頭が下がったのである。

昭和五十八年四月十七日

医道の日本社
主幹　戸部宗七郎

●本書の第一部と三部は「医道の日本」に、第二部は「漢方の臨床」に掲載されたものであります。
●表題の下部に記されている数字は、夫れぞれ発表された、年月であります。

目次

第一部（医道の日本）

一、経絡の認識　42・2～5……1
1客観的認識　2経絡の実感　3漢方四診　4判別性感覚と原始感覚
5手技の診断　6鍼灸の経絡刺激　7筋トーヌスと異常感　8指はりのこと
9経絡の流れ　10経絡の虚実　11手技の本質
二、漢方界の限界　47・5～8……24
1高橋晄正氏に応えて　2経絡のカラクリ　3二重盲検の盲信　4現象論の科学
三、ツボのとりかた　49・8～11、50・2……38
四、経絡の意義と本態　51・3～6……57
1はじめに　2生命の本質　3経絡の本態　4経絡の意義　5経絡治療
五、指圧事始め　52・2～6……71

六、経絡指圧の理論と実際　52・10～12、53・4～8 …… 93
1はじめに　2陰陽について　3経絡について　4虚実について
5診断について　6経絡指圧要図の成立　7経絡姿勢　8経絡治療について
9鍼灸と古典

第二部（漢方の臨床）

一、補瀉に関する一考察　41・7～9 …… 135
1はしがき　2自律神経について　3補瀉の多元性について　4手技療法の補瀉　5東洋医学の体系と補瀉　6皮膚機能と補瀉　7鍼灸の補瀉
8補瀉の相互作用

二、切診と触診　41・10～11 …… 157
1診断について　2皮膚感覚について　3原始感覚について　4実感について　5切診について

三、東洋医学と精神療法　42・6～7 …… 172
1はしがき　2東洋医学会での発表　3意外な反応について　4精神療法への誤解

四、漢方四診の検討　42・8～11 …… 185

1東洋医学の診断　2望診について　3聞診について　4問診について
5切診について　6腹診について　7脊候診について　8切経について
9証について

五、手技の立場で素問を読む 45・4～7 …… 229

六、東洋医学のものの考え方 52・2～9 …… 244

七、東洋医学の本質について 53・11、12 …… 277

1はじめに　2気　3陰陽　4経絡　5証

八、漢方と神仙術 54・8～12、55・2、6 …… 292

第三部　随　想（医道の日本）

1本末顛倒・指ばりについて 41・8 …… 331
2古典雑感 ――（漢方の臨床） 43・10 …… 335
3民間療法と医学 44・2 …… 339
4東洋医学の本質 44・6 …… 343
5経絡指圧要図と奇経 45・7 …… 347
6経絡は見えている 47・11 …… 349
7望診の心 48・2 …… 352

8 科学による偏見 48・5 353
9 木下晴都氏にお答えする 48・11 357
10 医療制度改善への一歩 50・4 363
11 第一次世界手技療法学術大会 50・7 365
12 全身十二経の発見 50・8 366
13 患者に接する心構え・注意事項 51・12 370
14 備えおくべき現代医学参考書 51・12 379
15 「按摩手引」解説 52・5 339

第四部　新年のことば

「医道の日本」 47年～56年 394
「漢方の臨床」 42年～56年 397

中国思想を正しく読んだ上で独自の真理追究にのっとった経絡説を、指圧を通し東洋医学全般の上に間違いない目でみるように理論をうち立てゝきた。この理論を世に送りたい。

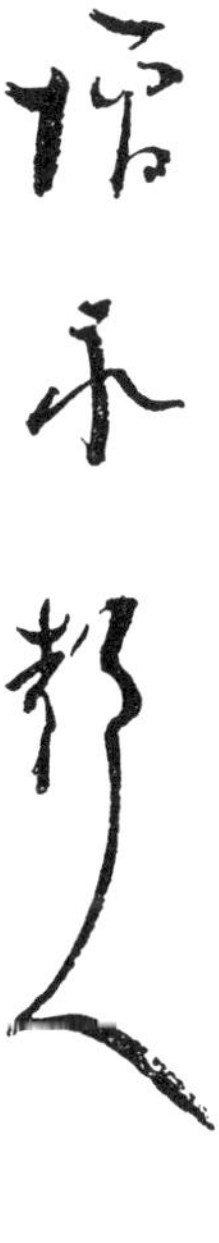

第一部

（医道の日本）

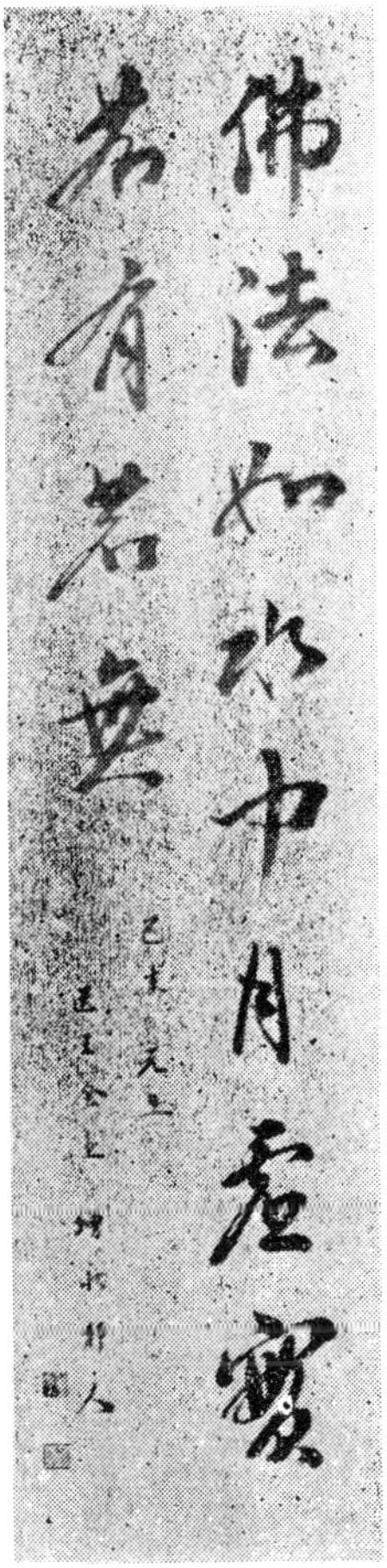

一、経絡の認識

1　客観的認識
2　経絡の実感
3　漢方四診
4　判別性感覚と原始感覚
5　手技の診断
6　鍼灸の経絡刺激
7　筋トーヌスと異常感
8　指はりのこと
9　経絡の流れ
10　経絡の虚実
11　手技の本質

42. 2～5

1　客観的認識

現在、経絡の客観的認識についての研究は、長浜博士の鍼のひびきによる観察、藤田博士の経絡現象、ボンハン学説の解剖的研究その他電探器による諸種の研究など枚挙にいとまない位、多彩で豊富な発表をみているので、もはやその存在を頭から否定する者は少くなってきている。古めかしい経絡一すじに治病理論の裏付けを頼ってきた術者にとっては、医学的にこれほど大きな味方を得た時代もないといえる。こうした客観的実証への努力は、確かにこれまでの古い漢方を、現代的な東洋医学に脱皮させるために必要な研究である。しかし客観的合理的な実証を経て、治療法の確立へと進む近代西洋医学の方向を、そのまゝ東洋医学が踏襲しようとすることは、漢方独自の特色を失う危険をはらんでいることに注意しなければならぬ。

たとえば生薬の有効成分を抽出分離して、その構造式を決定するなどという研究は、これからも是非つづける必要のあることだが、治療に当ってその抽出された有効成分を配合して投薬することは、もはや漢方とは云えないのである。同様に電探器は経穴の異常を検出してくれるかもしれないが、その電探器の検出した反応点を直ちに鍼灸の施術点と決めることは、もはや古来の鍼灸治療とは云えないのである。電探器のメーターの振れや急降下爆撃のような音という近代的装置をもって、鍼灸治療の心理的援軍とすることは一向に差支えないが、電探器に頼って取穴することは東洋医学的な鍼灸治療とは異質のものであるから、それは新しい電探器治療とでも称すべきではなかろうか。漢方家もただ生薬やその有効成分を使うことが真の漢方でないことをＰＲしているのだから、鍼灸も正しい経絡治療を行わないものは、たとえ鍼や灸を使用しても正しい鍼灸治療でないことを表明すべきだと思う。

東洋医学が未だにその診断を、不確実な人間の五感のみに頼っているということは、それなりの意義と価値があるためで、決して頑なに文明開化を嫌悪し不便で非合理な伝統を固執するからではない。何ごとも合理性客観性をもって存在価値を決めようとする自然科学の傾向に対して、東洋医学は全く別個の価値体系によって構成されているので、同じ方法手段を用いることは出来ないためである。病名診断と証診断の相異は、単にその決定する対象の差にあるのでなく、診察法の内容が既に根本的に異うということからきている。病名とは、科学的に分類された病変部の解剖的変化またはそれを予想させるような機能的障害の種類によって付けられたものだから、この特徴を複雑多様な現象から抽出し、生体に傷害を与えない配慮の下に検査して、多くはその実体を見ずに予想しなければならず、しかも決定されたものは客観的で法則性をもつ唯一のものでなければならぬという条件がある。有名な内科医の誤診率が二〇%程度であったという告白は、この内情を知る者にとっては、むしろその少さに驚きを覚える数字なのである。

証診断とは治療法を得ることであって、病名とか病気の実体は何であろうと構わないから便利で都合がよいとよく云われる。しかし多彩な症状からその病人の証を得るということはやはり容易なことではない。漢方の場合に漢薬を扱う薬剤師が、患者の容態を聞いて簡単に調剤していることも多いが、その是非は別として、これで正しい証を得ているのなら神業に近いと云える。「望んで之を知るを神と云う」だから、患者を視ることなく家人の伝言で投薬するに至っては奇跡に近い。それでも漢方薬は効く、効くから売れるし、治っているから証も正しいという三段論法かもしれないが、西洋医薬の販売高は漢薬を遙かに越えているから、それだけ治病効果があるということになる。ところがプラシボー（偽薬）効果は、通常有効成分を配した薬剤の六・七割はあるから、精神作用を無視したこの論法は薬剤そのものの価値を示したことにならない。ただ長年処方の変らぬ漢薬と次々新薬を開発しなければならぬ洋薬との性格の差が、流動的な服薬の中から一つの事実を示していることは確かだろう。しかしこれは民間の売薬剤利用と診断による医薬との比較にはならない。

現在の漢方ブームは、やはり漢方医の努力によって築かれ、漢薬・民間薬はその影響で心理的効果を増大したとみるべきだろう。洋薬乱用の弊害を招いたのが、現行医療制度の影響であるように。したがってまた鍼灸の効果が外国にまで普及しているのは、正しい経絡治療を行ってきた術者の努力に負う所が大きい。外国の鍼医者が補瀉を非常に重んじるということもその事実を示している。ところで生薬の有効成分の研究がすゝんだことが、実際の漢方投薬にどれ程役に立っているかといえば、それは科学的実証性の心理的効果は別として、古来の配合を変化させたり証診断の方法を変えさすといった本質的なものには一切影響ないと云える。同様に鍼の響きや電探器、ボンハン小体などによる研究で、これまでの不確かな記述や骨度法によった経穴の莫然たる位置が解剖的に確認されたかもしれぬ。だが臨床的にも経絡虚実の証によって取穴、施術量を確認するのは、その病体特有の経絡変動を診る手指を必要とするからあくまで技術的な問題である。

随証施治は証の把握と施術が表裏一体となって、術者の技術に支えられている。病名や症状によって、あらかじめ定められた経穴に施術するという方法やこれを電探器に選定させるような傾向が鍼灸界の一部にみられるが、これは薬剤師による投薬と同じ一種の便法であって、漢方本来の姿とは異質のものである。治療技術はこれを適用する患者の状態に応じて発揮されるものであって、投薬の適否が患者の証の把握で決るように、経絡の補瀉は経絡の虚実を摑まねば行えないことである。現在、経絡の客観的認識を研究する全てに経絡の虚実を示すものがないのだから、これに頼って経絡補瀉の治療を行うことが不可能なことは明らかである。

1. 経絡の認識

もちろん経絡補瀉を行わなくても鍼灸は効くことは効く。それは素人が三里の灸や温灸をすえたり、枸杞・ハブ草を飲むように漢方薬を証によらず飲んでも効く者には効くのと同じで、こうした一種の健康法になり得るところに東洋医学の自然性があるとも云える。西洋医薬の素人療法が極めて危険なのとは、その医療の本質が異うからであるが、それでもこれが正しい本来の漢方に導かれていることを忘れてはならない。いかに形や方法が似ていても、これを導く医療観が東西医学では異るから、その作用の仕方は変わってくるのである。だから単に電探器で出た反応点を頼ってこれに鍼灸施術をすることは、決して経絡治療ではなく、むしろメスメル流の暗示療法と云われても仕方あるまい。

2　経絡の実感

このことは更に、経絡の発生学的本体、解剖学的経穴位置やボンハン学説の研究といったものは、実は東洋医学本来のあり方からすれば二次的なものだと云えるのではなかろうか。漢方的五臓六腑は近代医学の解剖からみれば間違っていたが、臨床効果には何の影響もなかった筈であり、これに幻滅を感じたのは臨床経験の少い人だったに違いない。今日科学的実証を、自己の技術を正当化するためにかつぎまわるのも、やはり同じ理由からである。それもこれも経絡治療をうたう鍼灸家自体に、経絡の実感が乏しく、経穴は認めても経絡はこれを連結する観念的な系統のように考える傾向があるからではなかろうか。藤田六朗氏の研究は、特殊感覚をもつ岸氏を常にわずらわして検出されたものと聞くし、経絡の虚実を経絡走向上で示す研究などは余り見かけない。鍼灸の施術が経穴上に限定されているため、経絡の変動を脈診などで決定すれば後は取穴の位置を確認すればよいという制約があるからだろうか。

もちろん、治療上の実績によってその基礎となる経絡概念を実感している鍼灸家もあり、長浜氏のように鍼に敏感な患者によってこれを図示したり、間中氏のように圧痛点の消失によって経絡現象を機能的に証明されているなどで、その方々が経絡の重要性を本誌上でも再三述べておられるが、これが一般的になり得ないのは、やはり経絡自体を各自で実感する方法を知らないためではないかと思う。

この最大の理由は、長浜氏の「鍼灸の医学」の一節を引用すれば自ら明らかになるだろう。それは鍼灸に関係ある民間療法として、手技療法を説明された箇所であるが、「昔徳川時代の医者は人体の構造や経絡を体得するために、特に導引（按摩術）の修行をしたと伝えられるぐらいであるから按摩を行っていると、指先の感覚も訓練されて急所（経穴）もよくわかるようになる」、「ところが今日では多くの需要者が按摩を単なる一時的慰安行為として求めているので、本来の療術としての意義がほとんど失われるような傾向になってしまった。そこで病気を治すということを標榜して、指圧療法なるものが按摩術から別に分派した」と書かれている。按摩が慰安行為に堕したのは最近のことではなく、徳川末期に既に見られたことは太田晋斎の「按腹図解」をよめばよくわかる。そこには治病方法としては何ら意味のない虚技・曲手を、ギルド的な素人と区別する手段として重視した按摩業界が、古法按摩の経絡経穴を廃棄して単なる慰安的な筋もみや上下《かみしも》の局所施術に堕してゆく風潮がうかがわれるのである。

このようにして経絡経穴を体得するための按摩術がすたれ、しかも治病術として分派した指圧療法の多くが、近代西洋の手技療法を背景として社会的に進出し法的に業権獲得を図ったため、古風な東洋医学の伝統は見失われ学ぶべき手技もないといったことが、現在の経絡認識を困難にした原因だと思う。取穴を施術の目的とする鍼灸家には、経絡現象を体得することは直接必要でなく、脈診で経絡の虚実を診断出来れば、あとは決まった経穴だけを対象とすればよい。また経絡ののぞき穴である経穴でなく、皮膚反応点のようなつぼを探るのなら、マッサージ化した現行あん摩の手技でも十分間に合うのである。しかし漢方思想の根本となる五臓経絡を体得するには、その中心となっていた導引按蹻の手技に学ぶ以外には方法がないのである。

指圧療法が漸く民間療法から脱皮して法制上の手技療術としての位置を、あん摩マッサージと併立して認められるようになると、その独自性を主張するために本来の治療効果を強く打出そうとする傾向が見えてきた。しかし西洋医学的にはあくまで医療補助的行為とならざるを得ない制約があるため、真に治療術としての条件を備えるには東洋医学的な診断治療の体系を整えなければならぬことがわかってきた。そこで経絡再認識の必要が指圧業界にも注目されてきて、井沢正氏の「按腹図解と指圧療法」にもみられるように、太田晋斎の遺志を実際に受けついできたのが指圧の本姿であったという自覚が起ってきた。このような地盤に立って小生は、第17回日本東洋医学会総会に於いて「東洋医学に於ける指圧療法の立場」と題する研究発表を行ったのである。その概要は「漢方の臨床」誌の「補瀉に関する一考察」の中で説明しておいた。東洋医学の各医法療術が本来有機的関係にあることは、素問の「異法方宜論」にみえているのだが、これを近代的に綜合医術として各その特技を結集して患者の治療に当るべきだというのが、これを発表した小生の意図であるが、その実践のためにも、またこれまで経絡研究の多くを鍼灸より学ばせて貰った御恩返しのためにも、指圧により容易に体得出来る経絡の主観的認識、即ち実感をここに披瀝させていただきたいと思う。この手段方法を理解されれば、全ての鍼灸家が自らの手指で経絡経穴を体得されることが出来ると思うので、しばらくの御静聴をお願いする次第である。

3　漢方四診

医療とは、体系的な診断と学問的な治病理論に裏付けられた治療でなければならぬ筈である。素人判断で行う服薬・食養・鍼灸・手技などは、たとえその効果が如何に顕著に現れても、これを医療ということは出来ない。それは同時に非常に危険な誤療と裏表になっており、ある人には有効でも、他の人には有害かもしれず、たとえ無害であっても正式の医療の適用を妨げるおそれもあるから、あくまで経験的民間療法としての限界を自覚していなければならない。正式の医療にも誤診や誤療は多いが、その誤診は学問的に反省され追求されて、訂正される手段をもっているから、無駄な失敗の繰り返しを防ぐことが出来るし、そこから医学全体の向上発展も得られる。もし民間にそうした効果のある療術があれば、それは公開の場所で発表して、批判検討を受け、医学に携わる者に納得されるだけの理論と実証を示す必要がある。

「これは事実である。だから承認しなければならぬ」という点だけを主張するものは、科学に対する真の障害であるとクロード・ベルナールは述べているが、その理由として「事実はそれ自身何物でもない。それに附随する観念、あるいはそれが供給する証明によって初めて価値を生じる」と説明している。したがってただ治ったという事実を示すことは何らの学問的価値もないことなのである。現代の医者の中には自己の合理精神に照して、同じ理由から東洋医学の全てを民間療法か経験施術としか認めない者も多い。しかしこの合理的精神はルネツサンス以後にはじめて自然科学の基礎理論として確立されたもので、医学全般にもこれを採用しなければならぬと主張したのがベルナールであるから、二千年以前に完成された漢方にこれを求めること自体が間違っている。また合理的無矛盾の論理というものも、現在は生成発展する事物に対して弁証法の採用を必要とすることから、その適用には限界のあることが明らかである。

1. 経絡の認識

東洋医学はこの弁証法に似た、生命的な陰陽思想によって構成されている。自然の全ての働きのもとを気と考え、その陰陽五行的発展によって万物の様相を摑もうとした思想は、近代的な合理精神からみれば、あるいは観念的で形式的と思えるかもしれないが、どちらが正しく事物の真の姿を摑んでいるかはまだ確定されたわけでない。巨視的個別的な世界はこれを征服してきたかのようにみえる合理的精神は、今やそれ以外の世界では全て新しい理論を必要としてきているのが現在の自然科学の姿である。ことに多面的で複雑な生命現象に関して十九世紀の科学理論で解明出来ると考えること自体に無理がある。身体医学はこのようにして身心医学への途を開かざるを得なくなったのである。

いずれは一致すべき東西医学ではあろうが、その成立と歴史を異にするため、思想的にも方法手段に於ても、互に相寄れぬように思える点が多い。日本では用語的な類似で両者を比較判断しやすい傾向があるので、この点に注意して論をすすめないと東洋医学の本質を充分に示すことが出来ない。医療に不可欠な診断という行為も、一方は病名であり、他方が証（治療法）だという位は誰でも知っているが、これを導く診察法にもっと根本的な相異のあることが案外気付かれていない。漢方四診は、西洋の古典的診察法である視・聴・打・問・触診と同じ手段を用いるが、それだけで診断が完成するので内容が極めて精細豊富になっている位の相異ではないのである。このことは確かに脈診などで特に顕著で、漢方でみる脈の種類内容は西洋のそれをはるかに超えている。それだけでなく、同一脈管上の相隣接する三指の位置で、十二経絡という全身の相異る部位系統の変動をみるということなどは、科学的な合理精神からは最も納得出来ないことの一つである。その有効性は事実で示されているので、当事者には何の矛盾も感じないことであろうが。

このようなことは診断の対象である病名と証の本質的な相異を理解し、したがってその手段も根本的に異なることから納得しなければならないことである。病名と証とは、その診る内容が異るだけでなく、診る対象のあり方が異るのである。いわば病名はスタテツクな（静止的）認識的実体概念であり、証はダイナミツク（力動的）な行為的実用概念である。例えばメートル法は物を計測し、その性質を知り比較する上では極めて正確であるが、日常生活にはその単位が少し精密すぎて不便が多い。尺貫法は手で操作し細工して人間が生活する空間で使うには丁度都合のよい単位になっているのに似ている。

認識手段としての病名は、極めて精細に分類されているので、正確にその客観的性状を明らかにしてくれる。しかしいざ治療となると二の次になっていて、病名から出発して考え出される治療法は、どうも大雑把な人体の対応性とは適合しないようである。この点最初から治療を目標とする証診断は、一見粗雑なようで病気に対応する症候群を全体的にみて上手に把握しているようである。

脈診の診断的価値は、病名のときはほんの一部の症状にすぎないのに、証の場合には全身のバランスを調整するための判断に用いられている。脈診は切診の一部であって、他に腹診や切経・背候診がある。そしてこれらが互に重なり合って全身の調節を行う証の素材を提供していることになる。更にこれに望聞問診もそれぞれ総合されて最后の証が決定される。

湯液の証は配合する薬名であり、鍼の証は取穴と施術法であるため若干異ってくるが、その見方は治療法を決定するという方向に於ては共通している。これに対し視・聴・打・聞・触診は、類似症候を弁別して病名を決定する手段であるから、観察の客観的な正確さを必要とする。そこで次第にその精密さを増す機械・器具の方が重要視されてくるのであって、このような病名診断のための古典的診察法と証診断のための漢方四診とでは、同じ感覚器を用いながら、その診かたは全く異うということがわかるだろう。(「漢方の臨床」誌、拙著「切診と触診」参照)あたかも絵画を視るときに、絵の材料の用い方やその構成から作者を弁別しようとするのと、絵の美的価値を鑑賞して作者の心に共感しようとするのとでは、同じ視覚を使っていても、絵の見方が全く異ってくるようなものである。同じように見ているようでも見る眼が異る、それと同様に病名診断と証診断では病気の診方が根本的に異っていることを知らねばならない。

4　判別性感覚と原始感覚

一般に五感と呼ばれている視・聴・嗅・味・触覚は、外部の対象を判別知覚するためのものだから、判別性感覚という名称もある。これとは別に生体内部の状態を受容する運動・平衡（位置）・有機（深部覚）などの感覚があることもよく知られている。この感覚は生体の基本的生命活動と結びついていて、窒息・空腹・渇・空閨・排便排尿など意識をもたらすので内臓感覚という名前でも呼ばれる。嗅覚や味覚、痛覚にもこれに似た生命的な感覚が含まれているので、それらを一括して原始感覚という名称でもよばれる。

身体の表面に分布する神経の繊維を切断すると感覚は勿論消失するが、それが再生する途中で発生的に古い系統に属する感覚が早く回復するので、原始感覚というのだが、おくれて回復するのが判別性感覚である。両者を較べると、後者は25度C～40度Cの熱刺激を受容する温冷覚、無毛部の触圧覚であり、前者は20度C以下と40度C以上の熱刺激を受容する温冷覚と毛感覚であって、後者より順応が起りにくく、刺激閾はより高く、感覚の強さも大きく、不快感を伴いまた定位が悪いという特徴がある。判別性感覚が主として網様体の賦活を受けて新皮質に達する神経路をとっているのに対し、原始感覚は視床下部を経て旧皮質・古皮質に達するいわゆる大脳辺縁系で形成されるという違いがある。大脳辺縁系はマツクリンが内臓脳と呼んだように自律神経系の中枢になっていて、ここで営まれる運動や感覚は個体維持と種族保存の営みを推進する本能的な心の形成と具現に直接関係していると時実利彦氏は説明されている。

新皮質は主に対象を知覚し、これを時間空間の中に定位して認識し、記憶・判断するといった知的な精神活動を営むのであって、判別性感覚はこの働きのもとになる感覚である。病名診断を行うための古典的診察法とその発達した形である診断器具は全て、この感覚によらねばならぬことは以上からも明らかである。これに対し漢方四診は、生体のアンバランスを調節するための治療法を決定すればよい。医者が患者の異常を察知してこれに働きかけるときに、医者の感覚は決して患者の病的対象に対して向けられるのでなく、治病という行為を感じとろうとする態度でなければならぬ。即ち患者の生命状態を共感しようとすることが、望聞問切を行うときの態度であって、そのためには原始感覚の働きが必要なのである。

経絡というのは、東洋的な生命感に基く最も根本的な生体調節系統である。これに対する治療法は、局部的な経穴（反応点）を発見することでなく、全身的な異常感（虚実）を察知しなければ決定出来ない筈である。切診とはピッタリ皮膚を密着させて患者の状態を知る方法であるが、このような方法では高等な判別性感覚である触覚は働かず、生命を共感する原始感覚が優位になってくるのである。

現代人は個別的に細分された存在についてはよく知っているが、この生命共感という働きを会得しにくい傾向がある。これは判別性感覚を常に鋭敏にする生活に慣れているので、原始感覚を働かすことが不得手なためである。この働きを普通、勘とか第六感の中に含めて何か特殊な神秘的なものにしてしまっている。そのため経絡のようなものは、いくら存在が証明されても、これを感じることが出来ない。ボンハン管のように、いままでそれらしきものを現に見ていても、そうと思って見ていないから見えなかったのだと云われる。勘や第六感には、確かに判別性感覚とは異っているが、人間共通の、というよりむしろ生物共通の原始感覚として、当り前の機能にすぎないものもある。古代の人のように、これを働かして切診すれば、経絡の流れがありありと実感出来ることを小生自ら体験しているし、またこれを多数の指圧師に教えて体得させることにも成功している。

1. 経絡の認識

先頃ボンハン管の映画が北鮮から送られてきて、日本の経絡研究家は一言もなく脱帽してしまったと聞くが、われわれの役目は如何に臨床的に経絡を応用して個々の患者を治療するかという点にあるので、その技術はまだこれから研究し開発してゆかねばならぬことが多い筈である。日本の学界の割拠と独善が、経絡に於てもそれぞれに優れた業績があったのに、あたら北鮮に名をなさしめる結果を招いたと思う。元来綜合医術であるべき東洋医学が、医療体制に於て少しも協力していないことは誠に遺憾である。経絡の臨床的認識という分野で、まずその垣根を払う役目を果してみたいと思う。

5　手技の診断

厚生省教本の「あん摩理論」によると、素問の導引按蹻、すなわち按摩術は病状の診査を重視し、虚実・動悸・攣急・結塊の四証を候い、これに対して補瀉の手技を選択し、任脈・督脈を特に重視しつつ十四経脈の流れにそうて施術し、生体機能の変調を整えた全身的綜合療術である。と述べられている。これによると全身的に経絡の異常を察知して、これに補瀉の手技を施して変調を整えてゆくのが按摩であることがわかる。ところが「按摩手引」にあるところの、「按」の字義はおさえる事で瀉術、「摩」はなでることで補術という解釈をそのまゝとりあげて、したがって按摩は東洋医術の刺激の与え方の二大原理を基盤とする補瀉の療術であると証言している。

機能減退し虚弱で病気への抵抗力も弱く弛緩した状態の「虚」に対して、これに力をおぎなって機能を回復し正常の緊張状態に戻すための「補」と、病気への抵抗が強く充実して機能が異常に亢進して過緊張の状態の「実」に対して、余分な力を他に移し機能興奮を抑制し緊張を解除する「瀉」との正しい理解がないと東洋医学の治療は行えない。「按は皮肉を抑按し、蹻は手足をはやくあげること」という内経次註が引用されているが、蹻または摩を補とし、按を瀉とする「あん摩理論」の解釈は果して正しいだろうか。抑按をおさえおすと読むといかにも力まかせに押しつけることのようだが、抑とはおさえせき止める意で、按はおちつくようにおさえる、またじっと考える意である。弛緩した組織から生気のもれるのを補修してとめるという補の作用をそのまゝ表していることが抑按であって、傷をしたり痛むところを本能的におさえている手の状態であることは明らかである。

これに対し蹻は、もともとためまげるという意で強くという意さえある。摩はさする意であるが、むしろこすってすりへらすという意味の方が強い。充実してパンパンに張った過緊張の状態である実を瀉すのが、蹻または摩の作用であることは間違いないだろう。してみると「あん摩理論」は補瀉を全く逆に解釈してきたことになる。蹻または摩は、手の動きによって行う手技であって、このもみさすりを発達させた曲手が按摩で重視されるようになって、その治病効果が次第に失われたことも当然であろう。このような虚技曲手の偏重をなげいた太田晋斎の「按腹図解」が指圧療法の源流であることは既に述べたとおりである。

　東洋医学の特徴である「診断即治療」は、切診を行う手指をそのまゝ施術に使う手技療法に於て、文字通り「即」のかたちで行われる。切診が患者の体表に手を按じて、即ち手をおいてじっと考えることでおしはかられるものであることは周知のことである。したがって「按」とは切診の手指をそのまゝ治療として用いることなのである。しかるに最近は切診の型がくずれて、西洋医学の触診と何ら変らぬ手法で行われるようになった。触診は按でなく、むしろ摩に近い方法で、体表をさすってみるような動きで行うのである。即ち触覚という判別性感覚を用いて、正常とは異る部位を発見する方法なのである。このような方法では原始感覚の特殊なひびきである経絡を感じとることは出来ない。手の曲芸的動きにばかり気をとられてきた現行あん摩が経絡とは全く無縁の手技となったのは当然の帰結である。東洋的な名称だけは残しているが、その作用機転が全てマッサージからの借物であることは前掲の教本「あん摩理論」を開けば明白な事実である。

　指圧療法の中には、近代西洋手技（カイロ・オステオパシーなど）の流れを汲むものや整体・柔道活法などの経験施術があって強い刺激を療術の本質のように考えているものもある。しかし歴史的にみても指圧は「按」法を中心としており、これらも按の変形として意義がある。即ち実証性の患者に対しては、強い押圧も補的作用を含むからである。したがってその作用機転は、現代的に云えば圧反射（圧痛点）刺激と考えられ、そのようなつぼが証診断の中心となっている。

このつぼの多くが自然に経穴と一致しており、また鍼灸による研究を利用して施術する者もあったが、手技によって経穴に適圧を加えてゆくことが結果的には経絡補瀉の効果を挙げていたことになる。あん摩のように皮膚表面を複雑に刺激する手技は、患者の知覚を興奮させ、術者の触覚も鋭敏になるが、指圧のように皮膚から深部に向って按ずるときは、皮膚知覚は鈍麻し原始感覚が優位になってくる。このことが鍼灸同様に経絡刺激を与えることになり、同時に術者の原始感覚は患者のそれに共感して、経絡のひびきを感じとれるようになったのである。

6　鍼灸の経絡刺激

鍼灸はもともと生体に対しては異物であり、生体を傷害する作用がある。したがってこれを用いて治病を行うには「毒を以て毒を制する」慎重な配慮が必要である。補瀉の判定や取穴の選択が手技にくらべてはるかに入念に注意深く行われるのはそのような理由からである。その施術箇所も母子関係や五行穴をとっているのも、なるべく病的部位から離れて過刺激を疾患部に直接与えないような考慮によるのである。このような鍼によって、患者に全身的に鍼のひびきを自覚させるには、特に鋭敏な感受性をもった者を探し出す必要があるわけである。またその感受性は、高等な判別性感覚によるものでなく、莫然とした原始感覚に対してでなければならぬ困難がある。経絡という生体共通の機能を、鍼のひびきとして検出しようとすると、その対象が極めて稀となるのはこのような理由からである。

これに対し手技による経絡刺激は、理論的には無制限にその線上のどの点で行っても、一向に差支えない。実は経穴というのは鍼灸のために特別に数を制限して選ばれた箇所のように思う。このことはボンハン小体が全身くまなく発見されることで証明されると思うが、手技を行うわれわれにも経穴以外に実に多くのつぼを感じとることが出来、治療にも応用している。経絡の流れの悪い患者には、一箇所の刺激によって経絡刺激を起すことが難しいことは屢々経験しているが、こういうとき隣接した経穴を何ケ所か、またはその中間のつぼも利用して手指で同時に刺激を与えると、経絡のひびきの起ることが多い、こうした方法をとるならば、鍼のひびきの研究には特殊な患者を必要とするが、経絡のひびきを研究するために何も特別の患者を必要としないのである。

もっとも患者の中には、こうした原始感覚を自覚するのに不得手な者もあるし、病態によって強く出るものと弱いものとの差はある。しかしある程度教育して慣れさせることで、とに角そのようなひびきを感じさせるようにすることは誰にでも出来るのである。このことは術者にも同様に伝えることである。何よりもわれわれの感覚には判別性感覚とは別種の原始性感覚があるということを理解しておかねばならぬ。この感覚は、感じようとして意識を集中すればする程、かえって不鮮明になり解りにくくなる。これが判別性感覚とは逆の性質である。局部に集中するのでなく、莫然と拡がってゆくような感じで、弱い電流刺激かしびれのような感覚である。

この感じは変動のある経絡上のつぼにぴたりと当ったときに最も強くあらわれる。この感じは勿論、鍼が正確につぼに当ったときのひびきと似たものであり、またそのとき術者が鍼の手ごたえとして感じるものにも近いだろう。ただ鍼にはどうしても点で感じるという制約がある。経絡は流れであるため、少くとも二点による線分を求めないとその実感が得にくいのである。鍼の実験で、圧痛点をその経絡上の他の点に刺激を与えて消失させるのをみたことがあるが、圧痛点も施術点も器具によっているので手指で実感出来ない憾みがある。これは手指によって同様の手段で容易に実感出来ることである。

7　筋トーヌスと異常感

原始感覚を自覚するには、ただ押えておればよいのではない。押すという筋肉の運動は意識的に大脳皮質から発せられるから、その反応は判別性感覚によって押圧部位の状態や押圧力の影響を大脳皮質にはねかえしている。われわれの意識的な運動は、常に知覚のはねかえりによって適度に調節されているのである。このように判別性感覚が明瞭に働いているときには、原始感覚は摑みにくいのである。

慣れた動作の場合は幾分無意識的に出来るので、ある程度原始感覚も感じやすいが、最も鮮明に原始感覚を自覚させるのは、誰もが経験するように眠りから目覚めるときの状態であろう。全身の筋肉は完全に弛緩し外界からの刺激にもまだ十分注意が向けられていないとき、われわれは自体内部の異常に最も感じやすいのである。患者の状態をこのようにリラックスさせることが施術のときは最も大切で、こうしたとき経穴の刺激も容易に経絡のひびきとなつて全身に作用しやすい。しかし術者はリラックスした状態で施術は出来ないので、次いで無意識的な動作である静止した姿勢の状態をとればよい。ぼんやり立っているか坐っているとき、筋肉は働いていないようだが、筋トーヌスの状態にある。このとき筋は腱紡錘などの受容器でたえず一定の緊張をつづけているが、意識的に筋運動を命令する必要がなく自動的に行われ、エネルギーの減費も最も少いので持続的に長時間この状態をつづけても疲労が少い。こうして意識が解放されたときに、原始感覚が明瞭に浮びあがってくるのである。

このように押圧するには、決して力んで押しつけてはいけないのであって、按という文字のとおり、じっと手を安定させた状態にして筋トーヌスを保つのである。相手を押さえつけず、術者が患者に体重を軽くまたは重くかけてこれを支えているようにすればこの状態が容易にとれる筈である。こうすれば皮膚知覚は鈍麻して、自分と他人を区別する皮膚は、かえって自他交流の界面に変化する。新しい人同士が握手したとき、その皮膚を通して感じ合う心のあたゝかさ、そうした感情がこのてのひらには働いている。生命とはもともとこのように個を越えて交流し共感されるものであって、原始感覚は特にその異常状態に対して意識的になる働きである。

異常というのは客観的には正常と比較して、これと著しい差のあることだから、そのため異常と正常は数量的な差にすぎず、その境界はおおむね漠然としている。これを見分けるには大量の正常と異常を観察し記憶しておいてその判断を個々の場合に適用する必要がある。しかし生命体自身にとっての異常は、経験も比較も不要であって本能的に自覚されるものである。原始感覚はこの生命的異常感を知らせるものだから、判別性感覚が抑制された方がよく感じられる。そして術者の原始感覚は皮膚を介してこの患者の異常状態を容易に共感することが出来るのである。そのためには経験も知識も全く要らないのであって、たゞ生命的に共感出来る態度だけがあればよいことになる。

8 指はりのこと

この稿を書き出そうとしていたとき、本誌の41年11月号にのった樫波氏の反論（同年8月号の小生の「本末顚倒、指はりについて」に対するもの）を読んだ。その内容は多分に感情的で私の文意をとりちがえられた反論になっている。私が本末顚倒と云ったのは樫波氏の作られた「指はり」の指とはり、即ち手技と鍼の本末「経絡按法」の経絡と按法の本末を顚倒された意識にあることは明らかな筈である。そして現代の鍼灸師の中にもその本末顚倒を知らぬため、経絡の認識がおろそかになったことは本稿でこれまでに詳細に述べてきたところである。それでもなお納得していただけないなら、簡単に云って鍼灸治療を行うのに手技と鍼灸とどちらが先になるか考えてみられるとよい。経絡診断や経穴の所在を手指で確かめずに、鍼灸経絡治療が出来るだろうか。このことは本論で触れたけれども、反論の中心はそうでなく、指圧とあん摩の本末を論じたようにもなっている。ここでは現行あん摩と古法按摩を全く区別することなく、指圧の法案獲得のことに論及されている。現行あん摩が古法按摩の伝統、即ち経絡治療を正しく承けついでいたら、指圧が分派する必要のなかったことは長浜氏の著書からも私が先に引用してのべている。現行あん摩が古法按摩をすてたのは江戸時代に既に明かに「按腹図解」に書かれている。そして医療補助的マッサージと結合し、経絡研究を鍼灸師にまかせて慰安娯楽の術に堕した現代のあん摩と、治病を標榜する指圧とが全く別個のものであることを主張するのは当然であり、それは業者の主張よりも大衆の要望にはっきり表われている。したがって、現在も指圧はあん摩、マッサージと一線を画して、長たらしい名称を分離してほしい要望書を再三厚生省に手渡している。

むしろ現行あん摩は盲人専業として世間の求める「あんまさん」をしてもらい、治療術としての古法按摩を実行していられる方は、盲人保護を妨げぬようにまぎらわしい名称をやめて指圧または手技治療（この名称は法文にない）とすべきであり、それがまた世間一般の通念であることも御承知の筈である。今更、指はりとか経絡按法と云わねばならぬことも、いかにあん摩が経絡を忘れているかを表明されていることにはなっても、東洋医学的な現在の手技治療の趨勢には全く反するものであることを主張したのであり、最後の樫波氏の御要望は既に実行中であることを、本稿や指圧の参考文献などから認めていたゞけることゝ思う。

9　経絡の流れ

古法按摩は十四経脈の流れにそうて施術するものであることは教本に書かれてあるが、その経脈の流れを認識する方法には全然ふれていない。十四経発揮などに書かれている走向は正常時のものであって、その流れに変調（虚実）が起って病気になるのだから、これを診査して補瀉を行うのでなければ経絡治療にならないのは当然である。この異常な経絡の流れを知るためには、いくら触覚を鋭敏にしても不可能なことはこれまでに述べたところで明かだろう。この触覚を鋭敏にするあん摩（主としてマッサージ）をまず習ってから鍼灸に入る現在の教育課程になっているから、鍼灸はその経絡認識のためには全く別個の手段をとらねばならなくなる。医家であん摩を学ぶものは既になく、鍼灸には補助的にあん摩を使うことはあっても、そのようなあん摩では切診という重要な診断技術に手技を何ら役立て得ないばかりか、切診を触診と同じように考える誤解を生む因ともなっている。

原始感覚により生体の異常が手指で感知出来るようになれば、掌でそのようなひびきの強い患部を按じている中に、次第にそれがある箇所に集中して感じられるようになる。これが臓器の炎症部などの形をとることもあるが、多くはそれも含めて線状の流れになってくるものである。それがはっきりしないときは、その箇所に関係のある経絡上

（多くは経穴）のつぼを他の手指で押えてみるとよい。これはそのつぼもひびきを感じやすい箇所で、なるべくもう一方と近い方が出やすいが、反応として知られる遠方でも可能である。そこを押えると先に按じていた手掌にひびきの変化が起る。押えた手を離せば元に戻る。二、三度繰返して確かめると、両者に関係のあることがわかるし、手掌面に二点を結ぶ線としてひびきを感得出来る。そこにまざまざと経絡の流れが実感出来るのである。

二点の間の流れは、はじめは押えた方から按じている方に感じられる。しかし両方をしばらく一定圧のまゝ按じていると逆の流れに感じ出すときもあり、流れの起始部の方が停止部よりも早くひびきが消失する。ひびきが強く残る方が虚で、早く消失する方が実である。したがって虚を按じる手が補、実を押えるのが瀉になるから、瀉の手は更に反応のある点に移動してゆかねばならない。このようにして一経上の最も虚の強い部位がわかる。同様のことが他経との関係にも生じる。この場合は多く奇脈の走向をとったり、流れは感得しにくいが反応のはっきりする関係がつかめる。このようにして全身の虚実が経絡の流れの方向を確認してゆくと容易に実感出来るのである。また補と瀉の手技を正しく経絡上に於てその虚実に応じて行えば、流れを感得することも鋭敏になってくる。

この感覚は、判別性感覚を確かめるように意識集中を行えばかえって不明瞭になるものである。手指というより全身で感じるように、いわば無我の境になるとよいのだが、決して難しい悟りでなく勘を働かすことである。患者との一体感というか愛情をもつことで生れてくるものである。またこの操作を繰り返して確かめようとすれば、だんだんひびきが弱くなるのが普通である。これは鍼を打つ経穴を確めようと手指で押している間に、症状が緩解して治療効果をみることのあるのと同じで、手技による補瀉が行われている結果である。こういうことは文章で読むより実技で習得する方がよいのだが、コツさえわかれば誰にでも出来る操作である。講習のときなど真剣に反応を感じとろうと実習していると何人目かに解らなくなってしまう。みると反応が消失し、被験者も気持よくなっていることが屢々である。これが本当の「診断即治療」であり、被験者になることを喜ぶというのが東洋的な実験の真髄であると思う。

10　経絡の虚実

経絡の虚実は、先に述べた経絡の流れからも診断出来るが、やはり現象的な流れだけでは病態としての虚実判定は難しい。切診に他の方法があり、更に問・聞・望診の援けを必要とするゆえんである。鍼灸では脈診が重んじられるようだが、指圧では腹診と背候診に重点を置く。この場合の臓器名称がよく西洋の病名疾患を意味するように考えられ、そのような使い方をする指圧師も多いが、これはやはり経絡臓腑名の虚実を診るのが東洋医学的な診察法である。

腹診では、切診と触診の相異が特に顕著にあらわれる。臓器の型態、位置、異常から疾病の特徴を発見しようとする触診にあっては、膝を曲げて腹筋の抵抗を少くし、臓器に近づいて触れやすいように手指を腹腔深く入れたり、その周辺を移動しながら記憶と知識に支えられた判別性感覚に意識を集中する。したがって腹診で肝臓や腎臓を触知することは余程の異常がないと不可能である。切診が自然の姿勢のまゝ軽く按圧して肝、腎の異常を識別するのをみて疑惑をいだかれるのは当然かもしれない。したがって肝、腎が悪いなどという表現をすると、肝硬変や肥大もなく、浮腫や蛋白尿もみられないのに、肝・腎が悪いということはないと医者に反発されることがある。これは肝腎が五臓経絡の機能のことであって、悪いとはその虚実の変動のあることを意味するのだと説明しないためであるが、その肝腎が肝臓腎臓自体とどういう関係にあるかと問われると、東西医学の相異から説き出さねばならなくなる。

切診でみるのは機能系としての五臓六腑であるから、それは臓器に直接触知する必要はないが、一応解剖的臓器の位置に関係の深いことも事実である。その投影する附近の皮膚反応として変動があらわれることが多いので、これを体表から手指で感得出来るのである。またその異常は、正常との量的な変動でなくて、質的な生命的異和感であり、その状態によって虚実という相対的な類別が出来るものである。これは経験や知識によって学習する必要がなく、本能的に体得していることだから、術者は原始感覚の作用で患者のそれを共感すればよいのである。切診による虚実の判定は、体表からの圧に抵抗を覚える以前にひびきのあるのが虚で、抵抗に圧が加わってひびきを感じる場合が実とみてよい。虚は無力性であり、弾力がなく体表に過敏な反応を感じるし、実は抵抗のある凝りがあり、内部に充実した張りを感じるのが通常であるが、これにもいくつか種類があるので詳細は参考文献によってみていただきたい。

11　手技の本質

これまで述べてきたことは、私が手技療法としての指圧を研究して自ら会得したことである。民間療法として出発した指圧には、正しい診断の体系はなく、また母胎といえる古法按摩のそれにも学ぶべきものがなかった。しかし治療を主眼として押圧のあり方、病態のつかみ方を研究している中に自然と「証」に似た概念に到達しかけていた。その頃初めて「経絡」を学ぶ機会を得て、自分の会得したものが既に二千年前の知識であったことを知り落胆した。しかし経絡を学べば学ぶ程、それが鍼灸を中心としたものであることに疑問を感じ、東洋医学全般から経絡のあり方をみてゆくと、薬方では全く異る方法で証を得ていることに気付く。この間に素問の異法方宜論で手技が諸法の中心となっていることを教えられて、ようやく東洋医学に於ける手技の本質を認識することが出来たのである。

このように最初から古典を学ぶことなく、また折にふれて手にした文献類から手技に関する知識を吸収し、ほとんど独学で診断の形式を体系づけることが出来たのは、手技がすべての医療の最も原始的な姿である「手当て」に発しているからにほかならぬ。多くの指圧師や手技療法師も同じような経路で各流各派を開いてきたようである。したがって現在の指圧療法は法文の上で一つの名称であっても、その内容はまことに種々雑多であるのが偽らざる実態である。

幸いに私は両親から指圧を習い、大学では心理学を学び、日本指圧学校で「医学のための心理学」という講座を担当させていただき、そのお蔭で広く研究の便宜を与えられた。そこで指圧を統一するのは、単に各流各派の長短を総合することではなくて、東洋医学の中に治療術として位置づけるだけの体系をつくることにあると考えた。手当の発展型態である漢方諸法は全てその中に診察法としての切診をもっている。しかし現在の切診は、東洋的な手技の認識がないので、西洋医学の触診を以て代用され、そのため種々の欠陥のあることを見出したのである。

たとえば湯液の腹診に「胸脇苦満」とか「心下痞硬」という証がある。苦満とか痞とは患者の自覚症を云うのに、このような自覚症状が切診として表現されることに細野史郎博士は疑問をもたれて東洋医学会誌に研究発表をされている。これは細野博士の考えられるように名医にしてはじめて把握出来るのでなく、正しい切診をすれば誰にでもすぐ会得出来る症状なのである。

経絡の場合もこれと全く同様のことが云えるので、現在鍼灸界でその認識に苦労しておられる様子を見て、是非その一端の提言を希望していたのである。たまたま樫波氏への発言を契機にこれをまとめる決心がついた。勿論この経絡の認識は、手段を中心としたものであり、古典を深く読まず私の独学を根拠としているので、多くの誤りを含んでいるに違いない、しかしこうした提言によって、東洋医学全体が正しく発展して人類の医療に貢献することを目的とする私の意図には誤りはないと思う。

指圧療法そのものが決して完成された医療でなく、またその業態・業者に到っては確にようやく法文に認められたばかりの不備が随所に見出されるであろう。しかし真剣に医療としての手技療法たらんと努力する人々によって形成されてきたものであることも事実である。私はこのような指圧の姿を「指圧療法原理・臨床」の2冊の書物に編集することを得たので、広く識者先輩各位の御批判と御助言を仰ぎたいと考えているものである。

終りに当り、かかる読者の反感をかうような稚拙な発表に対し、貴重な紙面をお与え下さった「医者の日本社」に衷心より御礼を申上げる次第である。

参考文献

井沢正著「按腹図解と指圧療法」東京書館　昭39

時実利彦著「脳の話」岩波新書　昭37

日本指圧学校編「指圧療法原理」第一出版　昭38

「指圧療法臨床」昭40、第一出版ＫＫ

日本東洋医学会誌第17巻第2号、拙文「東洋医学に於ける指圧療法の立場」

1. 経絡の認識

二、漢方界の限界

1　高橋晄正氏に応えて
2　経絡のカラクリ
3　二重盲検の盲信
4　現象論の科学

47. 5〜8

1　高橋晄正氏に応えて

くすり王国に対し、その地位と論理と実証性でもって鋭く切りこんだ高橋晄正氏が、かえす刃で漢方界にも斬りつけた感じのある「漢方の認識」や「可能性と限界」の論文のことは既に周知のことであろう。私自身も現代の漢方・鍼灸に対してにくまれ口をきいて、高橋氏の意見に賛同する面も多いのだが、氏の漢方観には根本的に納得できない限界を感じていた。漢方の臨床に携る人にとって、氏の論理に異質感を抱かないことは、漢方の本質を身につけていないせいだといってもよい。当然そのような反応が漢方界からあってよいと思っていたが、それが未だに現れぬほど漢方の思想が失われているのかもしれないという気もする。

本誌二月号「声」欄の城間氏の発言は、そうしたトツプクラスの人たちへのもどかしさからと思うが、敢て畑ちがいの私を指名されたのもその人たちへの皮肉ではあるまいか。私の古典研究など柴崎氏からさんざんこきおろされた程度で、漢方界を代表して高橋氏に発言する筋のものではない。ただ氏の認識が、あくまで西洋医学の立場から行われていることに、体質的に反発を感じた一臨床家の意見を開陳して責を果したいと思う。

一、五行論の潰滅という極めて大胆な断定を下された根拠が、あまりに粗雑な三段論法によっていることに先ず驚きを禁じ得ない。五行に分類された各種の身体症状と診断との相関を考え、これを当代一流の名士（その選定の適否はしばらくおくとして）に実験してもらい、その結果が全くでたらめだったから到底このような相関は認められない、したがって五行論は潰滅したという結論である。

科学的な発言をモットーとされるならば、この否定は最初の前提に対してのみ限られるべきであろう。すなわち、このような条件の実験では五行分類の相関性がないということにすぎない。そして私からみればそれは出ないのが当然である。もしもっと相関の高いものであれば、そんなに多くの情報源を設定しておかず、二、三の顕著な特性に、厳密な弁別規準を設定して、それだけで五行の判定ができる筈である。五行がそのような分類でないから、多くの要素をもたせて、その綜合的な判断から診断を行うようになっているのである。

いくら多くの要素があっても、氏の得意とされる電子計算機にやらせればよいとお考えだろうし、そんな機械を現に芹沢氏は東洋医学診断機として作っておられるが、これが正に東洋的でない発想法の産物なのである。

五色が色度表のどこからどこと決まっており、五声がオシログラフに出るどんな波型だとか、五香が分析器に示されるような一定の香だというのなら、これと五行の相関を実験されても勘の鋭い人なら可能かもしれない。しかも古典にもあるように「望んでこれを知るを神といい、聞いてこれを知るを聖という」望診・聞診の、そのまた一要素だけで五行を知ろうとする試みに、あえて挑戦されたこれら大家は、自ら神業を承知で行われたに違いない。しかも今まで嘗てこういう経験を一度もされたことがない筈であるのに。

五色・五声・五香、さらに五思などの分類内容を一見してわかるように、それは物の性質ではなくて、まさに性格診断のように、身体特性というより人間特性を弁別するものであり、それが一見して行えるものなら、まさに心理学界の脱帽ものだろう。しかし私はこの五行分類を否定するものではない。それは治療方法との相関に於て成立する「証」にかかわる分類だからである。

証は、漢方四診の積み重ねによって、最終的に切診に於て断が下されるものである。これは西洋の診療項目をよせ集めて決定される病名診断とその進向を異にする。病名は特異症候の条件が揃えばよいが、証は一般症候でも重ね合せていって、はじめて断の条件となることが多い。そこで五行特性に多くの項目があげられているので、大勢に矛盾した要素は当然はずされてよいのである。

固定した胸部X線像を専門の医師にみせて病巣があるか、ないかを診断させた高橋氏自身の実験に一致率・再現率とも、あまりに低いので、パターン認識の客観性と安定性の問題を今後大いに検討すべきだと発言されて、決してX線解読論の潰滅と云っておられないが、この五行相関は生きた人間像を相手に、その病的傾向を性格特性に重ねて判断してゆかねばならないのである。

近世の名医、吉益東洞にしても、漢方四診のすべてが（五行とはちがうが）一致しなかったことは、その言から伺われる。そこで彼は「他証を捨てて、腹証を優先させる」と教えたのに違いない。こうした証診断の意味を知らない高橋氏が西洋的な実験方法で五行相関を試みても答えが否定的に出るのが当然で、肯定的に出るほうが、むしろ五行論の解体になるかもしれない。このような実験をこれら大家がどんな意図でか漢方界を代表する自信をもって応じられたことが、私のあずかり知らぬことではあるが、不思議に思える。

証診断というのは、その治療方法を的確にするための手段である。したがって病人の歪みが、どの傾向に最も著しいかを決めるのであって、その歪みのパターンを五行的に捉えるのが五行診断だというわけである。西洋医なら、病名診断について行われる。この患者はどの薬剤適応か、外科手術か、物理療法がよいかという治療法の判定基準に近いものである。これらは客観的に決められそうでありながら、実は医者によってどうしても自分の専門傾向に患者を引張りがちな主観的要素の多いものである。しかし結局はそれぞれの方法で一応治るという結果が出てくるのだから、どれをとっても誤診とは云えないだろう。

おそらくこの実験に出られた大家は臨床の名医で、その診断も治療技術の優秀さに依存して、あまり的確でなくても、患者を大勢治された実績をもたれているのだと思う。また漢方・鍼灸というものが、五行診断に多少ずれがあっても治療成績の相当高いことは事実でないかと思われる。そのため最近の漢方鍼灸は、それほど古典の診断に忠実でなくてさえ、ブームをおこす情勢になったのだと思う。

しかし私は決して診断を軽んじて、現在のように西洋式病名に従って幾つかの定められたツボに施術し、箇条書きの症状を読んで薬方を選ぶ当世風を肯定しているのではない。診断が的確であればそれだけ、患者の苦痛がすみやかに除かれ、病の原因がわかり、体質は改善され、再び病むことのないような、より根本的な治療が可能になるのである。そのため先ず患者の病的傾向を正しく五行的歪みのパターンとして捉え、さらに深くその人格的歪みにまで眼を注ぎ得るよう、またこれに応じた治療の技術の習練に、日夜励まねばならないのである。五行がこのような、人間理解の実に有効なパターンであるという認識なくして、五行論の実験を試みるという高橋氏の無謀さに、誰一人反論しないことに、むしろ現代の漢方界の限界を感じるものである。

第二の経絡理論のカラクリ以下については、次の稿にゆずることにして、とにかく私の妄言には大いにお叱りを蒙りたいことを附記する。

2　経絡のカラクリ

経絡というものが、近代医学を学んだ頭には実に理解しにくいものらしいことは、現在湯液を扱う漢方医が東洋医学の考えを「傷寒論」以外に出ようとする人の少いことからも容易に想像できる。高橋氏も同様にして、経絡の概念化は「傷寒論」と異なる原理で、実体論からなされたものであろうとし、その生理学を知り得ないはずの中国人は、臓器の空間配置的発想によったにちがいない、という氏自身の類推を図式的に示しておられる。それが実にみごとに類型化されたところで、なるほど経絡とはこのようなカラクリで作りあげられたのかと、その発見に自己満足しておられるわけである。

この三段論法も、経絡を実際に臨床に使っている者にとっては、お粗末な論証法としか受取れない。その前提となっている「臓腑の形態からその機能を類推することはできても、その生理学を知ることはできなかった筈である」という判断はどのような根拠から出されたものであろうか。第一に経絡は最初から臓腑名がつけられて出来上ったものではない。傷寒論と同じく三陰三陽の考えを、体表治療学ともいうべき皮膚反応として出発し、臓腑の症候類型を扱う内服治療学との関連から、臓腑名との結びつきを確立していったことは、経絡を少しでも研究した人なら周知のことである。またその臓腑名が、決して近代解剖学によるような器官名と対応するものでなく、むしろ臓腑を中心とした機能系を意味するものであることも、経絡を理解する者には常識となっている。

古代中国人に理解されていたのは、症候として現れる機能系の類型が先であって、臓腑の形態から、その機能が類推されたのではない。高橋氏の発想が正に近代機械論的な、西洋医学の思考によることが、氏の論法にまざまざと示されているものである。現代の漢方家の大半も同じ論法で東洋医学を理解しようとするから、傷寒論から踏み出すことができないし、経絡を認めようとする人でもその実感が論証できないでいる。くわしくは拙著「指圧療法」―創元医学新書をみてほしいが、古代中国人の医学を前近代的な程度の低いものという前提を反省しなければ、中国医学の可能性を云う資格などないし、またその増上慢のあるところに、私は現代の漢方界の限界を感じているのである。

いつも私がいうことなのだが、いくら構造を詳細に知る手段をもっていても、その機能を知らぬ者には構造のもつ意味は決して理解されないのである。ところが科学は、分析ができれば、それで機能の理解が完了したと早合点する。薬効成分の分析とその合成から作り出される近代製薬の弊害はここから生れている。全体の働きが、要素の総和という単純なものでないことを発言したのはゲシュタルト心理学だったが、医学は未だその論理を理解していないのである。

フロイトの深層心理の図式を、現代の進歩した脳生理学の明らかにした脳構造と較べてみると、そのみごとな一致は驚くべきものがある。高橋流にいえば、これがフロイドの精神分析のカラクリだったと喜ばれるかもしれないが、実は順序が逆なのである。フロイトの天才的な学説が、当時の医学界では空想の産物とみなされ、今になって構造的に裏付けられたわけである。

2. 漢方界の限界

近世の医学者は、漢方の内臓景観が実際の解剖とあまりに違っているので、古代中国人は解剖を行わずに漢方を組織ずけたのだろうと考え、その発想の端緒となった杉田玄白らの「解体新書」が漢方と抉別する日本医学のあけぼのと考えているくらいである(その誤解を私は「毎日ライフ」3月号に書いているが)。そのことからも経絡を解剖的実体論からの構成と考えることはおかしいが、経絡論は「知ることのできなかったはずの近代生理学」よりも、はるかに生態的に病人の症候を、治療手段と結びつけて類型化している直観に敬服すべきである。それはフロイトやセリエをしのぐ、心身一如の人間観から出発した東洋医学ならではの人間把握なのである(拙著「臨床心理学序説」参照)。

経絡の手足の走行と五臓六腑、それと脈診との位置が、空間的に整合されていることが高橋氏を満足させたとしても、体表上のほとんどを占める複雑な走行や現代の生理学が理解する臓腑を大きく逸脱した経絡の症候論との関連は、どのように合理的に結びつくのであろうか。一方は空間的整合がみごとに成り立つから空想的カラクリで、他方は対応する一致率があまりに低いから潰滅するという、この両刀使いの論理で、経絡がズタズタにされたのは実は高橋氏の経絡論にすぎないのではなかろうか。そして今から大急ぎで電気的に皮膚抵抗をはかったり、古典に記載された経穴を「現象論の科学」によって逐次確認していったら、その研究はすでに長浜、丸山両氏の実験で先鞭をつけられているが、あまりに古典の経絡論に接近してしまって、おそらくこれをもって、科学的経絡論再構成の勝利として発表されるのではあるまいか(それが何年も先にならぬことを期待するが)。

症候論を因子分析することは、それなりに意味のあることだが、これを虚心坦懐に自己分類させて、一体何が得られると考えたのだろうか。性格の因子分析によるテストがあるが、これとて虚心にやらせたら人間一般の性格像しか生れまい。判断に個性の歪みがあって弁別する類型が生じてくるところに、性格論が成立するのである。

症候などというものは、素人が家庭医学書を読めば、どれもこれも自分の症状に当はまりそうで、つい極端な病像を画きがちなもので、そこに売薬広告の効果のあることは、高橋氏が警告される通りである。科学的な評価は医師の立場でも左右されないよう細心の注意が必要なように、表現のもつ不確さが考慮されねばならない。

症候論が生体内部を垣間見たもので、五臓六腑が解剖実体論の発想であれば、これが一致しないのが当然ではなかろうか。一体何のためにこの両者を観念的思弁で結合したと断定しなければならないのだろうか。

古来の医学で観念的遊戯にふけったものは、すべて崩壊の歴史を歩んでいる。高橋氏の薬効分析はこれを科学的に裏付けてゆく立派な仕事として評価される。しかし漢方二千年の歴史は、この現代の科学的思想の支配する医療界にも、なお見直さざるを得ない現実の効果を示している。それは現在の漢方界が、科学的方法で実証しようとしている限界をはるかに越えた、人間医療の理想を内包している。

漢方の症候論など、そのような展望をもつ明智がなければ「見れども見えず、聞けども聞こえず」といった古い中に永遠性をもった体質のものである。（拙著「切診の手引」はこの現代的再構成を行っている）。

脈診の出現頻度が、肝・腎に偏っていることは、私からみればやはり、鍼灸の一つの限界を示すものとして受取れる。しかしこれも鍼灸の効用ということをふまえて、それなりに理由のあることなのである。

3　二重盲検の盲信

高橋氏の論証法は、五行・経絡のときにも指摘したが、科学的な衣装をつけたソフィストたちをみているような気がする。最初に相手の主張を充分理解したことを示すように、その説を巧みに要約してみせる。ついでその中の一部をとりあげて、科学的な検討を行ってみせるが、これがもともと嚙み合いそうもない異質的な面を接着させて結論をすりかえるわけである。こうして突き崩されたようにみえる一角を、大きくクローズアップさせて全体が同じ状態にあると暗に断定する。最後に極めて公平な立場にあることを示すように、その全体を再検討する救いが、高橋氏の方法論で行えることを提示して終るのである。

漢方薬の項では、これが典型的に示されているので、面倒ではあるが要約させてもらうことにする（私が直観と陶酔による擁護論を行っているのでないという証のために）。

最初に漢方薬の材料と、その成分と効用の一覧表により、氏の並々ならぬ漢方の理解ぶりが示される。この科学的検討の歴史から、

1、漢方医矢数氏の一研究をあげ、その成分が中毒死を招くことがあり、また一方ではその物質の抽出に成功せず、存在を疑う人もある不確かなものだと短かく説明したあと、

2、漢方と大衆が思いこんでいる朝鮮ニンジンの効果の否定的な外国の発表とニンニク（これが何故漢方薬のところに出現しなければならないのか、漢方を少しでも知る者には不可解なのだが、大衆には朝鮮ニンジンからニンニクへの移行には疑念をはさまぬことを計算の上だと思う）の科学的検討を詳細に行って学問的価値高い見解をもっている証拠とし、ニンニクは「傷寒論」などでは用いられていないという表現によって、専門家には漢方と関係ないと発言を封じ、大衆には古典に裏付けられない誤用が行われている漢方薬の現状を暴露したように見せて、一気に現代には不必要なものだとの印象を結論づけることで、漢方薬全体の評価を完了したような錯覚におちいらせるという寸法なのである。

2. 漢方界の限界

このように、古典のすべてが現代からみれば、「直観と経験」という科学的には低次元に属するものだけで作りあ

げられているために、これを英国流に「現象論の科学」化してゆくことだけが、脱古典の方向として、中医学に残された課題であると附言されてしまうのである。

この推論を逆にたどってゆくことで、ソフイスト流の反論をすることも可能ではなかろうか。「直観と経験」のごく低次の強壮剤程度の民間食品であるニンニクは、B_1を含む食品と結合して異常浸透型になり、低カロリーでの生活を補強したが、これを真似て万能保健薬として大々的に売出すような科学的処方は、現代生活には全く無意味にもかかわらず大衆をまどわせ、高橋氏の実験結果から薬効もないと証明されたのに堂々と宣伝されつづけているのである。「直観と経験」では、これが有効な食品配合の条件を知っていて、「長く食すれば肝を傷る」ことも古書で明らかにされていたのを、昭和七年に「ニンニク貧血」を研究されるまで気づかず、結核に対策を与えられない大衆に乱用させることをした。その弊害を知りながら、保健薬として最高の売行を許し高橋氏の指摘を無視させる現代の不安は何に根ざしているのだろうか。

朝鮮ニンジンのような単味は決して漢方薬ではないのだが、用いるべき患者の体質は古書に明らかにされていて、決して万能保健薬などと宣伝はしていない。薬効ばかり宣伝し注意書を見落すように書かれてきた時代だから、漢方がよいとなれば、何でも漢方薬が効くのだと思いこむのではなかろうか。

「直観と経験」という手段で、修治と配合の妙が行われ、その適用条件が詳細に規定されていたことが、現代の科学的方法で実に合理性をもち、その成分を生かされた薬理作用が一部ではあるが科学的に実証されてきた。今後さらに研究方法が進歩することで、全く無価値とかえりみなかった西洋医学畑の人々は次第に自己の無知さかげんを反省させるかもしれない。それは合理的思考の産物で、動物実験まで行いながら二重盲検で無効とわかるまで、安易に患者に使いつづけてきた近代合成薬への反省とすべきことではないか。

私は同じ資料を使って、このような推論も可能であることを云ってみたのである。二重盲検によって洗い直されねばならないのは、合理的思考によって作り出された化学合成薬であって、「直観と経験」しか対抗手段のない大衆は、自らの人体実験でこれを選別させられてきている。このことは立川昭二著「医学の社会史」にも書かれているが、人類が生き続けてきた大きな力の源泉なのでもある。

二重盲検がいかにも「薬効検定のための公理」として「現象論の科学」形式をとるために必要なように高橋氏は強調されるが、テストをやること自体、評価の尺度、二重、三重の盲検でさえ観察者の主観をとり除くことは容易でないと「精神薬理学」(異常心理学講座)の著者は述べている。プラシボーをあらゆる点で本物と同じにする活性化が困難なため、乳糖などを主体として外形だけを似せる不活性プラシボーが専ら用いられることへの疑念も強い。おそらく二重盲検は高橋氏の行われたような薬効皆無か有害な薬物を暴露させるのには最も有効な方法であるといえよう。たとえプラシボーより推計学的に有効な数値が出たとしても、それは直ちに自然回復力と心理効果を引き算された純粋な物質的薬効を裏付ける証明とはならないからである。

2. 漢方界の限界

もしその薬物に痛みを麻痺させる効果があったとしたら、痛みを症状とする病人は、症状の軽減から病気が治ったという暗示効果を受けて病気を治す自然回復力が一段と増強されるだろう。したがって結果として病気が良くなったとしたら、この薬物は果して純粋に物質的な作用と断定できるのだろうか。また逆に、症状が除かれることによって見せかけの有効さを評価して、その実病気はどんどん進行していることもある(例えばリュウマチに対する副腎皮質ホルモンの投与)。こうしたことは長期連用による人体実験ではじめて明らかになるのであり、それが明らかになったときはスモン病のように、もう取返しがつかぬことになるのである。

〝毛沢東思想〟の効果を医療に導入したことが非科学的で、医療には純粋な物質的効果だけを検証し直す努力が科学的であるという態度が、大量生産され無駄な大量投与する程医者も製薬会社も儲るという〝GNP思想〟の医療体制を推進して保健制度を崩壊させ、人間の心理効果をますます薬から失わせてゆくという現状を作り出しているのではなかろうか。

「医療は民衆のためにある」という中国の考え方は、さすがに漢方を生み出した母胎を土台とするゆえに、これほど徹底してすみやかに実現されたのだと、漢方の本質に触れたわれわれには実に羨しく感じるのである。少くとも民衆のためになる医療を、せめて日本の片隅にでも実施して救いのない病人に喜びを与えたいと願う日本の漢方界に対し（事実漢方では決して西洋医のようには儲らない）、その心情に共感する大衆によって少しブームらしいものが生れると、GNP大国の批評家はすぐその足をひっぱりにかかり、ハリ麻酔など日本でもできる、「現象論の科学」をもたぬ中医学は未開の医学だと印象づけようと躍起になるのである。

これに堂々と反論しようとしない、またできない指導者たちの独善的な態度（その漢方の大家たちは名声に埋没して争いを避けた方が賢明とされるからではないか）にこそ、私は漢方界の限界を感じるのである。

4　現象論の科学

ここで現象論の科学のサンプルとして出された木下論文の実験データを検討することにしよう。この坐骨神経痛のハリ治療研究の結果は、深い刺鍼で二十分置鍼が有効ということになりそうである。だが事はそう簡単に、仮説を検証されたと結論づけることはできないのである。

1　患者が坐骨神経痛であるという診断は誰が行ったのだろうか。病名診断は必ず医師によってなされるものだから、たんに症状をみてハリ師が行ったのではないと思う。さて専門書によると坐骨神経痛というのは症状名に変りつつあり、病名の大半は椎間板ヘルニアであることがわかってきた。京大整形外科での手術例によって、坐骨神経痛の病名は六五・五%椎間板ヘルニヤ、一〇・九%が黄靭帯肥厚、九・五%が癒着性脊髄膜炎、三・四%が非突出性椎間板障害、二・二%が脊椎分離症、一・七%が脊椎辷り症、六・八%がその他であると確認されている(泰井俊三著「神経痛とリウマチ」)。すなわち坐骨神経痛のほとんどは神経根の炎症が原因であることがわかっている。その原因をよく調べて、適当な治療をすることが大切なので、神経痛だからその痛みが消えれば病気は治ったと考えることは早計である。

木下氏の論文は、圧痛点の圧力とラセーグ症候の角度の改善量で、ハリ治療の効果を検定していることは、たんに痛みの消失度を計っているにすぎない。それなら西洋医学的に神経根注射をやった方がもっと効果的であるから、これと対照しなくてはハリ治療をやる意味はあるまい。ハリの刺入の深さや置鍼の時間を考えると、この方法はハリ麻酔効果に近いもので、決して神経炎症への効果とは受取れない。そうとすれば、さらにその後の追跡調査を行わねば、坐骨神経痛に対する実験という名には価しないデータになってしまう。こうしたことを一切考慮しないで、これを「現象論の科学」への接近とよび、この方向にハリ治療の研究を向けようとする大胆さには敬服のほかない。

もともと西洋式の病名分類によって治療法を定式化しようとするのは、漢方治療としては便宜的な方法でしかない。中医学でも速成教育の「はだしの医者」にはこの方法を用いているが、中医学そのものの検討には、やはり陰陽五行経絡の活潑な議論によって、その方法論を模索していると聞く。「現象論の科学」形式でおこなわれたものを発見するのが至難の業であるのは、それが漢方の方法論として適したものと認められていないからであって、そのために医療としての価値が低くなるという結論は決して出てこないのである。

木下氏の実験がどのような状況の下に行われたのかは知らないが、おそらく中国のように民衆のためにすすんで患者が実験に参加したものではあるまい。だから木下氏らは、治療の名目のもとに、これらの患者にハリ治療の効果を対照群と比較して行われたに違いない。患者が治してくれるものと思って受けている施術が、術者にとっては実験の観察のためであったとしたら、これは明らかに人体実験となろう。

もしまた患者が自ら実験を了承して行われたものであったら、こゝには二重盲検の公理は無視されており、術者は実験であるという心理的期待効果や治療でないという偏見によって、その施術の公平な遂行は困難になっている筈である。

研究スタッフがプラシボーを導入したことを知ってから薬物効果が著しく低下したことが報告されているが、医者が投与する薬に確たる自信がなくなれば、そうなるのが当然である。たんなる物質的侵襲においてさえそうなのだから、これが即技術として心理的に左右されやすい施術をテストとして行うのと、治療として自信をもって行うのでは比較にならぬ相異が生じてくるのである。このことは筆者自身、指圧の効果の実験を多用途看視装置を用いて行ったとき、確認して、被験者に申訳ない思いをした経験で明らかである。

医療におけるこのような医者―患者関係を、何故実践の効果から分離評価されねば科学的といえないのだろうか。科学なるものが、そのような純粋さを必要とするのならば、人体実験は不可避であり、これを患者に知らせずに行えば罪悪であり、知らせて行えば、医者と共に薬効低下の現実を招来して、その効果の分析は困難となろう。

そうした現実を承知の上で、ぬけぬけと高橋氏は湯液として調製されたものの臨床的有効性を「現象論の科学」によって確かめなければ、これをまったく前科学的な近代的な発展を閉したものとして大衆に不信の念を与えようとするのであろうか。それは大衆保健薬を勇敢にも否定した行為とは決して同一視できないものである。

湯液として調製された薬方は、漢方医によってこの患者はこれを服用して治るという確信（証）にもとづいて得られたものであり、この確信なくして漢方の処方を求めることはできないのである。その段階で患者を二群に分け、他方にプラシボー（その色・味・香などを全く同一にすることはおそらく至難であろうが）を与えたとき、そのプラシボー側にみられる治癒効果は証を得るために行われた漢方四診の効果も含んでいるし、実験群には証をとりちがえたための無効例も当然含まれるわけである。

この、医者に治癒の確信を次第に高めて証にまで到達する漢方四診の症状群を、西洋医学の病名診断における情報パターンの量と同一視して、これを推計学として処理しないことを非科学とする鍼灸の科学グループなるものは、一体どの程度漢方を理解しての発言かといつも疑問に思っていた。かつて生半可な推計学をふりまわして鍼灸の科学化を広言するハリ師と討論したこともあったが、その背後にあって推計学を教えこまれた人と、いずれはこの問題でめぐりあうこともあろうと期待している。

2. 漢方界の限界

洋医学の本質は、決して資本主義医療の荒廃した姿によって見誤られているのではなく、ハリ・灸・漢方医療の効果が認識論的形式上の問題の優秀さにすぎないというその考えを根本的に改められない点にあることを指摘したいのである。ハリ・灸医療の世界の人たちの論陣が、こうした本質をついたものでないことを、私自身もすでに何度か発言してきたが、その独善的洋医学批判が、高橋氏の論説のカラクリに正しく向けられることなく、数々の発言を傍観してきたことは、漢方に眼を向けつゝある大衆や多くの真面目な術者たちに申訳ないことではあるまいか。

三、ツボのとりかた

49.8〜11
50.2

1

体表に施術をして病気を治す方法は、鍼灸・按摩・指圧を問わず、ツボのとりかたが大切なことは、西洋医学とは異る特徴である。俗にツボをとる、専門的には取穴といわれる方法が、経絡上の経穴であれ、病気に対する治療点であれ、生体上の一定部位を指示して、そこに施術する前段階として行われることは明白な事実である。その肝腎な取穴が部位として〝あいまい〟であると5月号の本誌に吉川氏が指摘していられるのは、鍼灸界の現状として認めてよいのであろう。このツボを電探器で探り出すとかサーモグラフイで写真にとること、また解剖的位置を確定するなどの方法が、ツボの科学的解明のように考えて追究されているが、一番大切なことが見落されているのではなかろうか。

経穴・ツボまたは治療点と名称は異ってもそれが施術部位を示すことは変りない。ところでその部位が幾何学的点や物理的位置でないのは勿論であるが、解剖的構造物（ボンハン小体の如き）や生理的な体表の部位と考えることも適当ではない。なぜなら、それは治病のために施術を必要としている病理的変化が存在していなければならないからである。

経絡思想からすれば、気血の流れが順調であれば病気はないのだから、施術が必要になることは気血の停滞を順調にすべき状態になったということである。そのとき経絡ののぞき穴としての経穴に適当な刺激を与えるのが治療である。病的な状態で施術に反応するからツボとして生きてくるのだし、そのようなツボを巧みに捉えることがプロの診断であるといえよう。ある病気には定められた点に適当に施術すれば、それが鍼灸・指圧の治療であるというのは、症状の記述をみて漢方薬を飲むのと同じく、民間療法のあり方にすぎない。東洋医学の特徴が『診断即治療』であるというのは、施術する部位に自ら病的な認識を自覚して行うことでなければならない。

長浜・丸山両氏は特異体質の患者に刺鍼して、鍼のヒビキを描線して経絡の流れを実証された。ということは異常がなければ、このような鍼のヒビキは明瞭に現れにくいということである。術者自身にも異常のあるツボに刺鍼すれば、たしかな手ごたえを感じるという。それがわからずに盲滅法に刺鍼しても、治ることはあるだろうが、ツボにはまった治療を行ったとは云えないのである。ツボの位置は古典や鍼灸研究書に一応くわしく書いてあるが、それを確認するのは術者の手指である。またそれがツボであることは、そこに施術して書物に記載されたような症状・病気が治ることで実証されるのである。逆に云えば病的なときにはじめて、そのツボは実在することが認められるのである。

3. ツボのとりかた

もし完全な健康体であれば、いくら解剖的に正確に得られた位置に施術しても、治病という反応がないのだから、それが正しいツボであったという証拠がない。平脈の患者に施術して、経絡を実証できないのと同じである。鍼灸の平脈は完全な健康体ということでなく、病的な経絡の歪みがないということだろう。それは鍼灸が明らかに治病法であるということだ。指圧の場合は病気でなくても、半健康、あるいは疲労のような生理的変動でも、経絡の歪みとして捉えることができる。指圧はこの意味で疾病予防・健康法としての役割が強いことは、古典でもこれを神遷術（養生法）に分類していることでも明らかである。

指圧、あるいは古法按摩が、漢方の基礎学として、また四診の中の切診の技術として、必須な課目であったことは当然のことであろう。手指によるツボの認識は、病気といえないような僅かの歪みでも捉えることができ、その歪みの比較、虚実の判定も可能である。このことは切脈という方法で、全身の経絡虚実をみるという技術に生かされている。この手指が鍼灸施術に先立って、ツボの所在を明らかにし、その反応の変化をみて、鍼灸のための取穴を最小限に止めるようにすべきだと古典に書かれていることを、現代の鍼灸師は忘れてしまったようである。

現代日本の鍼灸（医道の日本三百号記念特集）をみても、補助として用いる療法に、鍼灸以外は用いないという人とマッサージを用いるという人が圧倒的に多い。鍼灸の基礎となる按摩が忘れさられていること、かくの如くして、果して鍼灸の効果もいか程かと疑われる次第である。マッサージは西洋医学の理論に基いており、現行按摩はこれと結びついて、東洋医学の特質を捨てさってしまった。古法按摩の土台を失った理由は、江戸時代に盲人優位の政策がとられ、明治に西洋医学を主流とした医制によるものだが、その欠陥が現代まで無自覚に踏襲されているのである。

指圧は古法按摩の流れをくむ江戸末期の「按腹図解」を母胎としながら、やはり西欧のカイロ・オステオパシーの影響を受けて、単なる体表刺激の術のように考えられている。皮膚に黒点を描いて、それが指圧のツボのように一般に認識されてしまって、ツボにはまる押し方が全く考慮されていない。取穴というのがたんに経穴をいくつか取り上げるということでなくて、施術に必要な選択を行うということであれば、それはたんなる位置でなくて、術者の診断を含んでいると同じく、ツボはそこにはまることによってツボを得た施術になるのである。そのことを先ず字源にてらして考察してみよう。

ツボは漢字の「壺」であって、中ひろがりの容器の象形文字である。その入口がつぼんでいるからツボとよばれるのである。中に大切なものを入れているから、口を小さくして上に蓋をしてある形が文字になっている。「穴」も同じく、宀かんむりの下に入口を示す字であって、その口のつぼんだ形であることは八にみるとおりである。艸（くさかんむり）に含むと書けば「莟」（つぼみ）である。口にふくんでつぼめている形の植物であって、それは花の開く前段階である。花になるものを内に包んで口をしっかり閉じているから莟なのであって、その口を強引に押しても、ますますかたくなに口をつぼめるのは処女の姿に似ている。蕾を開かせるには、やさしい手がその口を愛撫しなければなるまい。じっと静かにその固さのほぐれるのを待つ手技がツボに刺鍼する前段階に要求されるということを反省してほしい。押しの一手の指圧が、痛いばかりで急所をピタリと捉えることができないのも同様である。そこが急所であるからこそ、口をつぼめてこれを守っているのがツボの本態であろう。病的であればあるほど、皮膚は警戒反応をおこし交感緊張になっていることは、現代生理学がはっきり教えている。外からの刺激が、弱点をもった内部に容易に侵入してこないように筋性防衛を行っているのである。このような皮膚の抵抗をおして、ツボに入ろうとしても、それはかえって頑強な拒絶を受ける。下手な刺鍼が、筋肉の抵抗にはばまれて、押しもひきもならず、ついに折鍼の憂き目に合うことは周知のことである。病的な体表ほど、この傾向が強いから技術はムリな刺入を戒め、自ら沈むような刺鍼を要求している。

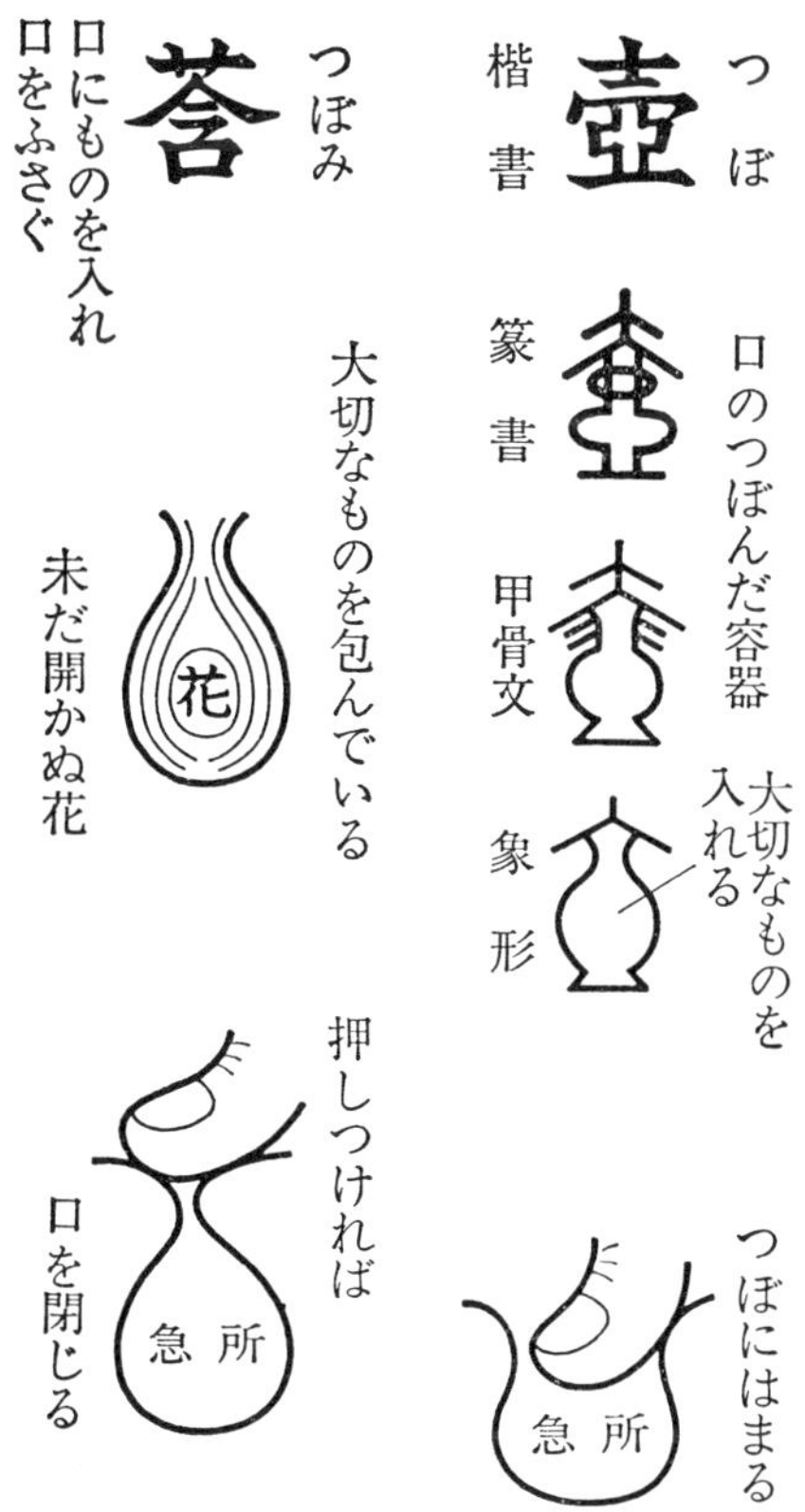

指圧はその点、鍼ほどの警戒心は与えないが、それでも漸増漸減圧を原則として、皮膚の交感緊張をやわらげようとしている。垂直圧はこのような自然に近い圧刺激であるためだし、持続圧はこれによって皮膚の知覚鈍麻を期待している。第3の原則を厚生省教本で

精神集中と説いているのは、いささか大正期の指圧師的感覚がそのまま残っているようである。

私はこの第3を「支え圧」に置きかえた。漢方四診の「切診」とは、このような主客交流の生命現象を示す語として興味深い。近時この切診を応々西洋医学の触診と混同して理解されているようだが、触とは自他対立の感覚であるのに反し、切は接であり自他共感の支えによって成立つことが忘れられている。切脈の場合に指先にふれているのは、その脈管の状態ではなくて、そこから全身の状態を共感する感覚である。触覚が高等な判別性感覚によっているのに対し、切診に働いているのは原始感覚による生命共感なのである。このことがツボによって病態を認識させ、その施術によって治病を可能にする確信を与えるのである。生命は孤立して存在することはできず、互に支え合う共感によって自覚される。ツボとはまさにこのような生きた存在であり、術者と患者の支えによって認識されるということを自覚しなければ、そのとり方がいかにあるべきかは理解できないであろう。私の主張する指圧の理論は、このような生命観が根底に成立っていることを先ず示しておく必要があるように思う。

2

鍼灸師になるには、先ず按摩・マッサージの手技を習得するようになっている。その按摩・マッサージが、東洋医学と西洋医学の相異をはっきり認識させるような教育ならいうことはない。しかし現行あん摩に、マッサージとの根本的な違いを見出すことは困難である。施術方向が遠心性・求心性といっても、その効果がどれ程のちがいがあるか実証されていない。マッサージにない曲手といっても、それは即打法の変形にすぎず、効果の差がそこにあるわけではない。筋肉・皮膚・腱などを対象としない経絡按摩も教えるというが、それは施術部位に若干のちがいがあるだけで、手技の上でどれだけ差があるのか疑問である。このことはどうやら江戸時代に按摩を盲人救済の道具とした政策的な教育にも原因があるらしい。

盲人は視覚の欠陥を補うために、鋭敏な触覚に頼るのは周知のことである。形体を認知し性状を判別する高等な判別性知覚に触覚を用いるためには、表面への触擦と軽快な動きを必要とする。按摩手技の古来の方法は、このため動きを主としたものに変化し、圧迫・叩打も現在の曲手のような形になって、西洋のマッサージと容易に結合する素地がこのようにして出来ていたと思われるのである。

按摩の按は押すことで瀉、摩はなでるから補という解釈も、このような手の動きから生じた考察であろう。しかし按摩の字そのものから手技を解するなら、全く逆の結論が出てくるのである。按とは手を安んずることであり、摩は手で麻するということだ。安はじっと落着いた姿（女が家の中に居ること）で、安定を意味するし、按じることは腕組みしてじっと考えることである。摩は手の代りに石にすれば磨くになるから、手ですりへらすようにするのが摩である。補がおぎなう、すなわち同じ布を置き縫うという意味なれば、悪い所にじっと手を当てて按じることが正にそれに当る。写とは移すことで動かす意をもっているので、摩の字にピッタリあてはまる。古法の按摩は文字通りの手技であったと思うのである。

3. ツボのとりかた

素問の「離合真邪論」に〝不足者補之奈何〟という黄帝の質問に対し〝岐伯曰必先捫而循之、切而散之、推而按之、弾而怒之、抓而下之、通而取之、外引其門、以閉其神、呼尽内鍼・静以久留〟とあるように、鍼を内れるまでの捫、切、推、弾、抓、取、引、閉の動作はすべて手技であり、古法の按摩の姿とみてよい。この中、捫、切、推、閉は按になり、弾、抓、取、引などが摩であることは字の上から察せられる。刺鍼に先だった手技の行われたことは、素問の随所に見られる按の字からも明らかだが、それは現在の按摩でなくて、推圧を主とした「按腹図解」の流れを汲む指圧に近いものであったと云えるのである。

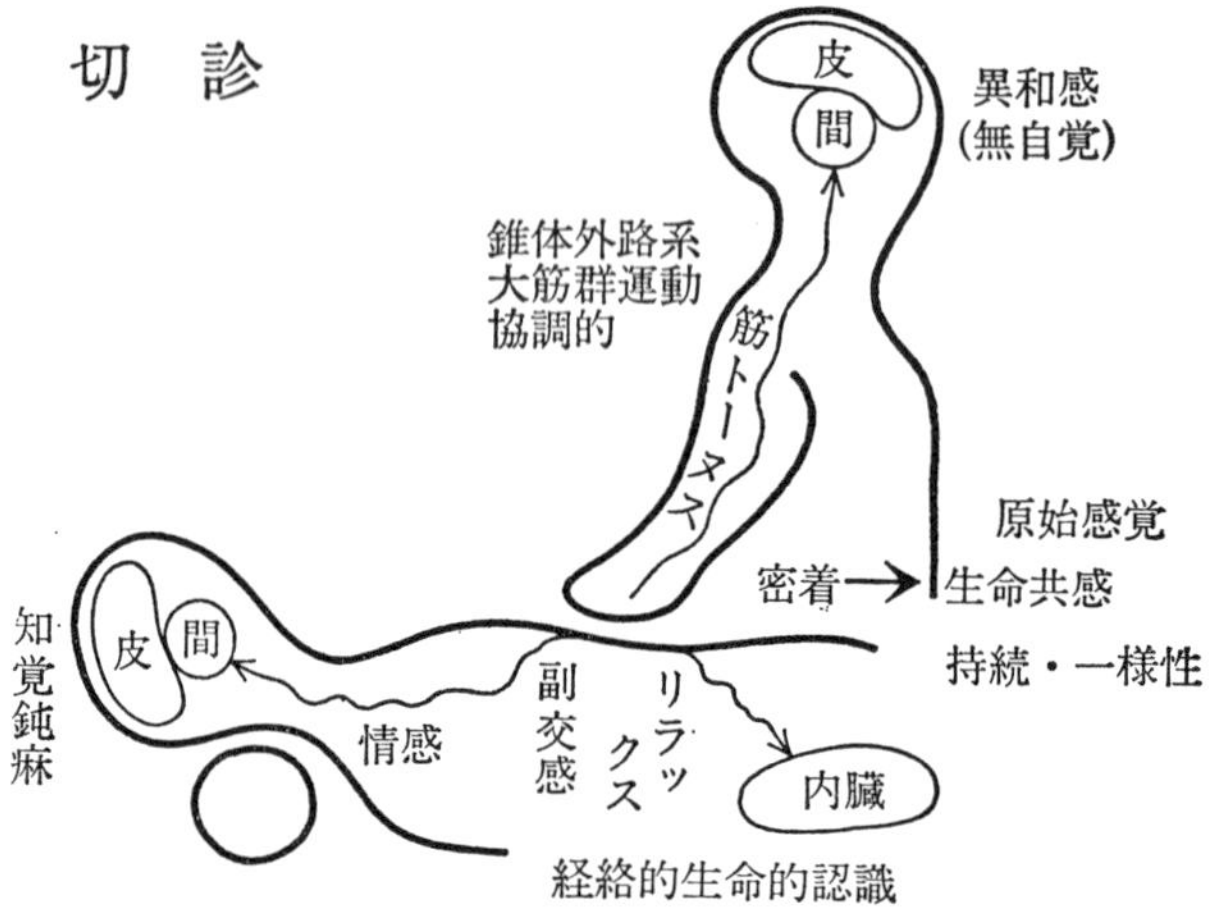
切　診
皮
間
異和感
(無自覚)
錐体外路系
大筋群運動
協調的
筋トーヌス
原始感覚
密着
生命共感
知覚鈍麻
皮
間
持続・一様性
情感
副交感
リラックス
内臓
経絡的生命的認識

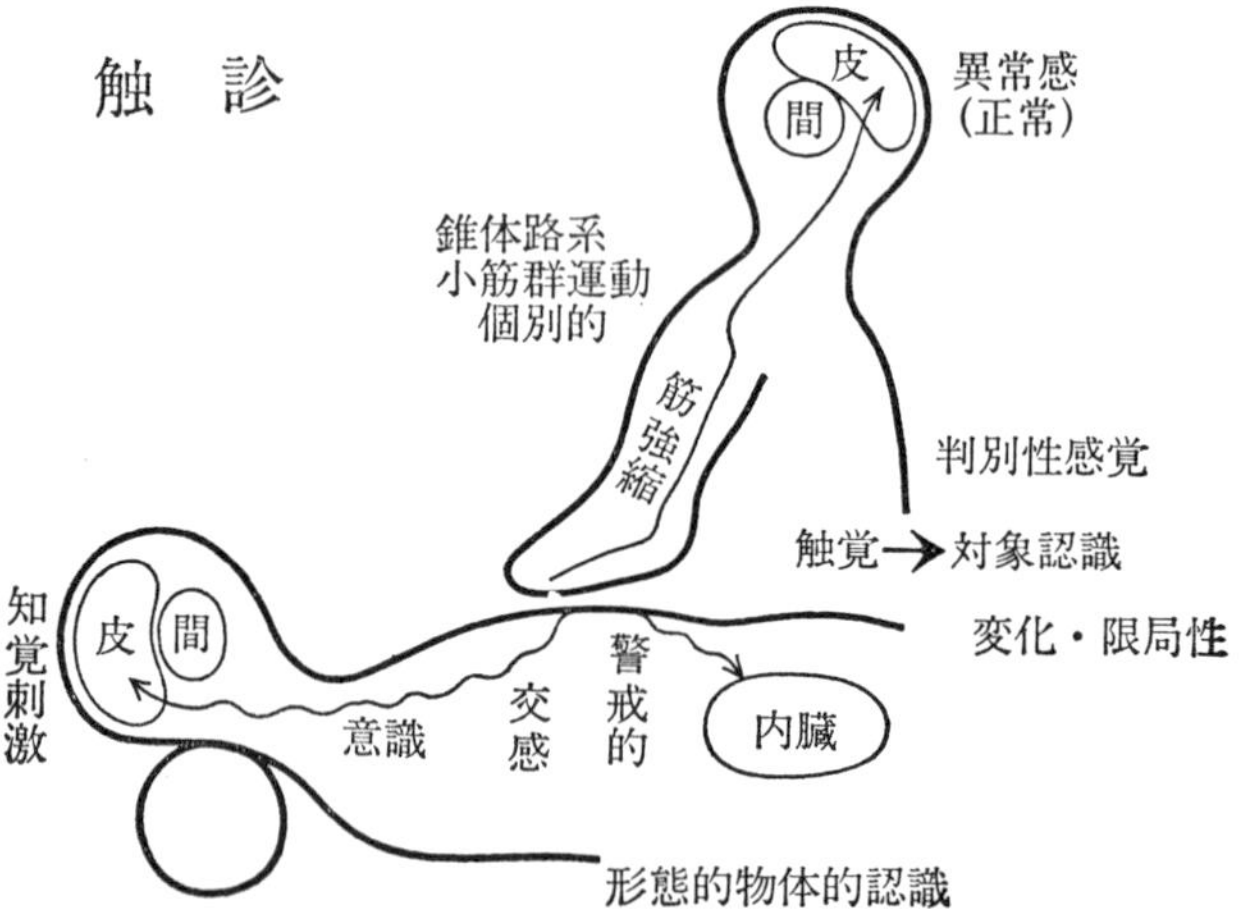
触　診
皮
間
異常感
(正常)
錐体路系
小筋群運動
個別的
筋強縮
判別性感覚
触覚
対象認識
知覚刺激
皮
間
変化・限局性
意識
交感
警戒的
内臓
形態的物体的認識

指圧といっても、外来の用手療法に近いものは、やはり触覚を手技の中心と考えている。触診と切診の区別のわかっていない漢方家も、西洋医学に影響されたためである。触とは鋭敏な尖端でふれる昆虫の触角に典型的に示される対象認識の方法である。圧覚も判別性感覚の働きは圧勾配の部分か、上下に動かしてはじめて明らかになる。指圧の原則である垂直圧、持続圧を行なっておれば、こうした圧覚はすぐ鈍痳してしまうのである。硬軟・コリ・弾力性などを圧覚でみることが指圧の診断であると考え、またツボの認識法であると思っているのは、このような圧覚に頼ってみているわけだから、指は必ず動きを伴っているはずだ。持続圧によって対象に挿入され深く接してみる切診ではそのような判別性感覚は働かない。しかしそのようにしてはじめて、ツボははっきりその姿をあらわすのである。

対象認識のための高等な判別性感覚でなく、内臓感覚のような生命体固有の反応として働くものを生理学では原始感覚と呼んでいる。内外の環境に適応して生命を保つための感覚であるから、これは自他を区別するのでなく、生命的な一体感によって働くのである。判別性感覚は大脳皮質に受けとられて、過去の経験に照合されて対象を弁別するが、原始感覚は内臓の異和感のように間脳にきて情感に訴えるものである。自律神経系に関連する仕組みは、交感緊張に於いて判別性感覚は鋭敏となり、副交感緊張に於ては原始感覚が優位になる。活動的な動物性機能が働くときに知覚―運動サークルの判別性感覚が必要なのは当然であり、休息時は内臓の植物性機能の同化作用が盛んになるから、環境適応の原始感覚が働くわけである。高木健太郎博士は「圧反射」に交感・副交感の二種あることを報告しておられるが、それがどのようなときに異った働きになるか明らかにされていない。

これは今までのべてきたことから、われわれには当然のことであって、判別性感覚を興奮させる鋭い変化する圧刺激は交感反射を、原始感覚に受容される広範で持続的な圧刺激は副交感反射をおこすわけである。指圧はあん摩・マッサージの圧迫法だけを用いる手技だと考えている人が多く、また実際にそのような指圧しかできない業者も少なく

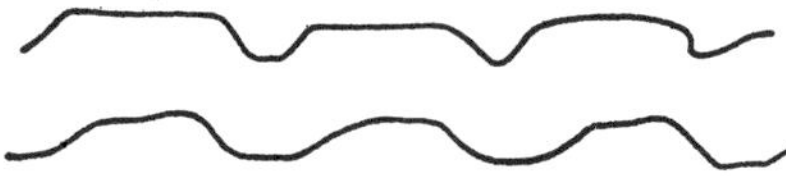

拇指圧波形

拇指圧迫法波形

揉捏法波形

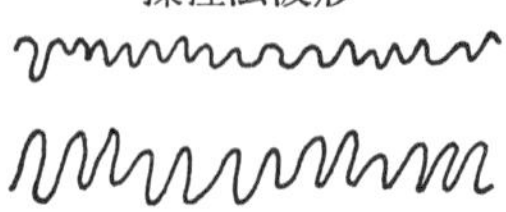

熟練者

初学者

按撫法波形

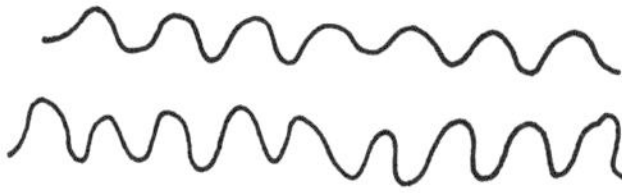

熟練者

初学者

ないのだが、それはこの二種の圧刺激の区別ができていないためである。指圧はすみやかに一定圧に達した後、安定した持続圧になってから副交感の効果があらわれてくるのだが、漸増漸減という表現のため、じわじわと力を入れるものだと思い違いしている。これは衝撃圧に対する表現であって、決して圧度が曲線の波形のように変化することではない。

カイモグラフを用いた芹沢氏の実験はこの特徴をよく示している。あん摩・マッサージの手技は決して圧度が一定になることなく、常に変化の曲線を描いている。このような皮膚刺激が交感緊張をひきおこすのは当然である。しかしこうした刺激も、くり返し一定の波形でくり返されると、逆に副交感優位の状態に転換するのである。音は知覚を刺激して警戒的な交感緊張にさせるけれど、これが雨だれのように一定の強さでくり返されると眠りをさそう副交感刺激になる。

あん摩・マッサージの初歩の波形は不揃いのくり返しをみせるが、熟練者は全く同じ波形が連続する。このことは熟練者ほど副交感優位にする作用が大きいことを示しているのである。もともと皮膚は外界からの侵襲に備えて交感優位に働く性質があるので、この警戒を解かなくては内臓に副交感性の刺激を与えることはできない。体力に余裕のある実証体質であれば、多少の侵入にも十分推抗できるから皮膚も案外リラックスしているが、虚証になるほど警戒を厳重にして早期に防衛体制を敷く必要がある。危機感のある政府ほど国境の警戒が厳しくなるのと同様である。内部に弱点、急所のある皮膚は更に過敏になっている。ツボとはこうした場所であることは先に説明した。

ツボに鍼を刺入する難しさは誰もが経験ずみであろう。捻鍼の技術は、この皮膚警戒をいかにゆるめるかにある。このカンの悪かった先人が管鍼を発明して、初心者でも刺入が容易にできるようにしたことは周知のことである。一定深度の弾入をくり返すことで、皮膚の交感緊張が簡単に副交感に転化できるわけである。捻鍼を熟練しなくても切皮できることは、鍼の普及には功績があっただろうが、このことはかえって、鍼師の堕落を招くことになった。刺入に先立つ手技の軽視にもこのことはつながってくるのである。

3. ツボのとりかた

あん摩の上手下手は同じ刺激波形のくり返しができるか否かで明白になる。指圧の垂直圧は管針と同じく、皮膚の抵抗を容易に解除する特徴がある。「按腹図解」の著者が、推圧は婦女子にしても容易に習得できて効果も大きいとすすめた。このため指圧は素人の間に民間療法として大いに普及したのである。このことがかえって指圧の本質を研究するには障害になってしまった。たいして勉強しなくても効果があり、理屈を知らなくても危険が少ないからである。このことは現在の指圧師が、鍼灸師のように卒業後も勉強をつづけて書物をよく読むという努力をほとんどしていないという事実からも証明できる。圧してさえおれば効果があり、多少ツボが外れても圧度が適当でなくても、下手の鉄砲も数打ちや当る式に、万遍なく強めに押しておれば、どこかでツボの作用が発揮されるからである。だがこのことがかえって本当の病人に有効なツボのとり方をできなくしてしまった。急性疾患や虚証の病人は、幸いにも現代では西洋医学に頼っているから馬脚を現さないでいるが、漢方、鍼灸、指圧が本当に研究されたら、そうした病人も引き受けられる実力をもてる筈なのである。

3

ツボの効果は、一つずつ書物に記載してあるし、病名によって幾つか取穴すべきものも書かれている。そうした一般的なものがわかっておれば、技術差の少い灸なら素人でもすえられるし、灸点をおろしてもらえばなお容易である。漢方薬も効能書があって薬局で揃えてくれゝば医者に診て貰わなくても、さらにパック入の粉末でせんじる手間もいらぬとなれば、これは明らかに民間療法である。効果に差があるというのでなく、東洋医学としての本質は、そうした施術点や生薬の効果ではなくて、むしろ東洋医学的な診断の特徴にあるといわねばならないだろう。健保のように点数できまる医療なら機械がすべてを代行できるようになるだろう。人間の医療は、生命という不確かなものを信頼しあい、その生命を実感しあう者同士ではじめて行えるのである。

ツボが解剖的に克明に位置が示され、その効果が詳細に書かれてあると、いかにも科学的に信頼度が高いように思える。しかし人間の生命が千差万別であり、そのゆえに個人の尊厳があるとすれば、保険点数が個人を規制できないように、図上の点、効能書はあくまで一般的なものであって、それを個人のケースに当てはめて実効をあげるのは、人間の技であると誰もが納得できる。漢方が人間治療であり個性を尊重する医療であるとは、そこに計量しきれぬ匙加減があり、心の通う技術があるということにほかならない。

ツボがその病態にあうとヒビクということは、漢薬がその香と味で患者に安心を与えると同じ意味をもっている。ヒビキのあるツボをおさえるということは、相手の心にヒビクようなツボのとり方ができるということである。頭でおぼえて文字で知っているツボではなくて、その患者の体の上で見つけ、それをおさえてヒビクことのわかるツボである。こうした実感はいくら書物を読み知識が豊富であっても身につけることはできない。小説を読んで感動し、書画を見て感銘するように、体験に裏付けられた心がないと駄目である。

判別性感覚はものを見分ける働きであって、似たものを区別し、違うものを比較して、個々を類別し一般化し組織づけて知識を構成してゆく。その基礎は二点弁別であって、混乱したものを区分けする働きである。空間的にはその位置が、時間的にはその前後が全く別のものと認識できなくては正しい知識にならないのである。自他の区別は、判別性感覚の発達に伴って明確になり、行動の中心はその視点の不動の場所に定位されてくる。物の世界はこのようにして判別性感覚から生れたのであるが、生命自体はこれと全く逆の性質をもっている。空間的には相互依存し、時間的には螺旋的に還流して存在しているのが生命である。生きるとは呼吸（いき）して内外に流動し、生み生まれて生きつづけるのである。この実態をつかむのが原始感覚である。本能的行動はこの原始感覚の反応によって営まれているのである。この感覚を、判別性感覚の五感以外のものとして第六感と呼ぶことがあるが、むしろ五感の根底にある生命感覚であり、生命体に共有されているものである。高等な判別性の発達によって明確に掴めなくなったが、むしろはっきりしないことが生命的な特徴でもあるのだ。

3. ツボのとりかた

ツボが生命的なものであり、そのヒビキが内臓の働きに影響するというのは、体制神経のように経路のはっきりした一対一対応のものでなく、より複雑な自律神経に似ているからである。神経は動物性機能として出現したものだから、むしろ植物的なものは液性伝導に近い性質のものであろう。経絡が気血の流れと呼ばれるのをみても、この推定は正しいと思う。経絡を自律神経で説明するのは、近似的ではあっても、やはり本質からはやゝ遠いわけである。

経絡が生命に固有のものと考えるならば、それは細胞にみられる原形質流動の発展したものと考えるのが適当だろう。細胞が分化するとき外胚葉は皮膚・神経系となって外と内とを連絡した。内胚葉の内臓もやはり外界との適応・交流のために原形質流動を経絡系統として連絡に当てたとみるのである。この交流・適応ののぞき穴が、皮膚の感覚

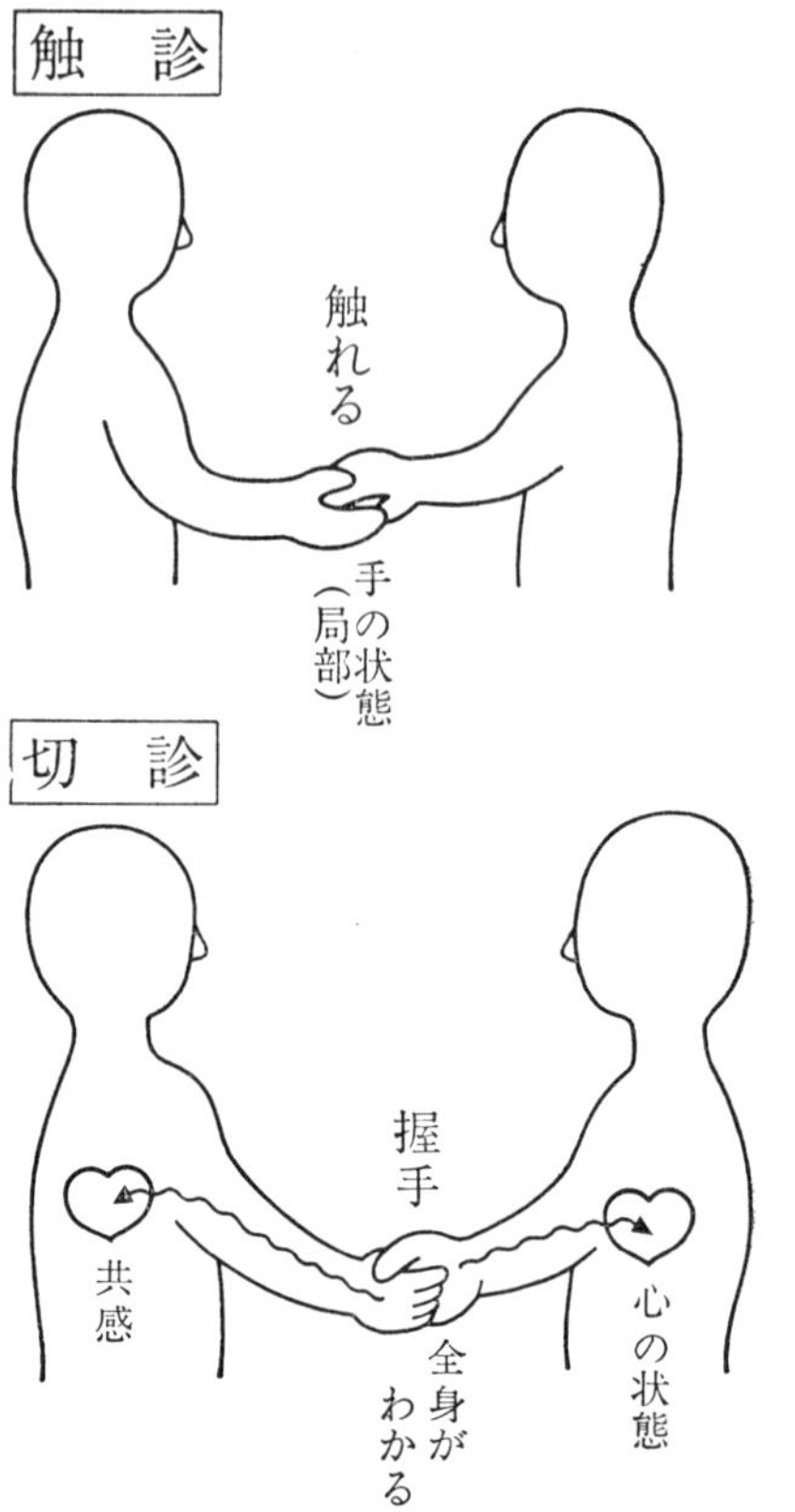

器のように経穴として開孔していると考えてよかろう。感覚器のように分化していないで、気孔のように開閉して適応交流しているものであろう。生体の歪みに対して、経穴は内臓へ向って液性伝導を行うのであるが、これを人為的に代行したとき、経絡のヒビキがおこると考えるのが妥当であろう。代行の仕方は人為的といっても自然に近い生命的なものでないといけない。経絡を上手に捉えられたのはこの東洋の自然生命観からの必然の帰結であったのだろう。私はこのような東洋の心がツボをとらえるためには一番大切だと考えている。ツボをとるときには探ってはいけない。盲人が手さぐりするのは触覚を鋭敏にし、物を判別しようとするからだが、その疑いの心から科学は発達し得ても、生命を掴むことはできない。生命には生命でもって対しなければならないのであって、ツボを知るのは原始感覚によって感じとるのである。患者の身になってというが、病苦に悩む心を知るのは生命共感のスキンシップである。スキンタッチは皮膚接触と訳されるが、生命共感のタッチとは深く挿入される接合である。皮膚にくい入る安定圧であり、しっかり抱き合う皮膚密着でないといけない。これを端的に示すのが握手である。握手は手の感触を判別するのでなく、手を通して心を感じ合うのである。このような皮

膚結合によって生命共感は得られ、その原始感覚を通してツボは実感される。指はツボをおさえるのでなく、ツボに受取られて自づとツボにはまるのである。

ハリは刺すのでなく、沈むのだと教えたのは、ツボがそうした性質のものだと先人が知っていたからであろう。意識的な動作は交感緊張を伴うから、相手も交感緊張を惹起される。皮膚同士が接触するときは、その反応は特に著しい。探るような手指には、相手は見せまいと警戒する。信頼してピタリと置かれた肌には、相手も心を許して急所を開放してくるわけである。むしろその指を迎え入れるように、ツボの中に吸いこんでくれる。

本能的な手当てを行えば、ツボはおのずとその部位を示してくれるのだが、すでに知性による生活になじんだわれわれには、やはり知識に導かれないとツボの位置がわからない。子供は本能的に生きてゆけるのだが、文明生活では親の教えを必要とする。ツボを図示し、大体の位置を教えるのはそのためである。この頃の親は生命的な与え方を忘れて、知識による型どおりに子供をはめこもうとしている。教育ママとはそうした教え方をいうのであろう。ツボもあまりくわしく教えこむと、自ら患者の体表に発見する努力をしないで、知識のまま型どおりを当てはめてそれがツボだと思いこんでしまう。ツボは生きたもので、点でも解剖的部位でもない、といえば、そんなものがどこにあるのかと解らない人が多くなってしまった。その人の体に、現在の病状に応じて反応するのがツボなのだから、ツボは今ここにしか存在しないの

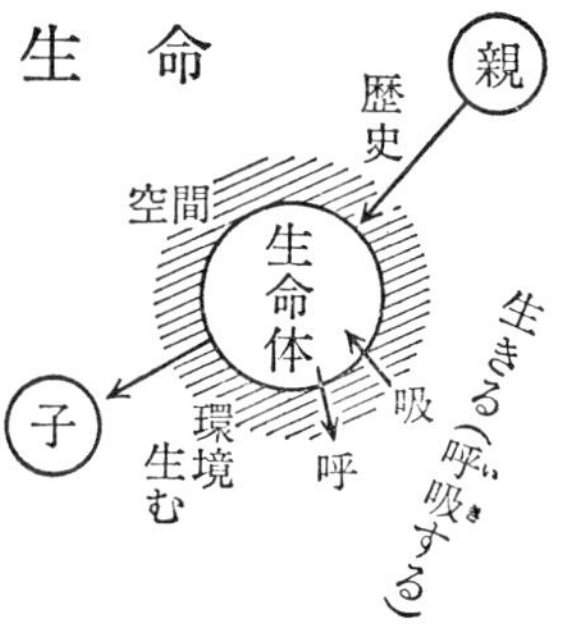

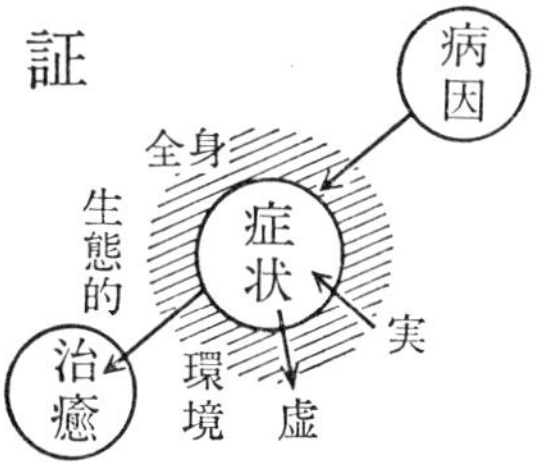

である。それが生命なるものの特質なのである。

絵画の美しさは確かに絵の中にあるのだが、それを見る人の心によってあらわれるものである。絵心のない人はどんな名画をみてもそこに美しさは存在しないだろう。音楽のわからぬ人には名曲も騒音とかわらない。心ここにあらざれば見れども見えず、聞けども聞こえずというのはこのことである。ツボをみるのは、その人の病気を治そうという心がないといけない。また治せる技術をもたないと意味がない。診断即治療というのはこのことだから漢方四診の診断は病気を見ることではないのである。治そうという心で、治す方法手段を見出すのであり、経絡診断の立場からは経絡の歪みを見出し、これを補瀉する方法を摑むことである。経絡の歪みというのは、その生命体の空間的ストレスと時間的歴史によってあらわれた姿であるから、その全貌をみなければならない。それが視診でなく望診という見方になってくるのである。われわれは経絡治療の技術がすすんでくると、衣服を着た上からでも経絡診断ができるし、ツボの所在とその虚実をみることもできるようになる。カンでみるのですかというが、この眼で見ることにかわりはない。ただし絵の色彩をみるのでなく、美しさを見る絵心と同じで、服や皮膚を見ていてはわからない。治療のための心によって患者の苦しみに共感すれば、そこに見えてくるのである。それが証というものの本質であることを、どうも一般に理解されていないようである。

4

正しくツボをとらえているか否かを判断するのは、指圧した指を相手が局部的に感じるか、深部にヒビクものとして感じるかで見分けられる。ツボをおさえている側の感覚としては、その点の性状（硬軟、コリ、抵抗、弾力性）を指先に感じるか、あるいは手から腕、あるいは肩の方まで何かヒビクものを感じるかで分ける。前者は触覚であり、

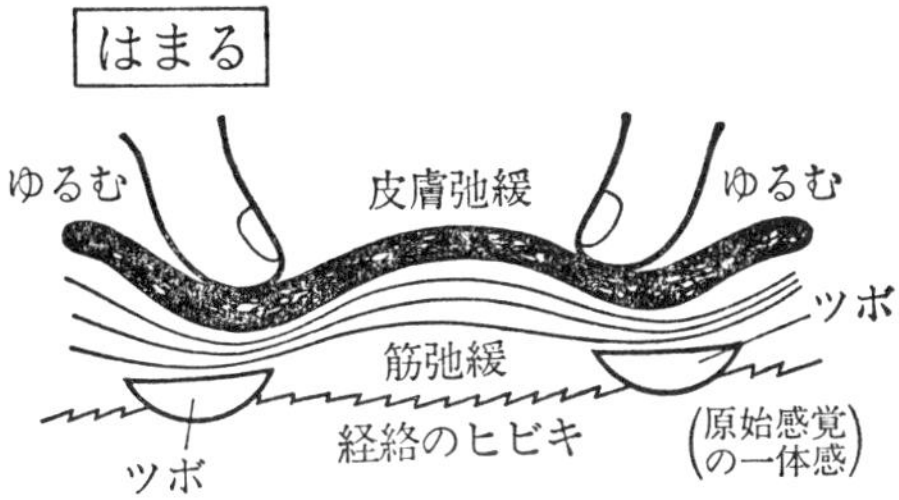

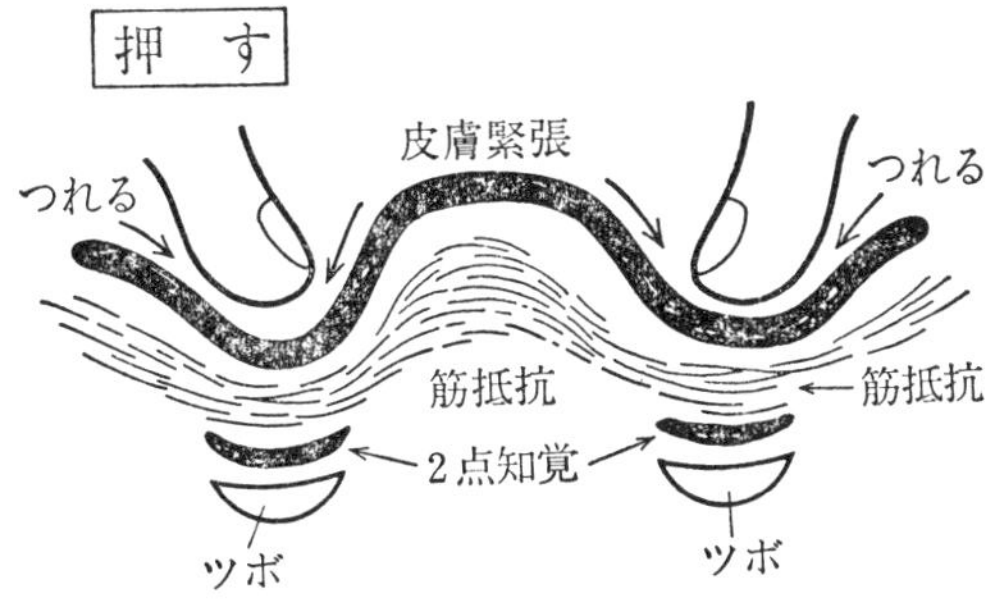

後者がツボをとらえているのである。一点ではこの差を判別しにくいので、あるツボをおさえたら、もう一方の指で同じ経絡のツボ（はじめになるべく近接したほうがよい）を同様におさえる。この二点が、二点と感じたらそのおさえ方はツボの上を押しているので、ツボにはまっていないのである。二点をおさえているにもかかわらず、それが二点ではなくて、その周囲にひろがった面のヒビキのように感じられたとき、それが正しくツボにはまっている証拠である。術者自身もこの両手の指の間にある流れを感じることができる。指と指との間にはもちろん感じを受取る何物も存在していないのであるが、しかしそこに伝わっているものを実感できるのである。

心理学の実験で、二点の光を継時的に点滅すると、一方から他方へ光が移動するようにみえる。フイルムの一コマと一コマは静止した像であるが、それを継時的に写してゆくことで動きとして見えるのが映画の原理である。これと同じように、経絡のヒビキはおさえられている側だけでなく、おさえている者にも流れとして感じられるのである。

二点が別々に感じられるような押し方は、指先に力を入れて筋強縮による錐体路系の筋運動が行われている。おされる側の皮膚も交感緊張し筋肉は抵抗するので、皮膚はつっぱって引張られ、周囲の筋も固くなって盛り上っているはずである。これに反して、二点が全く一つの面のヒビキの中に埋没しているようなおさえ方は、指先がやわらかく、肘の方に力が入り、錐体外路系の大筋群の動きが主になって腕全体が筋トーヌス状態にある。ちょうど両足で立っているときのように、決してりきんでいない自然の姿勢のような感じである。したがっておされている皮膚もリラックスしてこれを受け入れ、筋の抵抗もないので、指先はラクラクと深部のツボの底に達しているのである。

千利休が茶道百首に「茶筌をば手先でふると思うなよ、肘から振れよ、それが秘事なり」と示している。手先に力が入っては自然な動きにならぬことを教えているのだが、私はこれを「指圧とは手先でおすと思うなよ、肘からおせよ、それが秘事なり」と賛歌にして教えている。押すのでなく、自分を支えるのだ、歩くときは決して足先で地面を押してはいない、足ウラに大地をふまえて自分を支えているから、安定した動きができるのである。

どのように相手を助けようとする好意に出たものであっても、それを相手に押しつけては、やはり受け取りにくく抵抗感をおぼえるものである。それが、してあげるのでなく、させて貰うのだという態度で、相手に受けとって貰う謙虚さがあると先方も喜んでこれを受け入れるものである。押すのでなく、相手にもたれるようにして自分を支えるときに、相手もこれを支えて受け入れてくれる。精神療法の根本は、相手を矯正しようとする態度でなくて、相手を理解しようという気持だと説かれている。もたれるとは相手に持ってもらうということなのであって、そうした気持のあるところに、もちつもたれつの状況が生れてくる。これが生命的な一体感である。絶海の孤島に置かれたとき、これは人間同士でなくとも、生きたもの同士の感情として動物との交流できることを小説が教えている。医者と患者の人間関係も、病気という苦悩に対面して互に助け合う生命の共感がないといけない。医者自身も明日をも知らぬ生命をもったものであり、そのはかない生命をもったもの同士の一期一会の人生に、医療を通してかかわりあっているのが医者と患者の人間関係なのである。絶対の権威をもって優者として患者に対して振舞うなどという態度は、医者にとって許されないばかりか、神からみればまさに愚かしいことであろう。この指が、またはこの鍼が、薬が、相手の病気を治してやるのだといった押しつけがましい態度で医療が行われるとき、いったい人間ひとりの力がそのような大それたことを為し得ると誰が保証しているのか。科学が何十％の治癒率を誇るといっても、この病人を救えるという保証はどこにもないのである。

治療が成功するというのは、患者の生命がこの自然の法則にのっとって、治癒力の働く方向に働いたというにすぎない。その治癒力の一つである経絡の動きを、われわれはそのツボでつかむのである。そのツボをおさえて、生命の躍動をヒビキとして感じるとき、その病気が治ってゆくにすぎない。私が病気を治したのではない。治るべき病気に手助けをしたにすぎないといった名医の言葉は、経絡治療をしているものにとって、いつも実感として迫ってくる。指が経絡のヒビキをとらえる、そのことによって病気が治ってゆくのである。

経絡をみるには、相手と共にこの自然の中で一体になるという気持が必要である。病人の身になってというが、本当に相手と一つになったとき、相手の苦痛がそのまま自分に感じられて、それが自分の前に投影されているような気持になる。自分の悪いところなら、手はおのずとその悪い所に当るように、術者の手が患者の悪いところに自然にひきつけられてゆくのである。

「この頃の医者は、ここが痛い、どこが苦しいと訴えても、そこへふれてみようともせず、すぐレントゲンや血液検査をといって、機械器具を信頼し薬や注射にばかり頼っている」と病人は嘆いている。鍼灸や漢薬にどのように偉大な治病効果があろうと、患者の悩み訴えるところへ、手をもってゆかぬようでは、東洋医学の人間治療ということはできないだろう。「ここが悪いのか、どこが苦しいのか」などと患者に聞かねばわからぬようでは、患者も信頼しかねるだろう。漢方では不問診断を非常に重視している。黙って坐ればピタリと当るというのは、何も易者の宣伝文句とは限らない。患者自身の気付かぬところまで、黙って身体をみて指摘するだけの診断能力をもつことが東洋医学には大切なのである。

人間の五感しか用いない漢方四診は、未発達のゆえに機械器具を用いないのではない。人間をみるには人間の心をもった人間が必要なためである。その目、その耳、その口によって人間の心は伝わり、人間の心が知れるのである。そして人間関係とは、文字通り肌のふれ合いのことであって、肌を合せることでその苦悩はうすらぐのである。鍼を刺す前に指先でツボを確かめるということは、たんにツボの所在を知ることではない。そのツボのヒビキは指先を通して患者の心にひびき、術者はそのツボで病気の治る確信を得るのである。このツボが効くだろうということは、科学的な実験の確率や古典の記載が保証しているから確かなのではない。そのツボをおさえた指先が、相手との共感によるヒビキを伝えてくれるのである。そのヒビキの気持良さが、次に行われる刺鍼をここちよく迎え入れ、安心して受け入れるのである。鍼を打たれるものは、被験者でも実験動物でも、また生理学的検体でもない。心をもった一個の人間なのである。統計的には確率によって扱われる一つの数にすぎないかもしれないが、個人としてこの世に存在する唯一の生命なのである。その心が鍼を待ち受けるのでなくして、どうして効果的な刺鍼ができよう。指先がツボをとることには、このような重要な意味がある。そのツボのとり方だけで構成されている「指圧療法」なるものを鍼灸師は謙虚に習得してみようという心をもってもらいたいものである。按摩は医療の賤技といわれた時代もあったが、それは術者の態度にも責任がある。時間と労力をかけて全身くまなく、かゆい所に手の届くようにして施術をする指圧は、素人くさくて面倒なことだと思われるかもしれないが、医療とはまさにこのような人間くさい行為によって、生きている共感を患者に対して得ることが大切なのだと経験されることも決して無駄ではないと思う。漢方四診の実感も、指圧によって育てられるものだということを私は確信している。湯液だけで治療を行う人にも是非その体験をおすすめしたい。私はそのようなプロのための技術を、医道の日本社から刊行された「指圧」の中ではじめて世に問うているのである。

四、経絡の意義と本態

1 はじめに
2 生命の本質
3 経絡の本態
4 経絡の意義
5 経絡治療

51. 3〜6

1 はじめに

昭和四十九年に本誌に「ツボのとり方」を発表して、鍼灸界から何か反応があるかと期待していたが、誌上では一言も見ることができなかった。例によって手技と鍼灸は異質のものだから、勝手に云わせておけといった風潮なのかと諦めていたら、思わぬところから鍼灸界の人たちと交流ができ、私の論説にもかなりの関心がもたれていることを知らされた。

ものごとは表面に出たものだけで評価すると、案外見当ちがいをするもので、見えないところに真の関連ができているということを知らされたわけである。そしてこのことは経絡というものについても云えることで、いろいろの発表を見、論争を通して、その本質を解りかけていたときに、大きな示唆を与えられた。「経絡の認識」を本誌に発表してから十年になる。ボンハン学説に鍼灸界が沸騰していた頃である。

当時私は「経絡というのは、東洋的な生命感に基く最も根本的な生体調節系統である」と定義した。この考えをもとに、より進歩した治療法である鍼灸の経絡図を、原初の手指による認識法で検討し直して、全く新しい「経絡指圧診断治療要図」を発表し、更に改訂を加えて「全身十二経版」の完成をみたのである。

その裏付けとして、より具体的な経絡認識法を「ツボのとり方」で説明した。その文中に「経絡が生命に固有のものと考えるならば、それは細胞にみられる原形質流動の発展したものと考えるのが適当だろう」と述べた。この着想はもう数年も前のことだがその証明を追求してゆく段階で多くのことが解明され、経絡の意義がようやく摑めるところまできたので、発表にふみ切った次第である。

2　生命の本質

経絡を施術対象とする東洋医学が、西洋医学に見られぬ素晴しい効果をあげるということは、経絡が解剖的構造より以上に生命の本質につながっている証拠である。もちろん解剖的構造なくして生命体が存在するのではない。しかし死んでも存在している構造というのは、生命の本質にとって附属物にすぎないことは明らかである。死体解剖を理論的根拠にして打立てられた西洋医学が、病気の説明には科学的な解明ができても、治病という生命とのかかわりあいで限界を示すのはそのためである。

生命の最高発達段階で出現した大脳皮質は、生体の高度な秩序をあやつる神経組織を理解しやすいのは当然であろう。同じ神経でも低位の自律神経系の解明がおくれている理由もうなづける。生命は発達するほど内部構造が秩序づけられてゆき、可変性が少くなって分業が確立され、固定化してゆくが、そのために全体としての対応はひろがりをもってゆく。対象の弁別が詳細になり複雑な認識が可能になるのである。

しかし生命の本質は、その発生から最高度の秩序化されたものまでを含んで、同じ原理に支配されている。その本質に従った秩序でなければ生存してゆけない。

どんな生体も全身を統制するための調節機構をもっている。神経組織はその高度の発展段階で出現した。植物には考えられる限りのどんな原始的な神経要素もいつか見出される可能性は極めて疑わしいとベルグソンは云った。神経は行動する生体に出現した機構であって、生命の本質とのかかわりはそれだけ少ないといえる。動物が植物性機能なしに生きてゆけないのもそのためである。

植物のある細胞では、原形質が一定の方向に運動している原形質流動がみられる。これが細胞体内を統制している原初的な機構であると想像することができる。生体の物質代謝を支えているのが、このような原形質の流動である。こうした細胞質の流動は、周辺にくるとゲル化し、ふたたび内部に戻るとまたゾル化する。動物の細胞には、こうした原形質流動の記載がないことを、愛媛大の精神人類学を専攻する藤岡教授に質問することができて疑問が氷解した。動物の細胞は生きたまま観察することが難しく、植物のような鮮明な流動が認めにくいからだという答えだった。しかしある方向への流動がみられることは事実で、これを植物のように原形質流動と呼ばないだけだと。細胞が死ぬとこの流動は止まり、たんなるブラウン運動だけになるというのだから、この流動こそ生命の本質にかかわるものといえる。

細胞が分裂すると、相接した細胞膜を通して原形質は連絡しているが、細胞膜が厚くなると膜に多くの孔ができて、たがいに連絡している。こうして多細胞による組織は、原形質によって統制されるのである。ところが、もっと速かに、また多量の物質の連絡が必要になると、細胞間のしきりがとれたり、大きい孔があいて、導管や樹脂道といった組織に変化するのである。生体が大きく複雑になってくると、物質の運搬はこうした通導組織をもたないと、まかない切れなくなるが、原始的な原形質の連絡は基本的に残されているのである。

石井陶泊氏は、受精卵の卵割が生物発生当初の縦横の経絡形成運動であるとしておられることは一つの卓見であるけれども、完成体になると脈管系がこれに参加するものと考えておられる。そのことから経絡の構造物への追求に力が注がれることになる。これを更に発展させたものが藤田六朗氏の筋運動主因説であろう。それらは確に、経絡の系統化や流通路の解明に大きな役割を果たしてはおられるが、経絡の意義を解明する上では、次第に末梢にこだわってゆくことになっている。なぜなら生命の原初形態においては、脈管も筋も存在しないのだから、生命の本質にかかわる経絡がそれらによって構成されている筈がないのである。ましてや自律神経系が経絡の本体であるという説は、本末を転倒した見解にすぎないのである。

丸山昌朗氏は、脈管完成後にも脈管外の全身循環の存在を考えることができ、経絡をこのような体液病理学的な方向で捉えることを提案しておられる。この方向がもし鍼灸のみにこだわらず、手指の使用によって追求されていたらと、故人のために惜しまれるところである。脈管完成後に残された脈管外循環はどのような姿をとるかということを改めて考えてみよう。

人間社会に於ても、物質の運搬は人力によって徒歩で自由に行われた。それでも便利な一定の通路ができて道になった。しかし多くの物資の移動が車によって可能になれば、車道が作られ、重量がふえれば舗装され、さらに専用の鉄道や高速道ができれば、原始的な人道はその傍に押しやられ粗末なままに残される。文明人にすれば、道といえば車の走る所しか地図に書かないだろうが、最終的には人の歩く道がなければ物資は生活の場に運ばれないだろう。ストになったり、震災などで運輸機関が麻痺すれば、人力による運搬が生命維持の根本的な力であることが再確認されるだろう。経絡はこのような異常事態に於て、その機能の活用が非常に効果があることを古人は知っていたわけである。

3　経絡の本態

「経脈十二なるものは分肉の間を伏行して深くして見えない」というのは、我々の認識能力にも関係してくるのである。植物細胞に見られた原形質流動が、動物細胞になると見にくくなるというのは、動的要素の加わることによって原始的形態は不分明になることであり、生きている本質は、生きてゆくための構造を複雑にするほど、その蔭にかくれて見えにくくなるのである。脈管ができ、内臓ができて植物性機能が形成されると、形なき生命は形にその機能を托すことによって一層認められにくい状態になる。さらに運動機能を遂行するための心臓や筋骨系、その統制を行う神経組織が完成してゆけば、生命とはその構造そのものにあるごとく錯覚されてしまう。

しかし生命の本質を担った原形質の動きが止ってしまったのでなく、それらの蔭にかくれて脈々といのちの流れを保っているのである。その存在は後から発達してきた脈管、筋骨、神経の物量に圧倒されて片隅に追いやられたような位置を占めているにすぎない。ところが、脈管系は原形質の流動を助けるための組織であり、筋骨もその流動に支えられて発達し、神経もまたこの統制の代行機関として現れたものであってみれば、当然その蔭の力を無視した働きも構造も許されないわけである。脈管や筋骨の走向に経絡が一致し、自律神経の働きと呼応するから、経絡はそれらの働きの綜合に違いないと考えるのは、近代人のものの認識方法を端的に示しているのではなかろうか。

古人にとっては見えるものよりも、見えないものの方が価値が高いという考えの方が自然だったのである。陰陽思想は、表に現れて動きのある陽よりも、蔭にかくれて静かで見えない陰の方がより根本的な存在だったのである。物は形があって実質的で誰にもよく見えてわかる。しかし心は形もなく摑みどころがなくて、わかる人にしか見えない。誰にでも見えるものでなくては信用できないから、一部の人しか認められないものは存在しないことに決めようと、愚かな科学信奉者たちは団結した。絵画の美しさがわからないから、絵の値段で騒いでいるのと同じことではなかろうか。そうした人を相手に、見えないものを解らせようとする無駄な努力はもう止めてもよい。

経絡を構造的に説明しようとした人たちも、経絡の機能的存在を信じていたからである。それを万人に納得させようと、最も近似的なものをとり上げて、経絡の本質を明らかにしようとしたのだろう。その努力が経絡現象を解明する手がかりを与えてくれたが、経絡の本態が生命そのものの働きである限り、生命を証明するのと同様困難なことである。生命は見せるものでなくて、生きている実感によって捉えられるものである。

しかし経絡は機能的なルートと考えればよいので、その構造を問題にしなくてよい、というわけではない。経絡を反応点としての経穴を結んだ線だと考える人と同様に、経絡の実態をたんに作業仮設に止めてしまうことになる。機能というものが何ら構造を必要とせずに働くということはない。鍼による実験では症状の消失とか鍼の響きとしてより捉えられないし、丘診点ではそのつながりを予測できても、特殊な感覚の持ち主をわずらわさないと経絡の認識ができないようである。古典にあるように、経絡は気血の流れであって、まさにその動的な流れを実感するのでなくては、経絡を把握したとは云えないのである。

気血の流れが脈管外体液の動きであるとして、これを筋運動主因説で説明することは極めて合理的に思える。もしこれが閉鎖的な管腔に筋運動の振動が与えられるのであれば、動脈は心臓からの圧力方向を強めることになり、静脈やリンパはその弁の働きによって一定方向の流動をおこすのは明らかである。しかし開放系といえる脈管外の体液に筋運動の振動が与えられたとき、どうして一定方向の循環がおこるのであろうか。また筋肉をもたない生体に於ては、経絡の流動は全く見られないことになり、その生命現象は筋系をもった動物に限定されてしまう。経絡が生命の本質にかかわりあうという仮定からすれば、これは他の経絡説と同様に一部の現象しか把握していないということになるだろう。

私は、経絡それ自身が流動する性質をもっているのだと思う。その力が何によって得られるか、それは今の所わからない。分らないけれど、原形質流動は生命現象として厳に存在しているのであり、その成因が何によるか科学的に証明されていないだけである。原形質流動の成因がわからないのに、その発展形態としての経絡の流動がなぜ起るのかという説明を行うことはできなくて当然である。

原形質流動はあくまで生きている細胞に見られ、死ねばなくなるのだから、そのことが生命活動の根本にかかわりあっていることは明らかである。経絡現象も生体のみに見られ死体にはそれがみられないから、生命の基本につながる現象といえるのである。筋は死後硬直がおこり、やがて弛緩するが、そうした運動によって経絡の動きがあるとしたらおかしなことになる。

植物性機能は、骨格筋の運動が休止されたときにその活動のたかまることは周知のことである。平滑筋の運動はたしかに植物性機能に属するけれども、その運動自体が機能の主体につながるのでなく、むしろその休止によって基本的な活動が行われるのではあるまいか。たとえば物質代謝を行う界面の働きは、体液の動きの休止しているときが盛んで、体液が動くことは次の界面透過の物質を運ぶという役割にすぎないのではないか。

もちろん生命活動が一方的静止によって行われるのでなく、静としての陰が主体であって、動としての陽はこれを助けるにすぎないのだから、東洋的陰陽観からすれば、運動をもって生命活動の基調と考えることはできないという意味である。このことから、経絡に対する考え方を私たちはもう一度検討し直す必要があるように思えてくる。

4　経絡の意義

自律神経系の働きをみても、動的な交感神経の働きが主導的で生命活動の特徴を担っているように思える。しかし生命維持の基調はむしろ静的な副交感神経の支配する地味な働きにある。動物機能の活動を支えるものは植物機能の健全な営みにあり、前者が昼間の太陽に刺激された活発で戦斗的な動きを行い、後者は夜間の光を失った休息時の平和な状態で優位になるのは周知のことである。すなわち生命の基調は常に陰陽の陰の側にあることを示している。

体液の移動にしても、急速な物資の運搬を必要とするのは生体の活動時であるから、当然筋運動が盛んになるときに、その動きによって脈管系による動きが促進されるのが必然である。これに対し脈管外の体液は、その急速な流動を支える補給を、筋運動の休息時に盛んにしておかなくてはならない。ということは筋の弛緩時に経絡の流通量が最も大きくなると考えねばならないのである。自然の状態に於ては、この両者は完全に釣合っている筈である。だから一般に動物には病気がないのである。人間が、それも文明人ほど病気が多くなるというのは、この陰陽の調和が破れて、陽の面が過剰になる、すなわち交感緊張優位の状態が生活を支配するからにほかならない。

動物器官の占める容積がふえ、特にその最大の量を筋系によっている動物では、脈管外流通体液のルートは分肉の間に著しく狭められている。その完全な弛緩によって最大の流通路が確保できる筈であるにもかかわらず、文明生活は絶えざる緊張のために、休息睡眠時に於ても筋の弛緩が得られず、トーヌス状態がつづくし、時間的にも活動休息の割合は減少する一方なのである。こうした状態で病気にならないほうが、むしろ不思議である。

これまでの健康法をみると、活動エネルギーの大量摂取やその爆発的使用を可能にする鍛練が中心に行われてきた。しかしその意義は陽の強調によって、陰の相対的拡張を目指すところにある。すなわち運動をすることによって、より深い休息を可能にするから、生命的な価値があるわけだ。もし休息を無視した運動をつづけたなら、生命が危険に陥入ることは明らかである。こうした反省は、最近の日本がＧＮＰ増大のみを考えた経済政策の破綻によっておこったことと規を一にして、遊びの強調、リラックスの重視となって現れているのである。

病人に対する絶対安静の強制は、かえって精神の不安を増したり、回服機能の低下をもたらして有害だといわれるようになった。眠ろうと努めれば、ますます眼がさえるのは誰も経験したことがあるにちがいない。陰陽の一方に偏って、これを是とするところに、生命の姿を忘れた人間の歪みが生じてくる。経絡は、その原初的機能からみても、生体の歪みを調節する働きであることがわかる。脈管や神経が活動を確保する陽の作用に対し、経絡は全体のバランス調整を計る陰の作用が認められる。

脈管の運搬は、植物に於ても活動の盛んな方向へ秩序づけられ、動物ではさらに局部的な選択が行える仕組みになっている。いわゆる中枢と末梢、さらに末梢間の優劣が区分けされるわけで、神経系ではこの仕組みが一層緊密になってくるので、高度な秩序というものはこうした組織の序列を必要とするのである。

これに対して、経絡は「末梢—末梢の伝導を営む」ものと石井氏は観察しておられる。経絡には走向はあっても、中枢—末梢の序列はないし、主要臓器への属し絡う支脈はあっても、主経は相互に連絡しあって完全に一巡し、その間の主従の差もない。十二正経がすべて平等の地位にあって支配関係がなく、陰陽五行という相対関係によって相互に調節し合っている。まさに原始共産社会か近代民主主義社会を彷彿させる機能をもっていると云える。

病気の症状を考えるときにも、その障害が中枢に近いほど、全身の秩序におこる混乱は甚しくなり、末梢はそれほどでないという見方から、病気の軽重が定められる。また各臓器の分担に於て、その病気の責任が負わされて消化器疾患とか呼吸器疾患と呼ばれるわけである。これは一面から云えば、高度な秩序をもつことは分業体制が確立されてゆくことであり、その意味である程度の独立採算が行われる地方行政のようなものがあるのだから当然かもしれない。精神構造に於ても、幼児の場合は常に全身反応で刺激を受けとめるが、成長するにつれて分節化が行われ、各刺激が区分けされて一定範囲内で処理されるようになるのと同じである。こうした体制が、中枢にある意識に、「胃が悪い」とか「頭が痛い」「腰が重い」という表現をとらせることになる。それは症状の局在性を意識するという神経構造にも由来するのだが、同時に中枢がその責任追求を局部に負担させて「お前が悪い」のであり、「その部分の過失である」といった表現にもなるのである。

病人自身にとっては、それが指一本か歯一枚の僅かの障害であっても、それはまさに病気—パトロジカル（苦悩に関する）な問題なのである。いくら局部的障害であっても、苦しみは全身で受け、中枢を困惑に陥し入れてくる。その処理の責任は中枢に迫られているのだが、さらに心理的責任まで「私が悪いために」とは思いたくないのであろう。私達は医者に向って決して「私が悪いことをしたのです」とか「私が胃を悪くしたのです」とは訴えない。「私のこの胃が悪いのです」とか「この手が云うことを聞かないのです」とその処置を要求しているに違いない。

そうすれば医者が「そんなに胃が悪いのなら注射して、苦い薬でも飲ませてやりましようか」とか「こんなに屢々痛んであなたを苦しめる胃は、いっそ切取ってしまった方が楽になりますよ」とすすめたとしても決して不思議はないわけである。

西洋医学は局所の臓器だけを対象として、痛みや症状の除去だけを考える修繕治療だと非難する人もあるが、それを許しているのは病人の側の意識に問題があるのではないかと思われる。東洋医学は病気を治すのでなく病人を全身的な見地から治す大局的医療であると自負するのなら、この病人の意識構造に対してどのような働きがけをしているのか、反省してみられたことがあるだろうか。心理療法を行う人たちが、患者の精神的悩みを治療するのに、「その悩みはあなたの考え方を直さねばなりませんよ」と云うと、「私の考え方を治さねばならない位なら、このまま悩んでいたほうがましです」と答えられて当惑することが屢々であるという。経絡治療というのは、この難問に対処する素晴しい方法なのだと云ったら、読者はどのようなことを想像されるだろうか。

5　経絡治療

経絡治療といえば、鍼灸の人はすぐ「脈診によって経穴を選び施術する方法だ」といい、経絡の虚実で古典に従って取穴するところが病名治療と異っていると考えられているようだ。古典を尊重するか、科学的病名によって施術するかで、鍼灸界は大きく二つに分れていると聞くが、その本質的な差はどこにあるのだろうか。それは経絡を認めるか認めないかの差ではなくて、経絡をどのように考えるかの違いにかかってくると思う。病人の訴える症状を除去することだけが目的なら、経絡治療も病名治療も結果としては同じことで、ただどちらがより有効かということにすぎない。それが治療の目的ではないかと考える人に対しては、これは問題にもならないことなのである。

これまでみてきたように、経絡は全身機能を、中枢末梢とか重要軽少などの縦割の区別をせず、横割にした相互関係から分類しているので、症状を局部に限定せず、全身の歪みからきたものとする考え方に立っている。素問の調経論に、「百病の生じるや、皆虚実あり、実は外堅充満、按ずべからず、之を按ずれば痛む。虚は聶辟、気足らず、之を按ずれば気足りて以て温む、快然として痛まず」とある。すなわち百病をすべて経絡の虚実による歪みとみるわけで、虚実を補瀉すれば歪みは元に戻って病気が治るというわけである。

補瀉はどうすればよいか、ということは古典にいろいろと記載してあり、これについては嘗て発表したこともあるので省略するが、経絡の本態を解明してきたこの論文に基いて少し述べてみよう。経絡のルートが主として筋によって構成された状態にあることは問題ないが、その流通は筋の運動ではなく、弛緩によって確保されるということは了解されたことと思う。実の外堅充満は筋肉の硬結や充血、うっ血、神経興奮などで皮膚がパンパンにはった状態を示している。当然気血の流れは阻止され、いろいろの障害のおこるのは当然である。このような過緊張状態に刺激を与えることで、陽動作戦を行って気の流通が回復されることもある。すなわち瀉とはこうして気を移動させるような刺激をいうのだと思う。

陽の効果は陰の働きを喚起するところにあるのは先に述べたところで、瀉だけが作用しているのではない。歪みを治すのに陰の力を加えれば、もっと効果があるし、またその虚を見出すことが診断であると考えた私は、両手操法によって虚を抑えながら、実を按じて両者の偶力を移用して歪みを治してきた。ところが先の調経論を読んで、悩んでしまったのである。

4. 経絡の意義と本態

これまでの指圧や刺激療法は、一方的に実を攻め衝撃を与えることで施術していたが、私は安定持続圧で、一方の虚を補しながら陰陽の協力により治療効果をあげていたのである。しかるに古典は、実を按ずべからず、というのである。そこで私は施術法を逆転して、実を抑えて虚を深く按じることを試みてみた。その結果はまさに劇的であって、あれほど溶けにくかった外堅充満の実が、氷解するように消失したのである。

実に対して全く手をつけないのではなく、一応実の所在を確かめる程度の刺激を与え、虚を補すときに実を抑えてもよいが、全く触れなくてもよい。筋のこわばりがゆるみ虚に気の満ちてくるのが解れば、その後で実の状態がどうなったか試すだけでよいのである。このことは医道の日本の講習会その他方々で実演してみせて、虚実の歪みがなくなると共に、症状の消失するところを大勢の前で見せてきている。

結局のところ歪みを直す力は、表面にみえている陽的な実を攻める所になく、かくれて見えにくい陰の虚にあることがはっきりしたのである。まさに犯罪の蔭に女ありだと実感した。そうして「虚」中心の治療をしてゆくことで、「実」の姿というのは虚によってひきおこされているのであり、虚こそ病因であるということも解った。しかし古典にあるように「虚を以て之を温める」べきで、決して「虚を衝いてはいけない」のである。殺法ならば虚を衝くのだろうが、活法は「虚を温める」のである。真の原因となっている虚の責任を追求すべきではないのである。

本来なら病気の責任は、奥底に潜んでいるその人の心にあることは間違いない。しかしそれを責めては病人は逃げ出すだけである。といって局部が悪いと考えているのをどうして改めさせるか。そこに横割りとしての経絡の意義が見直される。症状に対して同じ経絡上の離れたツボに圧痛のあることを示してみせれば、「そんなところも凝っているのですね」と自ら驚くだろう。さらに全く気付いていない虚を静かに按じて、その凝りがとれると共に症状も軽くなり治っていることがわかれば、何と全身に不思議な関係があるものですねと感心する。すなわち病気は局部の責任でなく、全身からきていたのだと自覚したとき、内心で病気を治す方法に気付くようになるのである。

その虚を深く按じていると表面は聶辟（しわがよって力のない状態）なのに、底の方にかたくなにつっぱっているコリにぶつかるのである。私はこの経験を無数にくりかえすことによって、ようやく虚とは、あのように筋が萎縮してこわばりつっぱって己を狭め、気の流れを阻害しているのだなあと気付いてきたのである。

社会とは、人間同士の見えない紐帯によって繋がれて成立している。それが各々孤立した個人の集りと見えるのは、大脳の発達によってものを個別的に認識する傾向に偏ったためではなかろうか。自然の心になれば家族や社会が見えない愛の絆で結ばれていることは明らかに解るのだが、知的になった人ほど見えないものは存在しないのだと信じこんで孤立してゆく。これが社会の病的現象でなくて何であろうか。愛とは生命の連帯感である。生命は孤立しては生存できないものなのだ。そのことを身体の中で教えてくれるのが経絡にほかならない。

病はこれ全身病といわれることは正しい。だから「万病一元」で、眼にすべてをもってきたり、耳で全身の診断をしたり、背骨に万病の因を見出すことも、誤りとは云えないし、それなりの効果もあることだろう。考えれば病気の症状というのは、高度な秩序により分節化されたある局部が、独立採算の責任を果そうと、それなりの努力をしている姿ではなかろうか。これしきのことなら、全身に迷惑をかけないで何とかここで処理しようという涙ぐましい努力をしているのではないか。社会にもそうした存在をわれわれは見かけるだろう。そのとき「それはアイツが悪いんだから、アイツに任せておけばよいのだ、本人が悪くて苦しんでいるのだから当然だ」などという考え方をせずに、社会が連帯責任を感じてこれに手助けをすればどうだろう。社会福祉の心はこうして生れたのだと思う。

病気の治療に、経絡をみて、その虚実を補瀉して行うということは、このような意味で全身に協力を求めるということであり、切診はその自覚を身を以て感じさせることである。だから経絡診断というのは、たんにその病気を治すということでなく、真の病人治療になるということが理解されてきたと思う。さらに検討すべきこともあるが今回は一応この辺で打切ることにする。

五、指圧事始め

52. 2～6

1

九月の初旬横須賀市の鍼灸按摩師会の招きで講習を行った帰りに、初めて医道の日本社に表敬訪問をした。談がたまたま、『指圧の命名者は誰か』から始まって、指圧創成の頃の歴史をはっきりしておきたい。ということになって、その責任をおわされてしまった。誰かのようにそれがとんでもない進退問題にまで発展するようなことはある筈がなかった。ところがその他にも併せてどさっと重任を委託される結果になったことは後におわかりになることゝ思うし、そちらはまあ浅学菲才を断っておけば何とかなるとしても、こと指圧創成期についての発言となれば、この表敬訪問の波紋は誰かに匹敵するやもしれぬといささか大げさなとまどいをおぼえたのである。

指圧の発祥は、おそらく大正九年のマッサージ師法以前に溯ることはあるまい、というのが大黒氏の証言である。このような新しい歴史でさえ、すでに伝説と真実が混同されてゆくと思えるのだから、古代史の論争が絶えないのは当然としても、指圧師人口は既に法制化後の学校卒業者が圧倒的多数を占め、一般の知識がテレビ宣伝以後のものとなれば、指圧史にとって大正末期から昭和初期のことなど神話に属することになるかもしれぬ。父母から指圧を受けついで、指圧について書いた本の種類ではまず一番多いと思う私が、大正十四年の生れだから、その辺のところは私自身にとっても同様である。

この目で確かめたことでなければ、正確な資料をもとに発言しないと、国会証言のように追求を中途半端、答弁はもの笑いの種になるということは承知しているが、資料集めということ自体で一仕事になる。重大な史実なら知らず、指圧発祥の真実など探ったところで一般には何程の価値もないのだけれど、指圧を業とする者にとっては、やはり伝説と事実の間をはっきりさせておきたい。現存する人で、戦前から指圧を業としていた方もまだかなりある筈である。その人たちに尋ねたら案外ことは、簡単かもしれない。しかしここ十年ばかりの間にも、そうした方は櫛の歯の抜ける如く世を去ってゆかれるし、苦節の時代のことに暴露的なことは差し控えられよう。出生の秘密は有名になってから探られるのだから、どうしても潤色され美化されてしまう。敢て火中の栗を拾う損な役割とは知りながら、この頃はやりの小説何とかのドキュメンタリータッチでこの責めを果しておけば、読者の広い本誌のことだから、それは違うと発言して下さる方もあって、かえって真実があらわになってゆくかも知れない。そんな風なつもりで書き出すことを御了承願いたい。

戦前に「指圧」という言葉が世間に知られるようになったのは、私は築田多吉の「実際的看護の秘訣」、通称赤本の紹介によるのではないかと思う。この本は私の生年と同じ大正十四年二月の初版より増補改訂を重ねること幾度とも知れず、五十年間発刊をつづけて現在も千六百版以上に達する長期ベストセラーである。海軍々人家庭の医療手当の知識を普及する目的で書かれ、医師の著述と違って実際看護の効果のある民間療法を多くとり入れて好評を博して全国に流布されたものだけに、その付録にとり入れられた「◎指圧療法（難病根治）」の項目は大へんな影響を与えた筈である。現に浪越門下の長老、井沢正氏が指圧に興味をもったのは昭和七年頃、この本を読んだためであるとその著「按腹図解と指圧療法」の序文に書いておられる。赤本の著者は『此療法の起原は、何れより生れて来たものか分かりませぬけれども、米国で盛んに流行して居ります。彼のカイロプラクチツク療法などから派生したものではないかと思われます。近来此指圧療法の流派が非常に多くなって何々式指圧療法、血液循環療法、霊掌術など云われて夫々独特の妙技を以て医者の手古ずって居る難病を根治し、油揚を鳶がさらって行く様な面白い事実が続出する為に、此無投薬治療の効果が一般世人の注目する処となり、だんだんその声価が高まって行く様であります。

そこで私は此療法が病理上いかなる筋道を辿って奏効するものであるか、果して評判の如き価値ある合理的療法であるか否やを確かめる必要を感じたので、数ケ月間態々出張して三種類程の指圧療法を実地に研究したのであります。処がどうでしよう私が講習して居ったその間に某先生が治療した難病人が皆続々と治って行くのであります。何れも医者や病院を食いつぶし廻って治り損ねた、たちの悪い病人ですから中には到底治る見込のないものも大分ありましたけれども要するに此療法は将来必ず薬物療法に対抗して治療界に大なる貢献をなすものであると云う事を確信したのであります。』このあとに簡単な理論と全身の治療法を図解入りで紹介してあるし、著者のこのような評価がどれほど指圧の宣伝に役立ったか計り知れないと思える。

2

大正十四年発刊の「赤本」が、付録として指圧その他の民間療法を加えたのは昭和四年の大増補改訂の折と思われる。昭和七年頃井沢氏が南朝鮮で「指圧療法の事が詳しく書かれてあった」赤本を読まれたのが、この大増補改訂版なのだから、築田氏がこれを書き加えるため数ケ月講習を受けに三種類程も異った先生の所へ通っていた時期は更に溯らねばならない。即ち昭和初頭には「指圧」の名称がこうした人の耳にも入る状態にまでなっていたということである。「近来此指圧療法の流派が非常に多くなって何々式指圧療法云々」とあるのを見ても、このような名称が後続の指圧師によって一派を立てる際つけられる傾向のあったことも明らかである。何々式と名づけることは従来のものとは違うという表示であって、既に類似のものが存在していたことを意味している。にもかゝわらず、そのものの創始者であると云い出すことは自己矛盾にすぎない。はじめは何々式指圧の創始者だと云うつもりであったのだろうが、有名になって周囲から指圧そのもののというように祭りあげられると、自らもそう称するようになったのだろうと推察されるのだが、論理的な矛盾は打消すことができない。

実は大黒貞勝氏が全療新聞に昭和四〇年十一月より「日本の手技療術」と題して長文の連載を行ってこの創始者問題に明快な資料を提出されているのである。これを読んでいただけたら私の雑文など必要ないのだが、温厚な氏はこの中で、現在活動している人についてはなるべく触れないでおこうと断って、間接的にしか表現されておられない。また既に五年も前のことで全療協関係を主とする読者にしか読まれなかったとすれば、これを本誌に紹介しておくことも意義があろう。氏は、「各療法の創始者、提唱者というべき人は殆んど現存しないが、それらの療法をうけつぎ、その系統を継承しているのが現在の手技療術師なのである。現在の術者のすべては、これから述べる諸療法と舶来の脊椎療術の流れの中で育ったものだから、今頃になって〇〇療法創始者と名乗っている人があったとしたらおかしい。療法創始者と自称していた人たちも、実際は〇〇療法の名づけ親にすぎなかったのである」と書いている。これはけだし卓見というべきだろう。

したがって「この前後に玉井天碧氏が指圧療法の名乗りを挙げているが、この人の師は解らない。俺が指圧療法の創始者だと主張していたが、指圧療法という名称の創始者ではあり得ても、その手技は誰かに教えて貰ったはずである」とも、はっきり書いている。この玉井天碧の著書「指圧法」は昭和十四年刊で現在も時々神田の古本屋に出ることがあり定価弐円だが四、五千円の値札がつけられている。「本書発行以前に氏は指圧書を二種刊行しているし、本書に二十年来実施しているとあるのを見ると、氏が指圧療法を提唱し、治療や講習を始めたのは大正初期であったと思ってよい。指圧療法創始者玉井天碧著と扉にある通り、おそらく指圧療法という名称を用い始めたのは玉井氏であったらしい」と大黒氏は証言していられる。

この「指圧法」の本を私が初めて見たのは昭和十五年であり、同時に玉井天碧氏の風貌にも接することができたのが、私の指圧に縁が結ばれるきっかけだったので、そのことを少し書きとめておきたい。

私の父が海軍軍人だった関係で、母は早くから赤本になじんでいた上、生来の注射ギライで民間療法を盛んに活用していた。当時は医者にかかるような病気をすることが、一家の貧困への没落を意味する階層も多かったし、西洋医学に対する批判からも民間医療の普及に目ざましいものがあった。主婦の友などの婦人雑誌が盛んに家庭医学の特集や別冊付録を出していたことは、現在とよく似た風潮だったと云えるかもしれない。

父が京都で町会長をしていた関係で、町内の噂がよく耳に入ったのだが、難病に悩む人がただ手を当てただけで良くなったという話を聞かされたのもその一つだったらしい。注射や薬が嫌いな母は、早速好奇心を働かせてその「触手療法」の細見先生を訪れた。その先生は腹に手を当てただけで「あなたのような腰の痛み、足の重さをもって苦しんでいる人は居ないでしょう。これは十年以上も前の産後のふる血がおりかねているためですよ」と云われて驚嘆したものである。早速帰ってこのことを父に告げると「自分の気に入るようなことを云われたので感心したのだろう」ととり合って貰えなかった。ところが毎日のように通って一ケ月近くも経った頃だったか、ちょうど産後のおりもののような出血が始まって、思いもよらず予言が的中したわけである。自分の足腰の辛さをいくら西洋医に訴えても相手にされず、漢方薬や民間薬をあびるように飲んでも効のなかった悩みを、手を当てただけで診断し、しかもその証拠を現実に見せつけられた母は、その夜を興奮のあまりまんじりともせず明かして、ひそかに次のような決心をしたのだと後になって聞かされた。「私には男の子が三人居る。その一人を必ずこのような素晴しい治療のために捧げて、私のような悩みを持った人々を救わせるようにしよう」と。

この挿話は昭和十三年、私が中学一年で十三才、弟が十一才だったから、この弟の出産がその原因だったわけである。兄は中学四年になっていたが、みなそんな母の魂胆があるとも知らず治療に連れてゆかれ、私は鼻に手を当てられて「この子はよくいびきをかくでしよう」と云われ、鼻のよくつまるくせのあった私は驚いた記憶がある。当時の治療費は一回二、三十分で一円、親子三人が片手を当てゝいるだけで、違い棚の上に一円札がうず高く積まれてゆくのをみてまたビックリしたが、それ程患者がおしかけていたのである。

研究熱心な母は自分もぜひこの術を習いたいと申込んだところ、二人や三人では駄目だから十人以上集めなさいと云われ、町内の人や知人を説きまわって、とうとう三、四日の講習で三十五円という大金を払う人を揃えた。私の兄は子供だから母の付添いということで会費を払わずに講習に出たのでイヤな顔をされて、合掌した手と背中を両手でもって霊力をよび出す儀式はしてもらえなかったことを憶えている。理論のほうは大したことでなく患部に片手を当てれば自然に治るという程度のことだったのだろう。母が「なぜ両手を使わないのですか」と質問したら、「術者の気を吸いとられて疲れるからだ」と答えられたそうである。「早く治るのなら両手を使ってしてあげた方が親切だのに」と心中反問しながら、それから人の顔をみると手を当てゝみて、その効を験すということをやり、それがまたよくきいて喜ばれたのだが、ただ手を当てるということに、何となく物足りなさを感じていたそうである。

そうして一年も経った頃、新聞を読んでいた父が「指圧の講習会が大阪であるよ」と母に告げた。指圧という文字が目についたというのは、やはり赤本によってその予備知識が与えられていたからに違いない。「お前が大阪に通うのは大へんだから、ワシがいって習ってきてやろう」。当時は戦時色が強まって平和産業である着物の図案など画いていた父は時間が余っていたし、時局に対する不安から新聞も丹念に読んでいたからであろう。そして習ってきた術を母に施してやるのだが、「そこを押せばどこに効くの?・こんなときはどこを押せばいいの?・」とうるさく母が問うので、「そんなことは直接先生に聞かなくては」と父は相手にしない。そこで父を説き伏せて京都でも講習をしてもらうように交渉させたのである。その頃玉井天碧は前記の「指圧法」の本をもって全国主要都市で指圧の講習と治療をしてあるいていたわけである。

講習の人員を集めるために町内の天理教を借り立看板を書き町会長の顔を生かして百人近い人々が先ず無料講演会に出てきた。私もその一員として玉井氏に対面したのである。当時すでに八十才近いと思える白髪美髯の相貌で威厳あたりを圧するものがあり、講演の最後に「何か質問はありませんか？　私は悟りを開いているから、どんな質問でも答えられないことはありません」と云い放ったとき、私は十五才の生意気な頭で何か困らせるような質問をしてみたいと思ったが、ついに言葉がなく、玉井天碧はこの言葉と共に私の脳裏に焼きついてしまったのである。

夜間五日間の講習に参加したのは十名足らずだったらしい。私の家の座敷を使って、玉井先生は昼間の大阪での治療と講習を終えてから私の家の講習に見えた。すんでから大阪まで帰るわけにはゆかないので、そのまま泊って朝になってまた大阪に戻るという日程がくり返された。さすがに老齢の身なので玉井先生の疲れた姿をみかねたのか、母は持前の積極さで「習ったばかりで未熟ですが、指圧をさせて下さい」と蒲団に横たわる師の治療をした。指圧は習いたてでも、手のひら療治の経験を積んでいたためか、生まれつき治療師としての天稟があったのか、玉井先生は「ああ良い気持だ。あなたの腹部指圧は日本一だよ」とほめられたそうである。

5. 指圧事始め

現在指圧の流派は数多くあるが、この玉井天碧のように腹部指圧に重点を置いたものを私は知らない。彼の「指圧法」は西洋医学の理論を裏付けとしているものではあるが、私はその源流が太田晋斎の「按腹図解」にあったと信じている。講習に於ても按腹の重要さが特に強調されていたし、その独得の「霊手指圧」は腹部の深い所にある邪骨をときほごす術として独創的な指圧法だと思う。その人から母の按腹がほめられたことは、たんに技術面のことではなかったのだと思う。その後も指圧治療をつづけている間に「あなたの腹部治療は日本一だ」と折紙をつけた人は二、三にとどまらない。そう云える人は少なくとも何十人かの手技治療を受けてきたから断言できたのであろうと思う。後年私自身も指圧に於ては独得の技法を完成したと自負しているが、母の腹部指圧を受けてみながら「決して技術的に最高だとは思わないが、病気を治す術に於ては何人も及ばない何かの力を感じる」と云わずに居られなかつた。とに角その人の病気を治さずにはおかないといった熱意が腹部指圧のときにヒシヒシと感じたのである。これは一種の霊力ではなかったかと今にして思えるのである。

一流一派をひらいた治療師というのは、それなりに研究もし、努力もしたであろうが、その独得の治療効果というのは技術よりも、むしろ霊力ではないかと思われる節がある。最近亡くなった野口晴哉氏も、戦後島津侯爵夫人との結婚は「一指圧師の身分で」とニュースになり、整体協会の旗頭として奮斗した偉才だが、余りに多くの人の治療でその霊力を使い果して倒れたような感がある。この人の治療は一種の気合術を伴った整体法のようだが、戦後「指圧」という名を世間に拡めた話題の持主として、東京に来てから私は多くの人にその噂話を聞かされたものである。

3

母は部厚い「指圧法」の本をいつも携えてくり返し読みながら治療に歩いていた。余り夢中になって読んでいたため電車で停留所を乗り過したことも再三であった。それでもなお解らないことが臨床において屢々おこってくる。「あなたは手を当てさえすれば病気が治るのだから、そんなに勉強されなくてもよいのでは」と患者から云われても、自分で納得できなくては治療をしていても自信がもてないからと、その後もいろんな講習会に出て勉強したそうである。大黒貞勝氏に出あったのも、そのような講習会の広告を見つけて参加したときであった。席上、母は大黒氏に向って「あなたの指圧の先生はどなたですか」と尋ねたそうである。先生に向って「あなたの先生は?」と無躾に問いかけたのだから、けげんな顔をされたので、これは先ず自ら名乗りをあげるべきだったと、「私は玉井天碧先生に指圧を習いました」と母が告げたところ、大黒氏は、あなたは良い先生につかれた。「指圧をやっているもので直接間接に玉井天碧の思慧を受けていないものはありません」と答えられた。最近手技療術の歴史を多数の文献を揃えて書いている人の言だけにこのことは確かな事実だと思う。世界的に指圧の広まった現在、指圧をこれほど有名にした力は、直接間接に浪越徳治郎氏に負うところが大きい、ということも疑えない事実である。これを可能にしたのは浪越氏の指圧の実力とそのタレントぶりにあるのだが、これに手を貸したのは戦後急激に増大したマスコミの影響力である。それにくらべると当時の指圧人口は遙かに少かったのだから量に於ては比較にならないが、直接間接の影響力というのは逆に密度の高いものと云わざるを得ない。

昭和五年の秋、北海道で指圧治療所を開いていた浪越氏は、石丸悟平氏を助けたことでその指に十万円の傷害保険をかけてもらい、この記事がマスコミにのって、東京進出のチャンスを摑んだとその著「三分間指圧」の中で書いておられる。これは戦後マリリン・モンローの指圧によって再び波に乗ったのと同じようなケースで、浪越氏に衆目を集める事件であり、それによって指圧への関心を高める効果の大きかったことも確かだ。しかし、だから「指圧の創始者である」ということにはならない。昭和初年に開業したときは、圧迫法という名でやっていたのだから、たまたま指圧という名称を聞き、これはよい名だと思い「それ以後指圧を名のってきた」とこれは本人が公開の席で話されたことで、もう二十年近くも前のことだから御本人も忘れておられるだろうが、私はだから浪越式と名づけられたのは当然だとその時なっとくした覚えがある。

5. 指圧事始め

大黒氏は指圧の名称が生まれたのは大正九年以後のことだと断定されている。その根拠はこの年まではマッサージの名で「あん摩でない手技療法」が無免許で行えたので、格別な名前を必要としなかった。ところがあん摩についで、この年にマッサージも又取締規則でしばられるようになった。ちょうどその頃アメリカからマッサージとは異る近代用手療法（オステオパシー・カイロプラクテック、スポンジロテラピー等）が次々と舶来されてきたのでこの理論や手技を借用してその後盾とした、無免許で行う手技療法が続出したのである。外国名をそのまゝ用いたものもあったが、これに日本的な新しい名称をつけてやり出すものも多かった。その種類三百余、療術は種類が多くて規制の仕方がないと厄介視された各種治療法の中で、手技療術も多種あったが、これを療術五種、即ち光線・温熱・電気・刺激・指圧に分類して昭和五年に療術行為を取締る規則ができた。手技を指圧としたのは、あん摩・マッサージも手技治療であり、これと混同させないため、代表的な指圧の名称を採用したわけである。

このため指圧に含まれたものは、当時有名だったものだけでも十種を越える。だから大黒氏の云うように「現在の術者のすべては、これから述べる諸療法と舶来の脊椎療術の流れの中で育ったものだから、今頃になって〝○○療法創始者〟と名乗っている人があったとしたらおかしい。療法創始者と自称していた人たちも、実際は○○療法の名づけ親にすぎなかったのである」というわけである。

したがって「玉井天碧氏が指圧療法を提唱し、治療や講習を始めたのは大正初期であったと思ってよい。指圧療法創始者玉井天碧著とその本の扉にある通り、おそらく〝指圧療法〟という名称を用い始めたのは玉井氏であったらしい。この頃以前には指圧療法という名称は無かったようだ」という大黒氏の証言が最も正鵠を得ていると思う（以上の引用は全て全療新聞から）。

私は昭和十六年頃、やはり母に連れられてそうした手技療術の一つである生気療法の講習と治療を受けたことがある。この療法の創始者が石井常治という陸軍中将であったため、私が習ったのはその弟子の杉山少将という退役軍人だった。この人も当時七十才を越え、室に入ってくる人を一見して「お前は婦人科が悪いな、足の小指が曲っているだろう」と大声で云われ、事実その通りなので驚いてしまった。また遠隔診断といって一米以上離れた所から患者の

5. 指圧事始め

方に手を向けて、「お前の右耳が悪い、左脚が痛んでいる」といって実際に的中することも学んだ。治療は両手を使って経絡の二点を押えて病源を探っていって治すのと自己運動をやらせることで、それほど素晴しいとは思わなかったが、診断には全く驚嘆したし、そのことが将来私の経絡指圧診断法を形造ってゆく根底になったと思う。「いくら修行したからといってあの人に出来るのなら、私もまた必ず出来るに違いない。いつかはそれがわかるようになる」という信念のようなものが私にあった。事実を目のあたり見るということ、これが最近になって騒がれている実感教育であって、学校教育ではなかなか与えにくいもので、東洋古来の一子相伝とか塾教育の真価がここにあると気付き、今でも私はそのことを有難く思っている。

生気療法は退役軍人が中心になっていたので、治療も講習も奉仕的なものだった。京都の丹定という玄米食堂の二階を会場にし、それも食堂の主人が提供し、杉山少将は「俺は恩給で生活しているのだから」と謝礼をとらなかったように思う。母が町内の配属将校の娘さんの指圧を頼まれていたとき、その杉山少将も見えたのが縁で丹定に出入できるようになったので、早速兄と私も連れてゆき、子供にも教えてほしいと頼んだ。杉山少将に「この治療は誰にでも出来るというもんではない。それに若い女の体にも触れんならんのだから若いもんには駄目だ」と一喝されたが、母は即座に「私の子供は3才から合掌させておりますし、異性に対してもみだらな思いをもつようには育てておりません」ときっぱり答えた。それが気に入られたようで、私たちの入門がゆるされて一年近くも杉山少将の出張日には丹定に通って習ったものである。たしかに治療師は合掌の生活が必要であり、また異性に対してみだらな気をもたぬよう戒めないといけないと思う。戦争の激化でこの会は中断された。玉井天碧氏もこの頃に亡くなったと聞かされた記憶がある。

戦後私が大学を出てすぐ東京に出てきたとき、昭和廿五年頃に東京の市ケ谷、外堀に面した広い通りを歩いていたら「東京指圧本院」という立看板のあるのに気付き、焼残ったその辺りを探したが、指圧をする家は無かった。しかしそこが玉井天碧の「指圧法」に書かれた住所と名称であったことは間違いない。おそらく立看板だけが残されていたに違いない。あれだけ多くの弟子を教えた人が東京を離れて地方の講習に歩いていた理由は、玉井氏が金に汚くて、弟子たちから東京を追い出されたためだ、という噂話も聞いた。母は講習がすんで終了証を渡すときに「お金、お金」と手を出され、誰も講習費を払わずに帰る人はないのに変だと思っていたことが、この噂話で裏がきされたと話していた。私もその威厳のある風貌に対し、口元だけが何かいやしい感じがしたのを今も憶えている。講習後も「指圧法」の本を何百冊か私の家で売りさばいたのだが、一銭の口銭も貰わなかったようだ。

この辺で「指圧創成期列伝」といった形でぜひ書きとめておかねばならない人たちが居る。中でも赤本の末尾に「癌は不治の病気ではない」という一篇があり、その中で「癌の指圧療法」という項目に紹介されている「小山善太郎」をまずあげねばなるまい。それは次のような内容で書かれている。「指圧の大家故小山善太郎が、当時の床次内務大臣の胃癌を指圧療法で根治させた実験談を誇大宣伝だと云うて警視庁で調べたことがあるのだが、本人の床次氏はそれは実際の事実で、医者が治さぬのを小山が治してくれて、この通り元気で生きている、どの様な証明でもすると云われて、更にその宣伝力を強めたようなことになったのでありますが、小山氏の実験では、癌細胞の塊りは大事に保護療法をして居るとどんどん増殖して大きくなるし、押したり揉んだりしてその塊りに圧迫を加えると癌の肉塊が解けて流れる性質がある、これを押して押しつぶせば治るものだと云っております」「小山先生の指圧のやり方は、思い切った強力な指圧で見ておっても、怖いようでありますがその為に後でひどく痛むとか、熱が出るとか云うような被害は、殆んど無いようであります。……指圧はこの体内の硬結やコリを解くのが最終の目的で、これが指圧療法をする人のオハコになっているのであります」。

大黒氏の解説によれば、「草野昌栄という尼さんが、気合術と指で病気を治す法を行っており、その門人であった小山善太郎氏は、その治療法を基礎にして血液循環療法を組織化し、自からその創始者と名乗って普及講演講習の第一声をあげた」という。この人の活躍は早く、大正十年の講習筆記を基礎に、その後の渡米研究を併せて同十四年講習録を発行している。命名はその治療理論によったもので、方法は手指を用い、特に腹部の深いシコリは指を立ててこれをおし溶すという気持で圧した。「指圧は痛いがよく効く」といった評判はこんなところから出てきたらしく、赤本はこれも指圧と紹介しているし、その弟子数千人という講習生も指圧と称して治療していたようだ。私もその弟子の一人に治療してもらったことがあるが、とに角全身のコリをみつけては、これがとけるまで押していた。浪越式が指を立てるのは邪道だと云うが、指圧はこのような瀉法が本態で、その指先にこもる信念のようなものが、気合術や精神療法を含んでいたと云える。浪越式はあんまの圧迫法から出ているのでやわらかい当りが中心になった補法である。ところが弟子たちはその手法で患者の要求する効く指圧を行わねばならないので、押しつける早いテンポになって、指圧独得の持続圧が失われている。また片手による圧迫方式を、両手の一点圧形式にして刺激量を大きくするので、術者の身体がたえず動揺するリズムで行われる。もっともこのため危険も少く単純で素人うけしやすいので普及には役立っていると思う。しかし指圧が治療効果をあげた深部のコリへの持続圧という特徴は忘れられてきている。この点を私は指圧学校奉職十年間に改革しようとして果せず、むしろ私の言動は反逆者のように思われて、追われるようにして学校を去った。今にして思えば、私は「指圧」のことしか考えず、周囲への配慮や礼儀を弁えぬ愚かな振舞であったと反省される。しかしそれ以後私は自由に指圧そのものの研究をすすめるため「医王会」の活動に専心できるようになった。

4

私が最初に接した手技療法である「触手療法」は西医学で有名な西勝造氏の同名の著書が昭和初期に出ているのを

後に入手したが、これは押圧も使っている指圧に近いものである。手のひらを当てるだけで病気を治すという「手のひら療治」の本が、その前に江口俊博氏によって出され、現在その弟子によって書かれたものが流布されている。

西氏を追うようにして療術界に現れた平田内蔵吉氏の「指圧、整体全集」は、初版だけで姿を消したため一般への影響は少かったが、特異なものとして見落すことはできない。

私は終戦前後の頃、京都で平田心療法という治療を見たことがあり、心理学の知覚実験に使う漏斗に火を燃やして皮膚の上を左右に動かすので、こんなことで病気が治るのかとけげんに思った記憶がある。また「斗運読本」という平田了仙著の易の本を、兄からなかなか面白いから読んでみたらと貰って眼を通したことがあった程度で、後年これほど私たちに縁の深い人だとは気がつかなかった。現在大阪の明治東洋医学院から出されている「東洋医学」に平田氏の生涯と業績を連載執筆中の人から連絡を受けて、はじめて、その研究の全貌に接し得た。

前にあげた著書の内容は大黒氏の紹介で概略を知ることができるが、これは昭和六年に次々と発刊された「民間療法全集」全六巻中の一冊である。氏は、京大哲学科心理学卒という私の先輩に当り、療術の理論づけと学問的体系によって綜合せんとする意図のもとに研究、執筆を行い、経絡経穴の補瀉による指圧という東洋医学的立場に立って解説されている。さらに独自の平田氏帯を発見し、現在その成果が鍼灸界にも注目されだしているのだが、惜しくも終戦直前沖縄で44才の若さで戦死されている。

これまでの指圧は、按摩と異ることを標榜するためにその理論をすべて西洋医学から借用していた。指圧のツボも神経血管刺激として解説してきたが、平田氏は東西医学を綜合し、経絡についてもこれを学問的に追究して、療術の根本にすえて考えている。彼が考案した心療法は鍼灸二法の効果を同時に得られるものと宣伝したが、医療の理想は心理学的にみても東洋的な手技にあることを強調しているのである。

またそれまで指圧と整体は別々の手技として自己主張してきたものを、法制上の便宜から指圧に一本化するのでなく、学問的に指圧整体と綜合して一著にあらわしたものも平田氏ならではの功績である。もともと手技はその発生に於て導引按蹻という名称で統一されていたのである。それが個人的な自己主張から指圧と整体を分離し、あるいは法制上の圧力から区別し、また理論づけの相異からカイロ、オステ、整体と個別的な法案を要求するなど、まったく馬鹿げた努力をしているのが療術界の現状である。さらに指圧、整体、カイロそれぞれの中でも正統邪流を強調し、小異をたてて大同を捨て殊更に自己顕示を行うなど、分裂化の一途を辿るばかりで、医療全体を見わたす視点から手技さらに療術全般の存在価値を論じる者がいない。さすがに平田氏は昭和初期の療術再興期に既にその綜合化を目ざしていたという達見には頭が下る思いがする。

ここで平田氏についてはしばらく措くが橋渡しをしてもらって整体の方に移ってゆこう。療術五種に整理される前は、整体、精神を加えて七種に分類されていた。その中精神療法は一部が宗教、一部は取締外のものとなり、手技を使うものが整体と共に指圧に統合されたのである。この整体にも幾つかの流派があり、また分裂し、現代法制の指圧に入らず療術法案の成立運動の中心になっているものもある。初期に整体を唱えた手技療法家の幾つかを紹介するが、指圧の中にも整体の流れを汲んで、その手法を保持しているものもかなりある。果して指圧と整体は別のものなのか、またカイロ、オステなども全く独自のものとみなければならないのか、そういう点を考えながら、指圧創成期の様子を見てみよう。

5. 指圧事始め

指圧が身体内部のコリ、硬結、循環不良を見つけ、これを押圧することで正常に戻そうとするのに対し、整体は外見から生体の歪みを発見し、これを正しい姿勢に戻すためにいろんな方法を用いようとする点が異っている。

指圧は押圧が中心になり、整体は運動法が中心となる。即ち身体の歪みを、動かすことによって正しく矯正するわけである。この矯正の手段として、自己運動を行うのが導引に当り、手技で他動的に行うと按蹻の蹻になる。素問で「導引按蹻」と呼ばれたもので、按以外が整体になる。したがって整体にも、自己運動を主体とし、これに補助的に手技を与えるものから、他動運動だけで矯正するものまである、また運動を行うまでに十分手技によって障害をとっておいてから、動かして矯正するものから、動かす力を術者の手技だけに頼って矯正するものがある。いずれにしても動かして矯正することが整体の基本になっている。西欧の近代用手療法もいろんな主張をしているが、この整体の分類に入れてよいものである。

山田信一、福永天礎、山川霊嶽、平賀臨、高橋廸雄、中井房五郎などが整体に入る書名の著述を出し弟子も養成した。高橋氏は正体術と称し、これを学んだ仙台の外科医橋本敬三博士は東洋医学的な理論でこれを組織づけて経筋療法として発表している。

指圧、整体が併合されて指圧と称せられても整体を主とする人は一般に治療時間が短いのが特徴で長くても、一人二、三十分以内ですませている。押圧だけの指圧は一時間程度またはそれ以上かかる。現在の指圧は、この両者を綜合して、より効果的な指圧として完成してゆくべきで、平田氏はその先鞭をつけたものといえよう。

戦後、母の患者は次第に多くなり、父も仕事を転じて共に指圧をするようになった。父は海軍時代に柔道の教師をしていたので柔道整復を心得ており、そうした技術を必要とする患者もくるので、矯正法が指圧の中にとり入れられてきた。復員した私も大学生活で時間的に余裕もあり、また研究に打ちこめない戦後の苦難時代でもあって、忙しくなった家業をつい手伝う破目になってしまった。他の兄弟は除隊後の再受験に打ちこんでいたためもある。母の執念が運命的に私に向けられたのであろう。私も学生時代に柔道をやっていたので父の技術の習得も早く、母の按腹とそれまでの経験も統合して自分なりの治療方式を形成していった。

現在柔道整復は鍼灸按摩指圧とは別の免許になっており、施術対象は骨折・脱臼・捻挫、打撲その他の関節障害と限定されているが、緊急の場合は医師の指示を受けないでも保険治療ができるというので広範囲の治療活動をしている。いわゆる整体に類したこともやるのだが、押圧の勉強が足りないので、電気光線などを併用しても治りが良くないようだ。戦後職を失った柔道家が多く整体治療に転向したが、手技を綜合的に扱うことで大いに指圧の名を高めたものである。

指圧・整体が併合されて指圧になってからも両者を共に学ぶ人は少い。というより名称だけが指圧に統一されても、技法は発生当時の系統のまゝ伝えられ、個人的にその幾つかを併用して新しい流儀を作ると、またそれに命名して一派をなすといった状態が未だに続いている。そして互に正統・邪流や本末を主張して、公開の研究討論の場を持とうとはしない。指圧という名称だけは外国でもそのまゝ通用する国際語になったけれど、その内容は発生当時と少しも変らぬ雑多なまゝなのである。

5. 指圧事始め

血液アジドージスの学説で有名な片瀬阪大教授は、西洋医学を「造病医学」なりと断じ、これを排斥して民間療法も含めた東洋的医療の結集を計って「東洋医学維新連盟」を組織する運動をおこした。第二次大戦酣なる頃、医道維新会の発会式が行われ、大阪郊外の松茸山に参集して英気を養う懇親会が開かれたとき、三高生だった私も母と共に列席した。片瀬教授を中心に医者も若干いたが、関西の民間療法の大家が顔を揃え、指圧師も多数参加していた。この会は惜しくも片瀬教授の死亡で解散したが、その後継者大浦孝秋人間医学社主の肝入りで、綜合医学会として最近何回かの大会を重ねている。各種民間療法が公開の場でその研究を発表する場ができたのだが、指圧師の発言はまだ多くはないようだ。鍼灸のような研究討論の場、また全国的な組織が指圧あるいは手技全体で結成されねばならないのである。

赤本の著者は「関東の科学療法と関西の体験療法」と題して「関東はさすがに文化の淵源地(西洋文化の—筆者註)であるだけに科学盲信者が多く、何でもかんでも科学的でないと承知しない。このため関東の人は大損をしています。大阪にはあんまの笛を聞かない所は殆んどない。それ程あんまや鍼灸指圧の物理療法が盛んに流行し、科学理論よりも実利主義を尊重し体験療法に共鳴している。東京の人は注射万能で、かかる物理療法等は非科学的だといってやる者が少いが、かかる迷盲は今に根底からくつがえって後悔なさる時期がくることを予言しておきます」と昭和三十一年版の巻頭に記している。

かつて指圧は法制化推進のため「指圧はあんまに非ず」の旗印のもとに政治的活動を行った。指圧発生時にその理論を西洋医学から借りたのも同じ理由である。そのシコリは現在もつづいて指圧とあんまは仇敵の如く、また鍼灸は手技を一段低く見て研究せず、東洋医学としての結集を阻まれている。これは医療としての価値や本質からではなく、まったく政治的なまたは人間感情の軋轢によって生じた差別にすぎない。戦後すべてを関東がリードするようになって東洋医学の研究や団体にも妙な科学盲信者の支配力が強まって、体裁だけは学術的に実証的になったように見えて、実は人間性から次第に遊離したものになってきている。精巧な医療機械・検査器具・コンピューターが医療に活躍するということは、それだけ人手が節約され主観が制限され、個性に対しても機械的対応が可能になってゆくということである。

その中で最も科学化がおくれている手技療法は、その統一的な組織も共通する治療理論も持たないまゝ、その愛好人はふえているようだ。赤本の予言が当ったのか外れたのか、関東でも各種手技療法の多彩な活躍が見られるようになった。そして一流一派を称する者でも各人によって個性があり、巧拙を超えた適応効果がみられる。中でも指圧ほど一人一派と云えるような個性的な療術も少ないだろう。

私はかねがね指圧の流派による形式化には反対してきた。治病効果に適応するための手技療法の原理というものは確かに存在し、それはあらゆる手技を通して共通なはずである。何々と名称をつけて治療術式を固定化したとき、それは患者の個性から遊離してゆく。何式、何流を唱えようとすれば、必然的にその特徴を形式化せねばならないから、それを墨守することは個性の没却につながるのである。押す指の形が教えられた正しい角度に曲らないから指圧に適さないとなげき、甚しいのは金槌で叩いて矯正したというある派の指圧師が居た。こんな規定は、指の当て方や圧度で強弱を決めるといった術者中心の方式化につながる。お茶の作法は定められた順序方式にあるのでなく、それを生かして客においしい茶を飲んで貰うところに目的がある。さすがに「按腹図解」の著者太田晋斎は次の言を以てこのことを記している。「初学の人此書に挙る所の次序に従がい、慣習熟練歳月を積みなば、起死回生の妙境に到るべし。しかれども人は活物にして療治は活技なれば一方に拘泥すべからず、唯臨機応変を尚むなり。既に自得のうえにて此次序に拘るべきにあらざるなり」と。

5

歴史の原点を探ることは、その民族の興隆期に自ずとその方向づけを求めんとする意志のあらわれである。指圧創成期には未だ生を受けなかった筆者が、指圧事始を論ずるのは当を得ないと思われる向も多いだろうが、むしろ渦中を離れた立場から、客観的な展望を行うという歴史の手法が、指圧にも必要になってきたと云えるかもしれない。そんなわけで、敢て身近かな雑感を交えながら遠慮のない筆先で多くの事を語ってきたのも、愛する「指圧」のこれからの方針を見出そうとの意図に出るものである。

手技の歴史を辿れば、医療の原点たる「手当」に始まり、残存する最古の医典「素問」にあっては諸法の中央を占める「導引按蹻」として体系づけられ、漢書芸文誌では「神遷」の項目に食養・気功の法と共に養生法としても位置づけられていた。日本が中国の医制を真似て定めた職制では、按摩博士・按摩士・按摩生の階級が医・針・呪禁と並んで定められていた。平安時代にはこれが「はらとり」として高く評価されていたことが栄華物語に見られる。しかるにいつかこの術すたれて江戸時代には「此技を業とする人多くは盲人寡婦或は流落家貧学医生輩此技を以て糊口の資とするにすぎず是に因て此術をするをしずたまきいと卑めり」と按腹図解の序に書かれるような状態になった。こうして按摩が医中の賤技になったのは、これに携る人の品性だけが原因であろうか。

著者太田晋斎は三十才の頃かかった重病がいかなる医療も経験がなかったのに、日頃卑しんでいたこの術を思いついて試みたところ奇効を得て回復したという。手技が安易で素人でも見よう見まねでできるとなれば、医療を行う者の特権もなく、特に努力して学ぶ必要もない。そこで薬方や鍼灸のように勉学する書物も少く、また手技を文章で表現する難かしさもある。文献が少くまた研究する人も稀になれば、その価値いかんに拘らず、そのものの社会的位置は低くなり、これに携る人もレベルが低くなるのも当然である。

このことは現在でも全く変らない。この術に携る人数は鍼灸の数倍を数えるが、鍼灸のような専門書は殆んどなく、大衆向の本が数種出ているにすぎない。業者はほとんど本を読んで研究するということなく、文書に残されるような研究発表のある研究会など殆んど見られない。口では自画自讃する効果を宣伝してもこれを裏付けるデータなど皆無に等しい。技術の安易さとこれを記述する書物の貧弱さが、結局は携る人々を低い階層から選ぶという結果になっているのである。

指圧はこのように堕落した手技—当時のあん摩にあき足らず、西洋医学に納得できず、手技本来の治病効果を体験した人々の中から生まれた。そこに指圧の独自性を訴え、あん摩・マッサージや西洋医学との対抗意識をもつだけの勉強と覇気があった。それが指圧を創り出すエネルギーになったのである。また折角学んだ指圧を社会が認めようとしないとき、その社会を啓蒙するための努力と熱意をもって技術を練磨していった。そうして社会が認め、法律ができ、学校で容易に免許が得られて、そのまま職業として成り立つ環境ができてしまうと、指圧師には嘗ての熱意も努力も見られなくなってただ〳〵金儲けか売名より興味を示さなくなってしまう。指圧創成期の苦難の時代など今や夢物語に等しくなってきている。またその方向の当非はおくとして法制化運動のエネルギーもなくなってしまった。指圧ブームの中で、未だに統一された理論も術式の根拠づけもなされぬまゝ、各自の独善的な流派指圧が横行し、創成以来何らの進歩も見られないのが現状である。

5. 指圧事始め

この点昭和初期の短期間になされた平田内蔵吉氏の「民間療法全集」六巻の方向は、彼がその増刷をしなかった理由と共に、我々が再び追究すべき問題を示している。それはまさに当時療術全体を理論づけ学問的体系のレールにのせようとした各治療家たちの苦心に、正しい指針を与えたものといえる。当時の按摩法の制約を受けないために殊更に西洋医学的理論づけに走った各療術に対し、彼はそれらを結集して「洋方医学の理論と漢方医術の精髄とが、体験的、学理的に、かつまた方法的に綜合されて僅かながら、皇法医学ともいうべき形態をとろうとしている。西洋流の近代用手療法と東洋流の按摩導引を渾然綜合して新指圧整体療法を完成せんとの試みを発表したものである」。それは決して単なる在来の寄せ集めではなかった。そうした綜合から全く新しい平田氏帯なるものも生み出すような、原理的統一をねらったものであった。新しいものを生み出す力のない歴史研究は、懐古趣味にすぎない。新しい技術開発を伴わない古典尊重は盲従であって、温故知新とは云えないのである。私は平田氏の研究を素晴しいと思い、その完成のため再版を許さなかった意図が戦死によって中絶されたことを惜しむのだが、その発想の基盤が昭和初期であり時代はすでに三十年を経て、あらゆる面での進歩がその間に行われている。私は最近になって私の研究が彼の功績と極めて近似的なものであることを知らされた。それは全く研究の方向性が一致していたからに他ならない。しかし私は平田氏の発想にやはり時代の制約を認め、より完成された形での現在の私自身の研究に一歩の前進を認めると自負している。後世はおそらくまたこの私を超えて、より完成に近づくものを打出してくれるに違いない。創成期を土台とした現在の指圧界は、更に未来への発展を後進に委ねるものとしての、しっかりしたまとめを作っておかねばならない時期に来ている。

（後記）指圧の始まりが問題になるということは、それだけ指圧が有名になったということである。それなら指圧を有名にした功労者たちが自ら創始者を名のろうと、私の如き若輩がとやかく云うことは非礼になるし、出すぎた発言と非難されても仕方あるまいと思う。そうした叱責を敢て受けながら、私は自分が指圧に引きずりこまれた前後の因縁めいた話と共に、その頃の記憶を書き留めておきたいという誘惑に抗しきれなかったのである。ここに私の無礼を改めて御詫びしておきたい。

六、経絡指圧の理論と実際

1 はじめに
2 陰陽について
3 経絡について
4 虚実について
5 診断について
6 経絡指圧要図の成立
7 経絡姿勢
8 経絡治療について
9 鍼灸と古典

52.10～12
53. 4～ 8

1 はじめに

これは、昨夏、医道の日本社を訪れたとき委託された中の残されていた原稿である、と同時に私の提唱する「経絡指圧」を、最新の理論に基いて紹介するものでもある。そのきっかけは、この6月アメリカに招待されて三ケ所で指圧の講習を行い、そこで講演した内容をまとめてみたいと考えたことにある。もともとこの招待は、拙著、医道の日本社刊「指圧」を読んだニューヨークの指圧師、大橋渉君が、これを英訳した「禅指圧」の出版を記念して企画されたもので、それを聞いてサンフランシスコとカナダのトロントの私の弟子たちが同時に開催を希望したものであった。「できれば英語で講演を」と頼まれたにもかかわらず、英訳本の出版が間に合わなくなって、いそいでその内容を、初めての経験でこなせるだけの簡潔な表現で行うことを余儀なくされた結果のことである。完全な英訳文に頼ることができず、自分の乏しい語学力で何とか外人に理解させるには、日本語の複雑な思考を、思い切って単純平明なものにしておかねばならない。その苦心が、かえって私自身に新しい表現法を発見させ、ともかく彼等に強力な共感を与えることができた。これを逆に日本語で原稿にすれば、日頃難解で聞こえた私の論文も、こんどは読むに耐えるものになって、読者の反応を得られるのではないかと期待するものである。

2 陰陽について

外国では、東洋の哲学を理解するには、まず陰陽を知らねばならないと心得ている。陰陽虚実に何か神秘な力さえ感じているのに、日本人はかえってこれを古くさい分類法とみて、専門家でもこれに単純な解説を加えただけで、漢方理論の中での重要な意義を認めていない。私はこれを「生命の相反する二つの傾向性」と題することによって、彼等に東洋のものの考え方の根本を示すことにした。

陰陽が、自然観察の単純な相対的認識法として、たとえば人間の男女、一日の昼と夜、生活に関り深い火と水のような現象を、日なたと日かげという語源を本にして生れた、ということは誰でも思いつくことである。そうした相対するものの二面性を、すべてのものにあてはめようとする観念論が、陰陽五行説という東洋独自の迷信じみた考えを生み、これを医学にも適用することで、漢方の科学化が阻害されてきたように考えるのが最近の風潮とも云える。漸くに陽の目を見た東洋医学関係者にとっては、この陰陽五行説なるものは現代社会に市民権を得るのに厄介者でさえあるようだ。できればこれを避けて通るか、その存在意義を軽く扱ってすまそうとするのだが、あまりに融けこんだ関係にあるために、これを洗い流すと、東洋医学の特色がなくなり、説明にも困るというので、ごく平明にその解説をしておいて、具体的な面に入ってゆくのが通例のようである。

ものの相対的二面性を、すべてに見出すことは、東洋独自のものでなく、西欧語の名詞の性に見られるように、科学的な分類でなく、人間の直観に由来する認識法であろう。しかし、その相互の関係が、事物の生成発展の原動力となるという考えは、近代になって弁証法がとりあげられるまで西洋の支配的思想にはなかったことである。東洋の易や医学が、このような陰陽の原理で構成された、自然の理法を考えるということは、キリスト教などの神の支配を原理とした世界観からは生れない特色である。神から脱出してその方法論を確立した近代科学は、まだ多くを神の手に委ねて、世界の一部を解明してきたにすぎない。日本では科学がすべてであるような迷信家が多いために、かえって陰陽思想の深さを計り得ず西欧ではむしろ神への手がかりとして、これを理解しようと興味を示している。これにこたえるために、私の講義は用意されたのである。

桜沢氏の陰陽無双原理も日本では全く理解されず、フランスでの食養運動の普及にのって世界的に拡がった。これと鍼灸の陰陽虚実をからみ合せて、彼等には一応の常識となり、そのまま用語として使われている。経絡についても鍼灸のそれは、ある程度知っている。そうした点をふまえて、私は「経絡指圧」の理論を彼等にわからせるために、先ず陰陽の解説から始めた。それが生命の傾向性に根ざすものであることを、具体的に示したのである。

その会場には黒板がなかったので、画用紙を使って、マジックで一本の横線を画いた。これが地面で、その下側に一つの種（Seed）を示し、生命の成長する姿を、単語を並べるだけで理解させた。種からは、先ず根（Root）が下に向って伸びる。しかる後に地上に芽があらわれ、これが木（tree）に育ってゆく。しかし地上の形が出来上る前に、地下ではこれを支え育てるだけの根が見えないところで拡っている。この地下の根が陰で、地上の木が陽である、と説明した。地上の木と地下の根は全く逆の方向に伸びてゆく。一方は明るい太陽に向い、天を指向しているが、他方は暗い、日の当らぬ地下に向って深く入ってゆき、しかも両者が調和していないと、木として成長してゆかない。地上の木は一本の幹から枝がわかれ、最後に個々の葉をつける。もとは一つだが、それが分れ分れて、もはや分けられぬ個に到達することが、陽の性格で、これが知の発達になり、秩序と組織、そのための役割の分化を意味し、判別性感覚による明らかな科学の世界を示している。地下の根も初めは一本であるが、それは地上の生育に先立って分れ拡ってゆくのであって、しかもますます見えない世界に自分をかくし、最後の根毛は土と同化して全く姿を見せなくなる、これが陰の性格で、情の深化であり、環境との融合、境界をなくして形をかくすことを意味し、原始感覚による本能的な情に支えられた芸術、宗教の世界を示している。

このように陰陽を具体的に生命の二つの傾向性として捉えてみると、陰陽の役割の相異が明らかになり、その調和の必要性が納得できるのである。われわれは日が当って蔭ができたように思うけれど、日の当る前、すなわち陰陽の分れる前は、むしろ陰に近い、何も見えない世界がある。日が当って、陽ができると陰も存在するが、それは陽でないと共に陽を含んだ全体でもある。明るくなって見えるとは、分けられる部分が出てきたので、分けることができずに残っているのが陰である。生命は、生命のないところに生れたのだから、生命以外は無生の世界である。生命は陽だから、その発展は分化と秩序を目指し、天を指向し、個を形成する方向にゆくのが必然である。科学はこのようにして知の最後の段階であらわれた。しかしその生命を支えているのは陰であり、陽の発達しただけ深い見えない世界でこれを包んでいる。

生命は無生の恩慧の下に、生存し発展してゆくが、その中にも無生を含み、反対方向の働きを本質としてもっている。生れたものは死ぬのであり、昼活動すれば、夜眠らねばならぬ。ものを分ち、自他をわけ、明らかな動きをもつことが体制（動物）神経の役割であるならば、これを支えて環境と同化し、自他を協力させて自然の一様さの中に静かに生を営むのが自律（植物）神経になっている。その自律神経も、体制神経の活動に交感するのが交感神経ならば、これに拮抗しているのが副交感神経であり、副交感がその基調となって生命の活動を支えている。

陰陽が単なる二分法でなく、陰中の陽、陽中の陰といった複雑なからみ合いをみせるのは、何も説明のための混乱ではなくて、それが自然の生命のあり方だからにほかならない。これを観念論の世界に迷いこんだとしか見えないのは、陽の世界の論理しか持たない科学的な偏見である。生命を木の姿で陰陽に分けただけでは云い足りない点がある。生命の発生が、無生を陰として、陽的にあらわれたとき、陰陽の境目として界面（細胞膜―皮膚）をもっている。生体と環境を分つのは界面の陽的な働きであるが、それが分つだけであったら、その生体は環境から孤立して、生存をつづけることができない。界面によって内と外を分けると同時に、内と外を交流させて環境に同化し、生体の恒常性を維持することも界面の役割であり、これは陰になるだろう。界面は陽であると同時に、陰の働きも持たねばならない。陽として生命を脱混合（コアサベート）させながら、元の世界との交流を果す陰がないといけない。生命の陽の姿が失われるのは、環境と交流する陰の調和が失われたことを意味する。陽の枝葉が枯れてきたら、それは陰の根の働きが衰えたことを示している。陰は見えないから、気付かれにくいが、その状態は陽の変化によって知ることができる。このことを、素問の「陰陽応象大論篇第五」では、「陰は内に在りて陽の守りなり、陽は外に在りて陰の使なり」と述べているのである。

陽の世界は、高等な判別性感覚によって明瞭に見ることができる。しかし陰の世界は、本来見えにくゝ、動きのない一様化、全体との同化を行っているのだから、それは原始感覚によって莫然と感じられるものである。何ごとも明らかに数えられ、個々の相異によってしか理解できない知的働きで見ようとするのが、生命発展の方向である知的な要求ではあろう。しかし、それが把握できるのは陽の世界にすぎない。夜の世界を、昼のように明るくすることが文明かもしれないが、そのため人間の生命は、平穏な夜を失い、休息ができず、病的な状態を作り出したのである。

3　経絡について

生命体（陽）は、無生（陰）の外界から内を区切る界面をもつことがその存在の条件として必要である。この界面は区切る（陽）と共に、内外を交流し調和する（陰）という二つの矛盾した傾向を併せもっている。この界面はまた外界の変化に応じ、内部にこれと対応する働きを要求し、その力を受けて自らを適応させる。こうして護られている内部は、変化に対応し活動する陽の面と個体を一定に保つ（恒常性維持）陰の面をもっている。このような生命の活動をはっきり示すのは、細胞の中にあっては原形質の流動であろう。細胞が死んだときに、他の組成はすぐに変化しないが、最も明らかなのは原形質が流動しなくなることである。したがって、その観察は単細胞生物か植物細胞によらねばならない。

経絡の働きが生命の最も基本的なものと関りあうとすれば、その起源を単細胞に於ても認められるものでないといけない、という仮定に出発し、乏しい生物学の知識から、その相似を原形質流動に見出した。このことを、医道の日本誌に昭49年に「ツボのとり方」の中で発表し、確信をもって昭51年の「経絡の意義と本態」で詳論した。しかしさして注目を受けなかったらしく、昭52年の同誌に、中国誌上に発表された経絡―原形質説を「大胆な討論」として紹介している。内容は原形質に対して既知の学説を、経絡と結びつけて考えただけで、私の発想と何ら変りないにもかかわらず、大胆な、と驚き、外国に注目する、日本的性格そのものを見せている。この論文の結びで「各穴位の胚子期の始原を明らかにして、経絡の分布と穴位の関係を深く知る」という見解が、中国側の限界を示していることに気付いていない。

原形質は生命活動を最も顕著に見せてくれる。それは細胞内の情報・エネルギーの伝達を行い、死と共にその流動を止める。多細胞になっても、この機能は各細胞の統一と調和の役割を担って存続し、やがて経絡へと変貌するのである。経絡が死体解剖によって確認できないのは、当初の性質に由来する。また植物細胞では観察が容易であるのに、動物細胞でその流動を認めにくいのも同じ理由による。そこで単細胞―アミーバに於ける原形質の研究から動物での変貌を推論してみよう。

アミーバでの原形質流動の役割には、さらに体の移動に利用されるという特色がある。この方法は実に巧妙で、その全てが解明されたわけではないが、多くの示唆を得ることができる。運動方向に向って流動した原形質は偽足の前端付近でゲル化してゆき、その反対側のゲル状原形質の内面ではゾル化がおこって、偽足への流れを作ってゆくのが観察されるという。植物細胞のような一定方向の流動でなくて、動こうとする方向にそのエネルギーが集約され、それがゾル―ゲル転換という方法で運動に利用されるという仕組みは興味深い。原形質は、ここでは運動という陽の役割が目立ち、情報・エネルギー伝達は陰の目立たぬ役割にされている。そして動物にとって動くという本質的な機能を発展させるために、原形質の作用は筋肉、血管、骨格、神経といった、より有効な組織へと分化したことは明らかである。陽はつねに分化し発展してゆき、能率の良い目立った働きを獲得してゆく。動きということを主体とした分化発展に対して、原形質の陰の役割は、生命維持を基調としたものであり、またこの動きを助けるための陰の働きに変化してゆく。陰の増強を裏付けとして、陽の分化・発展が行われてゆくからである。

アメーバ（NHKブックス）の著者、太田次郎氏によると、生体にみられるいろいろな運動型には共通点が多く、そのしくみの根源にATPと収縮性タンパク質よりなるエネルギー転換系が存在するらしいことが明らかになり、生物の多様性にもかかわらず、その起源には一元性が存在し、長い生物進化の間に変化していったにすぎないという。そこで筋肉は形成の過程で余計な物質が合成されることが少なく、運動専門の器官に分化したのだが、単細胞では補食・排出・運動などさまざまな働きを行っているので、内部の構造も運動だけにつごうよいようにできているとは考えにくいのだと。

原形質のゾルーゲル転換がどのようにして運動につながるかは、まだ不明の点が多いようだが、アメーバの外側と偽足の前端部ではゲル化しており、内面と反対側はゾル状であるということから、ゲルが陽の働き、ゾルが陰の働きを担っていると云えよう。ゲルがなければアメーバ運動がおこらないことは確かで、アメーバに高圧を与えて完全な液体状のゾルになると偽足は出ないでアメーバ運動はみられず、内部でブラウン運動が観察されたという実験がある。ここで興味のあることは、圧力を加えるとゲルがゾルにかわる性質は、アメーバのみならず多くの細胞の原形質に備わった性質で、揺変性（シクソトロピー）と呼ばれる。揺変性は、高い圧力を与えないでも、原形質の中でガラス針を振動させてもおこる（前掲書）ということである。

原形質の陽的なゲルが運動に結びつくという性質は、筋肉という専属の運動器官をもった後も当然持続されるだろう。生体運動が分化した器官によって行われるようになっても、生命維持の主要な役割は、原形質の流動の陰の働きによって行われ、これが高等動物で「経絡」という全体の流通経路をつくったことは、中国の発表通りであろう。その陰的な性格から、古典の云うように「分肉の間を走行する」のであり、高等器官に占められた空間の隙間を通路としているため、特別の脈管を持たず、解剖的に認めにくいのである。

高等な脈管系といえども、その重要な機能は脈管壁にあるのでなく、脈管腔を流動させることにあるのだから、形ある陽でなく、形なき陰が本質である。経絡はもともと陰の性格だから、構造物として認められなくても当然であろう。進化した陽的な器官も、そこに陰的な原始的な機能の助けがないと働けないということは、陰陽の性格からも明らかである。神経伝導という迅速な伝達器官も、シナプスでは液性伝導の助けをかりないといけない。鍼麻酔は、この液性伝導に作用を及ぼして効果をあげるのではないかという仮説がある。生命維持を基調とする自律神経系も、運動に対しては交感神経による協力態勢を用意して、その時には本来の働きを自ら抑制している。体制神経の陽に対し、自律神経は陰であるが、その中に体制神経に協調する陽の交感神経をもち、本来の生命維持は陰の副交感が担うというわけである。

生命維持の最も基本的な系である「経絡」も、運動的にはその一部を協調させて、より有効に運動を行わせようとする陽的な働きがある筈である。交感・副交感のような分化した系統として存在するのではなく、それは「実と虚」といった形のものではなかろうか。運動尖端部において経絡は実となり、その反対側では虚となる、ということが、アメーバのゲル－ゾル転換から推測できる。実とはゲル化された原形質を多量にもつ経絡で、虚とはゾル化の盛んな経絡である。ゲルとゾルの転換が順調に行われる限り、虚実は決して病的ではない。しかし運動ということ自体が、生体の歪みによって行われるのであるから、それが歪み（ストレス）を作る因であるということはできよう。問題はその歪みが、普通の休息によって正常に戻るかどうかにある。

生体が昼間、交感緊張優位で活動する、というのは、生命のエネルギーを外界からとり入れるということに主体がある。このための歪みは、とり入れたエネルギーを内部で同化し適当に配分し、老廃物を排出するという、夜間の副交感優位の状態によって回復される。同時に昼間に生じた経絡の虚実は、夜間の休息で平に戻るのが健康状態であるといえよう。動物にはそれが可能であるが、人間のストレス過剰な生活は、虚実の歪みを回復させないままに朝を迎え、再び昼間の活動に向わねばならない。その蓄積によって生じるのが、単なる休息では回復不可能となった、「病的虚実」にほかならない。

実とは、運動態勢の緊張のまま残されて、筋肉が硬直し、血管が緊張し、血流は増大、圧上昇といった交感緊張に相応した経絡の状態であろう。こうした実の経絡を古典では「外堅充満」というが、原形質のゲル化した感じといえば、よりピッタリするのではなかろうか。これに対し、「虚者聶辟《セウヘキ》（しわがより縮んだ様）気不足」というのは、ゾル化が進行しないため空虚になった経絡の様であろう。

そこで「圧を加えるとゲルがゾルにかわる揺変性」を思い出してもらえば、コリや硬直などの実に対し本能的に圧を加える手技療法が、先ず医療に現れたということもうなずける。その揺変性が、高い圧力を加えないでも、原形質の中でガラス針を振動させてもおこる、というのが、鍼灸の着想にピタリと当はまる。その他いろいろの刺激を、経絡のツボに与えて実をとろうとすることは、このようにしてゲル化したまゝで揺変性を失っている原形質にゾル化を促進する方法として考えられた、ということをコロイド化学の面から裏付けることができよう。

経絡が原形質の流動に基くものではないかということから、経絡現象の治療的意義まで、その理論を発展させることができた。しかし、これはさらに、私の唱える「経絡指圧」の根本である「虚の重視」まで理解を進めないとその本態を摑んだとはいえない。そこで「虚実とは何か」について筆をすすめねばならないことになる。

4　虚実について

すべてのものを、陰陽両面から捉えるという考えは、医療に於て「病態」をみるときに、新に「陰陽虚実」という語を用いてすすめられる。どちらも陰陽の根本的な考えをふまえながら、病勢に対して陰病、陽病を分け、体質に虚証と実証を分ける。更に経絡の走向で陰経と陽経が分かれ、歪みが虚と実になる。こうした用語の重複は、西洋の概念規定からみると混乱しているが、我々の行為を基準にすると、同種の態度を必要とするところに、捨て難い意味を感じる。とにかく、陽的なものは、はっきりみえて扱いやすいし、陰的なものは、わかりにくゝ、扱い方が難しいのである。男性のつき合いは、荒っぽく大雑把でも通じるが、女性に対しては、慎重に、優しくないと大変な結果を呼びおこすのと同じである。

経絡の陽経は、概ね陽の当る部分を走向し、陰経は陽の当らぬ部分ということは、皮膚の色からも分けられるし、又伸筋、屈筋という役割、皮膚の硬軟としてもみられるし、さらに女性を裸にした時、自ずと隠す部分と他人に見せても良い部分に分けることもできる。生命を保護するために危害から護られる部分と護るために働く部分にもなる。そこに共通して、陰陽という性格が認められるわけである。

経絡の虚実も、これを流動する気血の過不足を意味しているのであって、悪い良いという価値観を示したものではない。実証は体力充実し、虚証は虚弱消耗という感じになるから、実体と虚像、真実と虚構、誠と嘘といった分け方のように感じるが、血圧でいえば、高血圧と低血圧のように、どちらも偏りであることに変りはない。実が活動的、虚は冷静とみれば、昼は実が良く夜は虚がよいので、自律神経の交感優位、副交感優位と同じである。いずれにしても、実は陽的で目立ちやすく扱い良いが、虚は陰的だから見えにくゝ扱いにくいのだということを根本に置かないといけない。

鍼灸では、一経だけの実または虚を診断して治療することが多い。これは病人を治療対象とするため、大きな偏りが一経に表現されているからであり、また脈診を主にみるときは、特に目立つ経を捉えやすいからである。実があれば虚があり、その逆もまた当然であるが、鍼灸の治療は、その歪みを細かくみないでも、母子関係を使って他経の施術も行うし、刺激の度合も強いから、そうした点を省略しても差支えないのだろう。そこで、いつか虚実という診断を行わず、したがって補瀉の技法を区別せず、ただツボをとって刺針すれば、効果があったという結果が得られる。そこから、西洋の病名に従って刺針のツボを大雑把に決めておく、といった簡便法に走るのは当然の成りゆきかもしれない。

西欧人が鍼を習うと、一応古典の原則をふまえて忠実に理論どおりに行おうとするから、この虚実補瀉を把握することが切実な要求となる。日本から鍼灸の大家がくると、先ず習いたいのは刺針の技術でなく、虚実の診断と補瀉の区別である。これは全ての学問が原理を基礎として、その上に成り立つ術技でないと信用しない西欧の態度からすれば当然であろう。

これに対し、日本の大家は「虚実補瀉など考えなくても鍼は効きますし、私などもそんな区別をしないで治療しています」と、事もなげに云うので、彼らは目を丸くして驚き、名人とはそうしたものかと更に感心したかどうかは別として、その曖昧な態度は信じ難いものであったという。

要するに、現代の鍼灸は、自ら診断するという技術を、重視しなくなったのか、会得することを諦めているのか、または機械器具に頼るほうが確実で科学的だと信じているためか、虚実補瀉という用語、さらには経絡という概念さえ捨て去ろうとする傾向が強まりつゝある。「はだしの医者」のように速成、大量を必要とする教育の手段として、このような傾向はやむを得ないとしても、それが鍼灸本来の姿だと誤認したり、また科学化という近代的な装いに必要な方法であると速断してはいけない。

医療として独立した分野を主張するには、自ら診断し、治療し、治癒の判定をするという自主性を、その技術の中に含んでいなければならない。他の医療手段によるものを拒否しないで、参考にすることは必要だが、その判断は自主性の中で行われねばならない。それだから、自らの限界も自らによって判定できるのである。

虚実補瀉というのは、経絡診断治療の根本であり、その基盤に陰陽思想がなければならないのである。病気をいろいろな原因に分けたり、どこかの欠陥、故障とみる以前に、気血の陰陽が不調和になったとみるのが東洋医学である。その気血の不調和を経絡の歪みと捉え、これを調整すれば病気が治るという考えが「虚実補瀉」という認識になるのである。気血の流れの原型は、原形質の流動であって、生命維持のためのエネルギー配分と情報伝達を行って生体の調和を保っているので、それが順調であれば歪みはおこらない。原形質が生体の動きに利用されて、ゾルーゲル揺変性が加わると、生体の静動に対応して、その陰陽の転換が活発となる。恐らく、他の動物にあっては、その静止期間が活動に対して大きな割合を占めることが、歪みを回復するために必要な仕組みであろう。休みない心臓活動をみても、休止期の大きな割合によって維持されていることは明らかである。

経絡の歪みが、自然の回復力を超えたときに、病気になるわけで、その原因は生体が休息（陰）の限界を越えて、活動（陽）に重点をおきだしたためだろう。自然の調和を破る陽への傾きが「欲」と呼ばれるのである。もともと欠乏を充するための要求が、必要量以上に充実されゝば、中にいっぱいつまってパンパンになり、それを「実」というのである。原形質は活動の方向にゲル化される。ゲルによって力が得られるのだが、その力の過剰が歪みになる。それは当然、他のどこかの不足、ゾル化の減退によって起っている。これが凹んで見えにくい「虚」の状態である。

「実を瀉す」とは、「寫」が原字であって、寫真にみられるように、「うつす」ことである。「うつす」は「移す」と同義で動かすことに違いないが、寫は「ウカンムリ」によって正しくあるべきところにうつす意を示している。これを「邪気を外へ追い出す」といった風に解釈する人がいるのは間違いで、本来流動する気血が、こり固ってゲル化して動かなくなっているから、元の状態に帰すことゝ考えるべきだ。

「虚は気足らず」というが、その気を補うのは、これを外から与えるのでもない。補は補給とか補欠のように、同質のものを当てがうのであり、置き縫う（おぎなう）という和語も、同じ布を当てがって縫いつける意である。

鍼の得気は、そこに気の動きを感じることで、鍼によって気を与えるのではあるまい。「其の気、以て至り、適して自ら護る」状態にすることを「補と曰う」と素問にも書かれている。

ここでもう一度、アメーバの運動について考えてみる。その運動が、後端部の収縮によって押されるのか、前端が収縮して前にひっぱるのか、その他の力によるかという点は、まだはっきりしないが、ゾルゲル変換によって、そうした収縮のおこることは観察されている。この原動力が、筋肉と同じようにＡＴＰと反応しておこることが実験で確かめられている。そしてＡＴＰを後端部（運動する方向と反対の部分）へ注射すると、運動が速くなり、先端部へ注射すると運動方向が逆転する、また中央へ注射した場合はアメーバ全体が丸まってしまうという。さらに、アメーバの後端部だけを切除すると運動が止まり、後端部が回復するとまた運動を始めるという実験もある。

このようにみてくると、運動の仕組みがどのように起るにしても、その原動力が運動方向と逆の後端部にあることは疑いない。先端部が運動を顕著に見せる「陽」とすれば、後端部はその反対の「陰」でありながら、運動の原動力があるということに注目すべきである。運動がゲル化の方向に行われ、そのゲル化が過剰になって「実」の状態を示すとき、その反対の側で、原動力となるゾル化の盛んな部分は、気が不足して「虚」になっている。そのような歪みが、正常な運動を行えなくなった「病的状態」にほかならないだろう。この歪みを正すために、刺激を与えてゲルをゾル化することも可能であろう（実証の場合）。しかし、本質的な病的状態は、むしろ原動力となる気の不足という「虚」を補うことによって回復するのだと思う。

人体にあって、コリや充血、硬結という実の状態は、運動実施部においてみられ、その発見は容易であり、病的症状もたいていこの部位に顕著にあらわれている。これを病気の実体と見やすいのは、その性状からも当然のことであろう。その部の刺激で、症状の改善されることも、しばしば経験するから、それが治療の本態と見誤りやすい。虚証の場合は「実は外堅充満、按ず可からず、之を按ずれば則ち痛む」と古典も注意している。「虚は気足らず、之を按ずれば、則ち気足りて以て之を温む、故に快然として痛まず」とある。即ち運動実施部分ではなくて、その原動力を提供している部分の気の不足が、病気の原因であり、之を補うことが、治病の本質であることを示しているのである。

5　診断について

治療に先立って、正しい診断の必要なことは、洋の東西を問わず、医療の原則である。勿論、診断をしなくても、病気を治すことはできる。生体は自ら治そうとする力を備えており、あらゆる病気が、その力に頼らねば、回復が不可能だということは自明の理である。医療がこれを助ける手段にすぎないことは、ヒポクラテスの医訓、黄帝内経の思想に照らしても、疑う余地はない。しからば診断は何故必要なのか。医学教育の大半の努力が注がれる診断学によって、プロはその特権を行使する資格をもつ。その処方箋があれば、あとは薬剤師でも、素人でも治療は可能なのである。診断を必要としない治療は、容易に民間療法の領分にとり入れられるし、技術の巧拙がプロと素人を分つのではない。

東西医学の診断の相違は、病名と証との違いだと単純に考えられがちだが、これは診断の対象のことではなく、診断に対する態度の差であると理解しなければならぬ。証を鍵と鍵穴にたとえるのは、西洋流の物の考え方から出たもので、東洋医学とは全く関係がない。むしろ、こうした厳密な一致を要求されるのは、病名と客観的病変の間であって、それ故、西洋医学では誤診がいつもその背後につきまとうわけである。証の不一致は、一流の先生方の間でも当然のことで、その選択にも厳しい叱責は決して予想されていない。効果がなければ、証を変更することに少しも躊躇しないし、そのようにして正しい証を捉えることが屢々行われている。最初からその証が正しかったのか、他証の治療をとっている間に最後の証があらわれたのか、その検証はあまり重要視されていない。

こうした証の性格は、鍼灸、手技、食養になると、ますます寛容になるため、ついには証を捨てゝ、西洋流の病名を借用したり、または証を考える要もなく治療が施されている。したがって、治った、治らぬは患者自身の判断に任されており、症状の消失がその目安になるとすれば、治療がその症状を対象としたものに集中されるのは当然だろう。

西洋医学の診断は、その病変の実態を予想して名づけられるが、証は治療法を決めればよいので、どんな病気かわからなくても、施術できる便利さがあるといわれる。これは証によって得られるのは、薬方の名称か施術経穴とドーゼぐらいに考えた結果であろう。証とは何か、という定義はまだ明確ではない。しかし、それが結果として薬方名や経絡の虚実として示されるので、こうした治療法を導き出すための症状の総体である、といった解釈もある。

症状が病気の表現であることは疑いをいれない。西洋医学では、病気であることよりも、どこに、どのような病変があるかということが、その処置法を選ぶために重要であるから、病名の客観的な決定に努力し、そのための特異症状が注目される。証は病気よりも病人を治すのだから、症候の総てを重んじるというけれども、取捨選択の基準が特異症候にないというだけであって、どんな症状でもすべて判断の材料にするわけではない。傷寒論の項目でも、五行分類にしても、とりあげるものが相互に共通したり、組合せの変化で証を決めるので特異的な色彩の乏しい症状でも参考にしなければならぬということではなかろうか。

薬方や経絡の分類が、病名に比して遙かに少く、その証の決定には特殊な直観を働かせねばならぬような条件があるとしても、要は治療法が合えばよいのだ、という安易さが「証診断」の根底にあるとしたらそれは東洋医学の堕落である。現に、そうした傾向が素人向の服薬方として薬方解説がなされたり、診断抜きの施術法の流行になったりしているわけである。東洋医学の施術が、こうした素人療法になっても危険が少いし効果もある、ということは事実だが、だから証診断の本質がそうした安易さと便利さにあると考えることは間違いであろう。

証が鍵と鍵穴の関係だ、ということは、一見厳密な一致を要求しているようでも、数ある中の一つを偶然でも探り当てたら、それが正しい治療法になる、という考えを予想している。証診断とは、ただそのように薬方がピタリと合い、経絡の虚実が一致したから、それでよいというものであろうか。証が治療法だと言うときに、たんにその薬方名や経絡を適合させることだと考えることが間違っている。治療は薬がするのでも鍼灸が行うのでもない。医者と患者の人間関係の中にあって、患者の治癒能力が最大限にひき出せるような手段の一つに、漢方鍼灸が与えられるのであって、その結果として患者の病気が治るためには、病気に対する自覚が必要なのではなかろうか。

漢方は、病気治しでなく、病人治療だという。病気という部分を対象とせず、人間治療を行うというのなら、その人間としての主体性があくまで尊重されねばならない。医者が患者を操作するのでなく、相互の人格的な関係によって医療が行われるのだという考えが「仁術」という言葉の意味である。医者は、患者の生殺与奪の権を握るものでもなければ、その要求に対する奉仕者でもない。愛が人格相互の関係であることによって、生命としての永遠性が獲得される。孤立しては生きていけない者同志の間に、愛という関係が結ばれる。病人は生命の危険に曝されて助けを必要としている状態であって、医者はこれに必要な処置を与えることで生活を営む職業である。医療によって生活の資を得るというだけの意味でなく、医療という仕事をして人間の役目を果たすからである。

そこで患者はなぜそのような病気になったかを知る権利があるし、これを自覚する義務がある。人間という共同生活を必要とする生物にとってこれは当然であろう。医者はこれに対し、その病気が何であるかを認識し、これに対処して、治病を行わねばならない。すなわち患者の治す力を働かせるように仕向けねばならないのである。医者は患者が病気でなくなったら、それですむということにはならない。その病気を予防し、再発しないように処置しなければ、その責任を果たしたとは言えないだろう。これは西洋医学のような流行病の予防や社会衛生のことではない。個性を持つ人間の特殊性を考慮に入れた予防ということは、一つ一つの症例が歴史的事実として尊重されねばならず、そうした症例研究の積み重ねから生命法則を導き出してゆかねばならない、という極めて困難な課題を背負わされているのである。

人間の病気に実験研究は許されず（これは動物ならよいということでなく、動物実験はそのまゝ人間に役立たぬということ）客観的観察はその外面を捉えるにすぎないということを考えるならば、人間治療ということは、東洋医学に於て研究解明されねばならないのが当然である。診断がこうした人間関係の理解を意味していることは、嘗て私が「漢方四診の検討」に於て詳しく論じたところである。

個々の症例は、その人格の一回きりの歴史的事実を経験しているのであって、反復可能な統計的要素の一単位では決してない。それが私たちに解読可能なのは、生命がパターン認識の能力をもっているからである。たとえば、この文字は嘗て見た文字とも厳密には同一ではない。たとえ印刷されたものでも、この時点で見るという限り初めての経験である。しかし、これを既に覚えた文字と同一のものと認めるのがパターン認識である。言うなれば、その程度鈍感にできている。ということである。もし鍵と鍵穴が、合鍵を許さぬほど厳密なものであったとしたら、大変不便だろうし、それが時空にしたがって変化したら全く役に立たない。ところが、それをあける原理は大雑把にできているから、合鍵でなく針金一本でもあけることができる。その勘どころが合ってさえいればよいのである。パターン認識とはそうしたものだ。

事実は一回きりのものであるが、私達はこれをパターン認識することによって、同じものと認めるのである。同じと認めることによって鍵は作動し、錠はあく。要は扉があけばよいのだから、そのパターンの急所さえ摑んでいれば、針金を使っても扉はあく。下手な金釘流でも、名筆でも、文字としては同じ意味を示し、意味を知っているとミスプリントでも正しく読んでしまうそれが本命の認識方法である。決して客観的な正確さを要求しているのではない。生きてゆくのに必要な、条件が揃っていればよいのだ。それが証を成立たせる症候なのであって、決して症状の総体である必要はないし、厳密に各条項が揃っていなくてもよいのである。人によって、証そのものが異っていても、一応方法的なレベルに達した者の診断である場合は、それぞれ同一患者に処方して、それなりの効果も期待できるし、また客観的にみて証をとり違えたと明らかな場合でも、患者を理解しようという態度で証をみたことによって、その診断はその患者に対して有効に働くのである。

私達の人間理解は、おおむね誤解の上に成り立っている、ということはできよう。男は決して女の全てを理解することは不可能であろう。それを敢て理解しようと努力するところに愛が芽ばえるのではないか。そうしたパターン認識によって、人間の生命が持続されている、ということは何人も疑う事のできない事実である。

6　経絡指圧要図の成立

薬方も経絡も、生命としての歪みを表現しており、これを正しい姿に戻す方向を証に示していることで、共通した意味をもっている。そのことがわかりさえすればよいので、今後は経絡治療に限って論をすすめることにする。

証とは、まさに生命の歪みを、その場で捉えたパターン認識である。証は変化するから、処方は随証応変をたてまえとする。といっても時々刻々に変化するわけでない。病名も固定したものではないけれども、病人をみて、客観的には同じ状態病名と考えてよい場合でも、証をみるときは、いつも新たな反応に接する気持で、相手を固定したもののように安易に扱ってはいけない、ということである。

結果としては同じ証であっても、その場の出会いで初めて見出した状態であるから、相手の生命をみたことになる。茶道ではこれを「一期一会」というが、そうした客の扱いこそ人間的な行為なのである。このような気持で患者に接して、その場で処方を新たに決定することを「証をみる」精神と考えねばならない。同じ病人、同じ病名だから、同じ処置でよいとおざなりの態度で接してはいけないことを「随証応変」というのであって、結果として同じ証であっても、それは生命のパターン認識が一定の解読になっただけである。行為としての型を、その場に応じて適切にとり得ることが、生き生きした扱いになるわけである。

このような気持で、患者の反応をみながら指圧をすると、経絡が古典の鍼灸の型にはまらない点が出てきたのである。気血の流れである経絡が、単に経穴を結ぶ線で画かれているのが不可解である。また直線や急激な曲折をとるのは、弾力のある生体の作用としておかしい。さらに手指で体表をみてゆくと、経絡のない面が広すぎて、たしかに生体の響きを感じる部位も、古典のまゝではこれを経絡的に解釈できない。特に下肢に於て、腹部内臓との関係が深いはずであるのに、小腸、大腸、三焦の各経が上肢にしかないのが不思議である。そのような内臓を治療しようと思うとき古典の経絡のまゝでは、下肢の押圧が全く無意味に思えてくる。しかし下腹部の異常を感じるとき、下肢の指圧は快感があり、症状の回復に効果的である。

次に、腎、膀胱経が大腿後面で x 字に交叉するのは何故か。胆経が肩井から胸部前面を通って腋窩にゆくのは、陽経としておかしい。胃経の場合は、陽経でも前面に大半の経穴をもつのはなぜか。また、分肉の間を走向するというのに、その経路が、あまりに生体の構造と無関係に画かれた表現が多すぎる。このことは、指圧によるスジとツボの反応の感じと、かけ離れすぎている。それに、膀胱、胆といった西洋医学的臓器から考えると、その走向が全身的で経穴の数が多すぎるのも不可解である。

こうした疑問点を、指圧治療という立場から考えてゆくと、古典の経絡図は、あくまで鍼灸施術のため便宜的に簡略化されており、それは施術点である経穴を主体に画かれたのだという結論に達する。たとえ古典になくても、経絡指圧という立場をとるなら、反応を感じ効果のある経絡を加えていっても何ら差支えないはずである。また、その走向は、点を結ぶ線としてでなく、ツボの反応を伝えるスジという意味で、実際に気血の流れのヒビクとおりに画いてみてはどうか。経穴と経穴の間に何も示されていなくても、指圧はそこを押して差支えないし、気持のよいツボも経穴以外に沢山認めることができるのである。

こうした私の態度は、最近の中国鍼灸界がどし〳〵新経穴を採用していることで、誤っていないことが裏付けられたし、特に耳針法で全身を耳に集約して治療するという方法の現れたことからも、何ら奇怪でないことがわかってきた。医療にとって大切なことは何よりも事実である。古典にどのように書かれていようと、経絡の走向をどう規定していようと、また経穴の位置がどう決められているにしても、それが鍼灸に関するとり決めと考えたならば、指圧には独自の立場から、これを見直すこともできる筈である。指圧による臨床的事実を率直に見つめて、これを経絡の考えによってパターン認識したなら、どのように系統づけることができるか、ただそれを積み重ねてゆけばよいのではないか。

科学による統計というものは、個々の事実を一つの単位にできるように抽象し、同じ事象の繰り返しと認められるような条件を設定した上で、重ね合わせに不揃いのところを切りとって、数えてゆくという操作の上に成り立っている。そこでは個々のもつ独自性や生命としての一回きりという歴史性などは無視され、単位としての一例になるまで純化された数だけが力をもつのである。東洋医学にこのような統計をもちこむことで、これを科学化しようという試みは、その精神を全く理解していないことになる。個々の人間の、その一回きりの経験を前にして、これを抽象せずにどうして学問的に扱えるか。そのことを我々は、パターン認識として理解することができる。文字を読みとるとき、全く同じ形でなくても、その条件をみたす幾つかの特徴さえ備えていれば、達筆であろうと金釘流であろうと、同じ文字として認めるのがパターン認識である。しかも同じ意味を受けとりながら、個々の特性をその文字の味として共感するのが人間の態度である。

経絡を固定した古典の線、経穴を解剖的な位置とみないで、それぞれの患者の示す病態の反応パターンとして認識してゆくと、古典の示す十二経絡を基準としたものに、すべての患者を当てはめられるようになった。その反応形式を同じくするものの、全身の反応を重ね合せてゆくと、古典に画かれない部分にも、経絡走向を認めてよいパターンが認められるようになった。このようにして私の「経絡指圧要図」には、古典にない経絡線が加えられていったのである。それは、長浜、丸山両氏の実験のように、特異な患者の反応によって確かめられたものでなく、多勢の患者の臨床を通して、パターン認識として得られたものであり、またその施術が実際に経絡の歪みを治して効果のあることを確認してゆく過程で、次第にはっきりしてきたものである。また同じような患者を集めて、その経絡が正しいかどうかを実験したのではなく、個々の患者の表現を通して、これを深く読みとる態度で接している間に浮んでくるパターンによって分類してゆくわけで、一定条件で抽象した統計ではない。もしそれが科学的でないと云うのなら、おそらく、歴史学や社会学というものは成立しないだろう。自然科学と違って、人間の事象を扱う人文科学は、こうした学問的方法で行われているのであり、東洋医学はそのような基盤の上に成り立っている医学であると考えるべきだろう。

このような経緯で作られてきた「経絡指圧要図」であるから、最初の足に手の三経を加えたものを発表するまでには、私の個人的な指圧経験だけでなく、これを追試する何十人もの研究生の多数の臨床の裏付けを必要とした。その反響は様々であったが、一例として古典経絡に忠実な韓国の漢医科大学で、激しい下痢患者の下肢に、確かに私の通りに大腸経の反応がみられたと報告が寄せられたこともある。このような公表された図を土台としたパターン認識を積み重ねてゆく中に、臨床とのズレが感じられる事態がおきてきた。それは最初の図が、やはり古典的経絡図の先入観に制約されて、臨床で見落されてきたものであったようだ。凡そ二年を経過した頃から、もっと実態に即したパターンが型づくられてきたのである。それは先ず部分的におこり、手足の末端にまではっきり走向を認識できるためには、何百人もの患者の反応をまたねばならなかった。このため、改訂版、全身十二経の印刷にふみ切るまでに丸四年の歳月を必要としている。

全身十二経とは、古典が手足六経づつであるのに、手に十二経、足に十二経、頸にも十二経の走向を画いたものである。すなわち、手足に於ては、それぞれ古典の走向の間に一本づつ加わって、手と足だけで各々十二経になっている。後で気付いたことだが、手の陰経に限って、三陰の順序に足の経が並行している。陽経は古典が表裏平行しているのに、新経絡は対角線上に臨床的反応が現れたので、この理論どおりにはゆかなかった。足はまたや、違った走向となっている。しかし、それらが無意味な走向でなかったことは、さらに後になって、臟腑一組の走向のもつ意味が解明されることで、明らかになってきた。そして、古典で時にジグザグに連ねられている経穴が、平行した他の新しい経と重なることも認められた。経穴の治効が、その経の名称では納得し難いのに、この新しい経にのせてみるとはっきりする。たとえば大腸経の曲池は、手に加わった胆経の上にあり、眼病の特効点であることが理解できるし、三焦、胃、膀胱などの横に並んだ経穴なども、平行した他経を含めてしまったと考えられる。脾経の終点である太包が、上昇した周栄から、スイッチバックしているのも、異った経を入れたためだとわかった。

手の脈診によって全身十二経の虚実をみることができるのも、手に十二経の存在することを裏付けているし、おそらく手足六経づつに省略する以前の姿を留めているのだろう。思うに鍼灸は効果も強く瀉法を主とし、五行の母子関係で確率的に有効点を簡略化できるという利点を使って、現在の姿に進行してきたのだろうが、これを支えたのは手技の診療の間に按法で十分、補を行ってきたからにちがいない。そのことが忘れられると共に、鍼灸の取穴数が次第に多くなる傾向が出ているようにも思う。また余りに定められた経穴の位置に忠実になろうとする余り、自ら経絡の虚実を診断しながら、反応点としての各個の独自のツボを発見しようという気構えが薄れてきたのではあるまいか。

一経のみの虚実を証とする考えも、鍼灸の瀉法としての効果を考えれば、それで十分だろうが、そのためには手技の補法が活用されていないと、歪みを治すという東洋医学の思想に基いた治療とは云えず、たんに症状除去のための施術に終ってしまうだろう。その点手技では、たんねんに虚実を診ることが必要だし、そうした綿密さが手技の特徴とも云えるのではなかろうか。

7　経絡姿勢

ここで私は一気に、「経絡走向の意義」という、嘗て多くの経絡研究家が輩出しながら何人もその設問すら思い到らなかった問題に筆を進めようと思うのである。すなわち、経絡とは何か、その実在性はどのようにして証明されるか、古典の経絡は現代医学よりみて何を意味するか、といった風の検討は多くの研究がなされているにかかわらず、なぜ肺、大腸が上肢の拇指側を走向し、脾、胃経は体幹の前面から下肢を通って足部にその走向をもつのか、その他、それぞれの経絡についてこれを解説しようという試みすら行われていない。すべての研究家が、経絡の実態について種々の考察を試みているにもかかわらず、その走向は古典に示されたものをそのまゝ鵜呑みにし、古人が特殊な感覚で発見したものを、どのようにすれば証明できるか、その存在を確認できるかという方法の発見に専念し、たまたま特殊な患者に於ける刺針の反応が、古典の走向と一致した事実に対し、鬼の首でもとったように発表する。またはテレビの映像でこれを確認した、といった報告を大発見のような扱いをする、といった研究であってなぜそうした走向をとるのかという意義を不問にしている。古人の特殊な感覚で確認されたもので、現代人にはこれについて云々することは到底できないものだ、といった思想が、東洋医学関係者の通念となっているのではあるまいか。傷寒論の薬方の妙は、神秘な感さえする配合でできていて、一指だに加えることはできないとか、経絡走向の正しさをどのような方法で証明しようかということに腐心するだけで、なぜそうした薬方の配合ができたかとか、経絡の走向が古典の示すルートになるのか、という疑問は、敢て師の言説を疑う不遜の態度でもあるかの如く、研究の対象とはなっていないのである。

私は手技治療の臨床面から、手の六経、足の六経に物足りなさを感じ、臨床的にそれぞれ十二経存在することを確認し、理論的にその正しさを証明した。その走向も臨床的に古典の抽象的な、あるいは単に経穴を結んだ線といったものではなく、まさに気血の流れを実感できる「分肉の間」を、誰でも観察し得る経絡で示してみせ、治療効果もその通りにあらわれることを実証した。こうして嘗て古典からは想像もできなかった「全身十二経、経絡指圧診断治療要図」を発表したのである。全身十二経を、六組の臓腑の走向として眺めていると、それぞれの特徴が浮び上ってくる。もともと経絡は身体の陰陽に基づいて、その走向にしたがって三陰三陽の名称がつけられ、これに手足の名を冠した十二経が起原で、臓腑名は後からつけられたものだという説がある。しかし三陰三陽の配置になっているのは上肢と下肢の先端だけで、その他の下肢と軀幹、頭部の走向は陰陽どおりになっていない。その機能が臓腑と結びつくことで、経絡の臨床的価値も高まったのであるから、六組の臓腑としてその意義を考えるべきであろう。これは五行（火が君相に分れるので六組になる）の陰陽（臓腑）として扱われているので、当然一組としての対応がある。脾、胃、腎、膀胱、肝、胆は誰の眼にも明らかなので、肝胆相照らす働きとして解説されているが、他の三組にこの対応を説明されたのは知らない。これは余りに西洋医学的な臓腑名にとらわれた知識のためではなかろうか。

素問の「霊蘭秘典論」には、この経絡臓腑の機能を、中国の官職にたとえ、その働きとして説明している。その解釈も字句の上から西洋医学の臓腑に結びつけるのがやっとで、中国的な陰陽一組のとらえ方ができないから、その配当が何を意味しているかわかっていない。現代的にみて重要な臓腑が欠けているのは、解剖的知識に乏しかった為であろう、などと考える学者の居ることは笑止の至りである。漢方はこの六組十二経で全身の機能を総括しているのである。国の役職にたとえて政治体制とみていることも、現代の政府からすれば重要な官職が抜けていると指摘することが当らないのと同じである。やたらに官職が多くなって分割された行政で勢力争いをして役人亡国になるより、体系的に大きく区分けして、その機能相互の協力を容易にし、弾力性にとんだ行政を行うほうが生命的なのである。このことは現代医学の解剖的な臓腑観よりも、古代中国の大雑把な内景図の知識の方が治病面ですぐれているのと軌を一にする。

全身十二経の複雑になった走向を、六種の端的な摑み方で説明するために、私は肺（大腸——以下この組合せを臓だけで示す）系を「外」、脾系を「前」、心系を「内」、腎系を「後」、心包を「表」、肝系を「横」と名付けた。これはその走向を特徴づけると共に、系の機能をも表現するものとして扱った。肺の相伝・治節を外相の気（呼吸）の調節、大腸の伝導・変化を輸出入係、物資交流と考え、併せて「交換　排泄系」とみた。以下、脾・胃の倉廩・五味は農相と食糧庁とし「消化　発酵系」、心の君主・神明は首相の機密、小腸の受盛・化物は蔵相の通貨とし「統制　転換系」、腎の作強・伎巧は法相（監督）の司法、膀胱の州都・津液は地方官庁の律令「精気　清浄系」、心包の臣使・喜楽は情報相の宣伝、三焦の決瀆・水道は末端官吏で流通とし「循環　営衛系」、肝の将軍・謀慮はそのまま軍長官で作戦、胆の中正・決断は指揮官の兵力配分で「精力配分系」に分類できるのである。こうして経絡に、現代医学の臓器中心の系とは異った、独得の機能系を見出したわけである。それが走向の六種とどう結びつくか、ということが解るまでに、もう一つの実験が必要であった。

経絡走向を、体内的な流動感として、自らとらえることに腐心していた私は、大極拳のような、ゆるやかな舞うような、なめらかな動きをすることで、自覚できることを知った。このことから、全身十二経を六種の機能系に分けた動作で、同時にその経絡を伸展する姿勢がないか、と身体を動かしてみた。一つの姿勢で「交換排泄系」の肺・大腸経が同時に伸展されて、しかも私の創案した腹証・背候診の部位（経絡指圧要図に記載）にも刺激が及ぶ動作が必要なわけである。これは全く自己内部の流動感、経絡走向との一致を求める不思議な格闘であったが、ようやくその六形が摑めて、これを「経絡体操」と名づけ弛緩によってこのスジをゆるめる方法と共に記載し「スジとツボの健康法」（潮文社刊）に発表した。これが自彊術の動作と類似したことは偶然の一致であると共に、何か体内動作の普遍性も感じられる。生命にとって有益な方法が共通するという意味で、これは知的に考え出された解剖的筋骨鍛練法としての体操ではない。自彊術と多少異る点もあるが、全身機能系六種を完備し、全身に平等な刺激を与えてこれを弛緩させせようとする点が最も特徴的と云えよう。

この体操を行うことで、コリというのは、経絡の流動性が失われた現象であるということが実感されてきた。なぜ

流動性が失われるかについて考えたとき、アメーバの原形質が動きによってゾル——ゲル変換するということに思いつく。動くためにはゲルが必要であるが、そのゲルがそのままゾルに戻らなかったときは、ゲル化した周囲の筋肉も血行も流動性を失うにちがいない、これがコリの実態だとわかった。動きというのは気の向く方向におこるのである。気が向いて動いた動作が、気を満足させれば、気は次に転換し流動する。しかし気が不足であれば、その動きに向って「気が残る」であろう。これがゲル化したまゝでゾルに戻れない理由ではないか。経絡が気血の流れであれば、当然この気の動きにしたがってゾル・ゲル転換をするのだから、気が不足した経が虚し、気の残った経は実する。そこで気の動きは、どんな時にどの経におこるかを考えてみた。これが以前考えた「六種の方向」に結びついた。まず脾系が「前」ということは食物が前にあるということだと気付いた。そこで前に抱きかかえる姿勢をしたとき、まさに脾系全体が緊張するのが自覚できたのである。（写真2）

こうなれば、後はそれぞれの機能の簡潔な表現とその方向を結びつけさえすればよい。肺系は「外」すなわち外気を深呼吸する、欠伸の爪先立って両手を一ぱい拡げた姿勢になる。（写真1）　心系は腕組みし沈思黙考し「内」に向いた姿である。（写真3）　腎系は背後から督励し、突進準備で駆け出そうとする姿である。（写真4）　心包系は寒さを防ぐために、うずくまって腕をかかえた姿で、その「表」面が冷えを感じてこすりたくなる部位に三焦の走向があり、心包は熱を奪われぬよう内懐にかくされている。（写真5）　肝系は熱慮断行を行うために、右顧左眄して「横」を向いた姿（写真6）になるわけである。これらを「経絡姿勢」とよぶことにしたが、そのときに緊張するスジこそ、「経絡走向の意義」だったのである。嘗て何びとがこのことに気づいたであろうか。

このことから、陽の胃経が、体軀の陰である前面を通り、私の発見した陽の小腸が下肢の陰経に挾まれて走向するという矛盾も納得できた。さらに上肢の陰に画かれた下肢の陰経は、臨床的に決定したにも拘らず、同じ三陰に平行

1. 肺　系

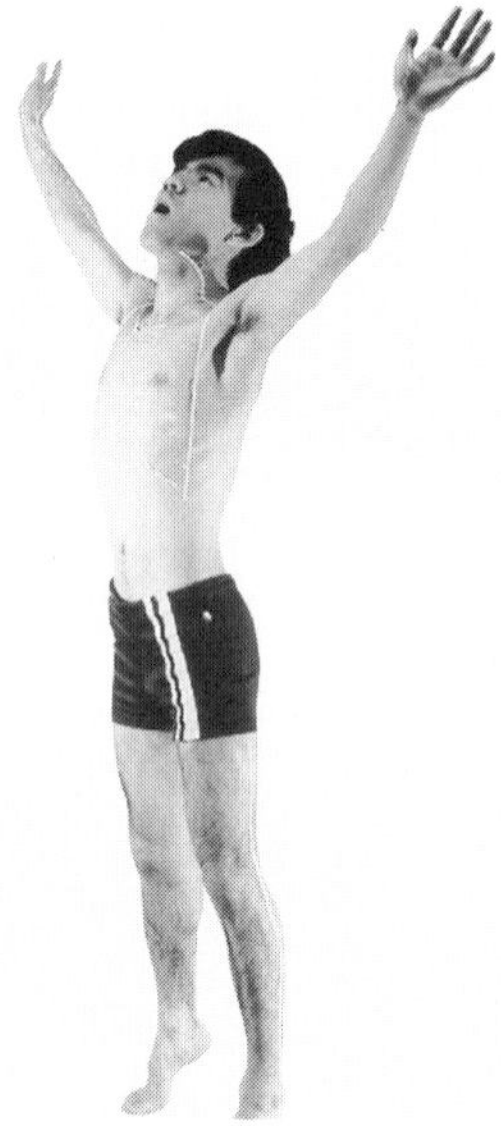

2. 脾　系

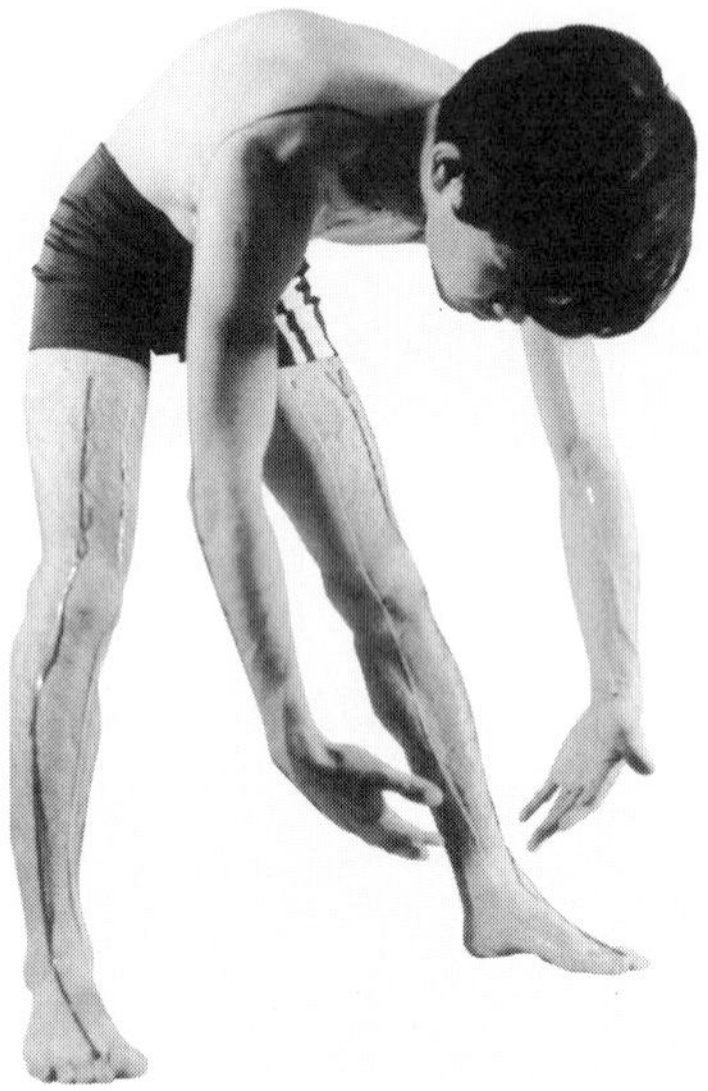

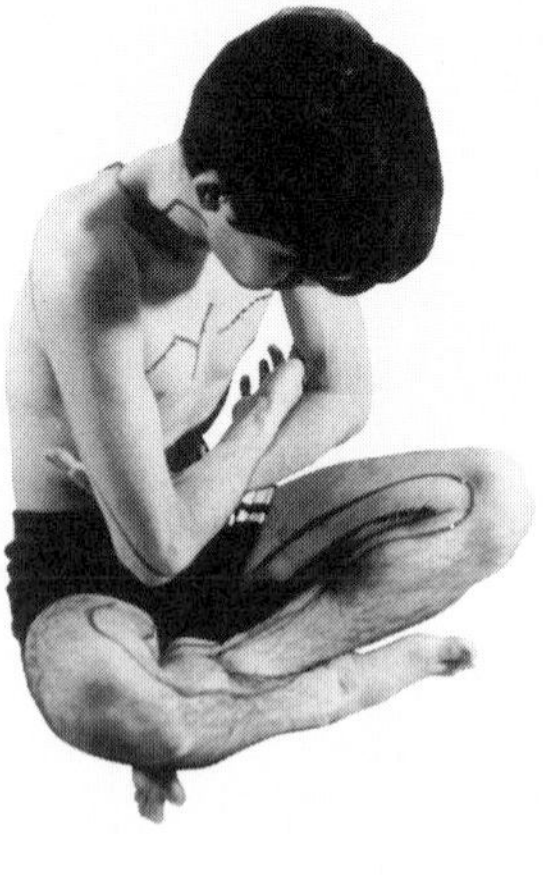

3. 心　系

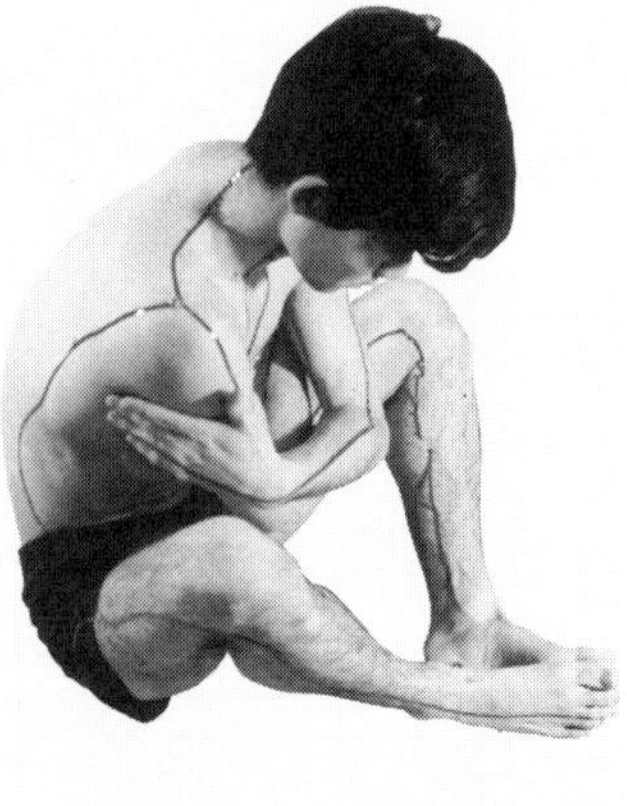

5. 心包系

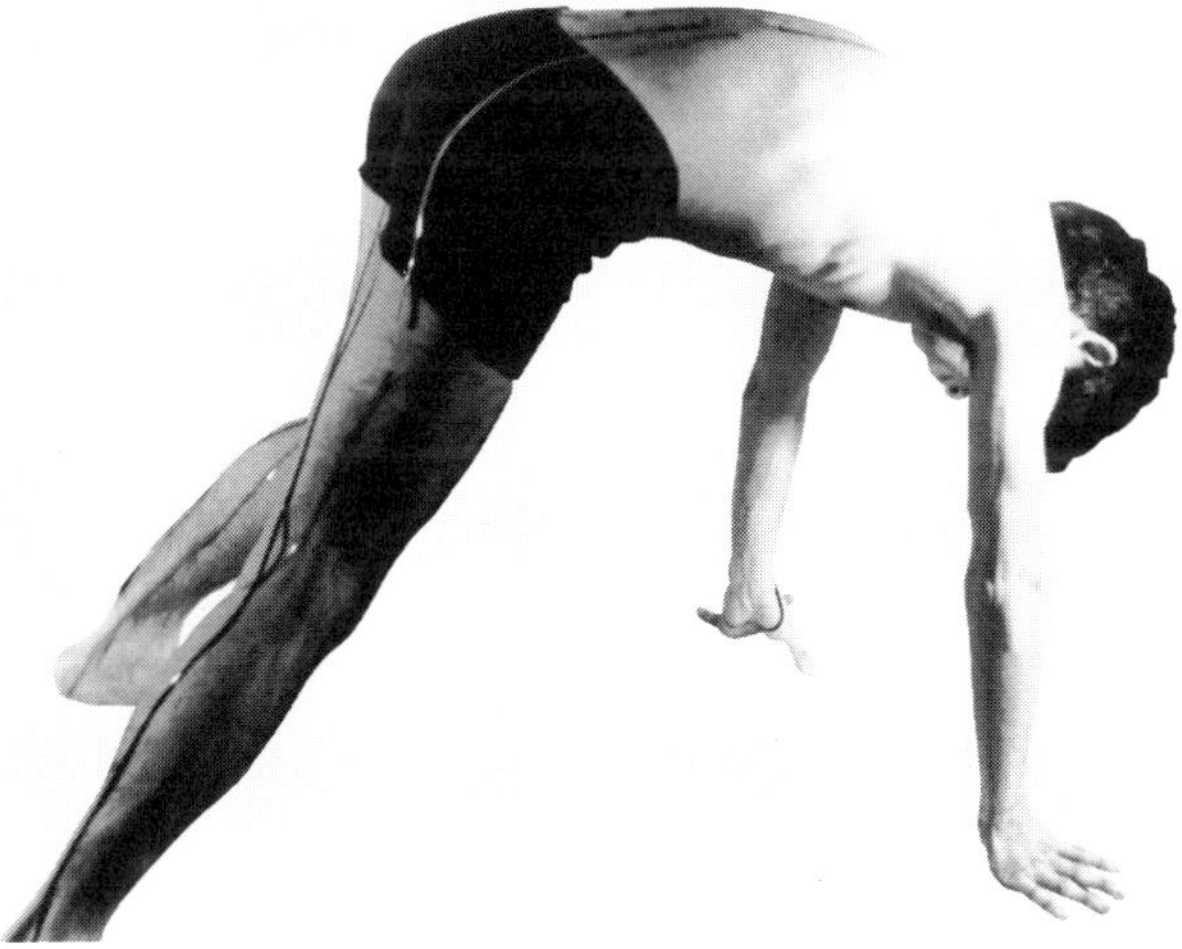

4. 腎系

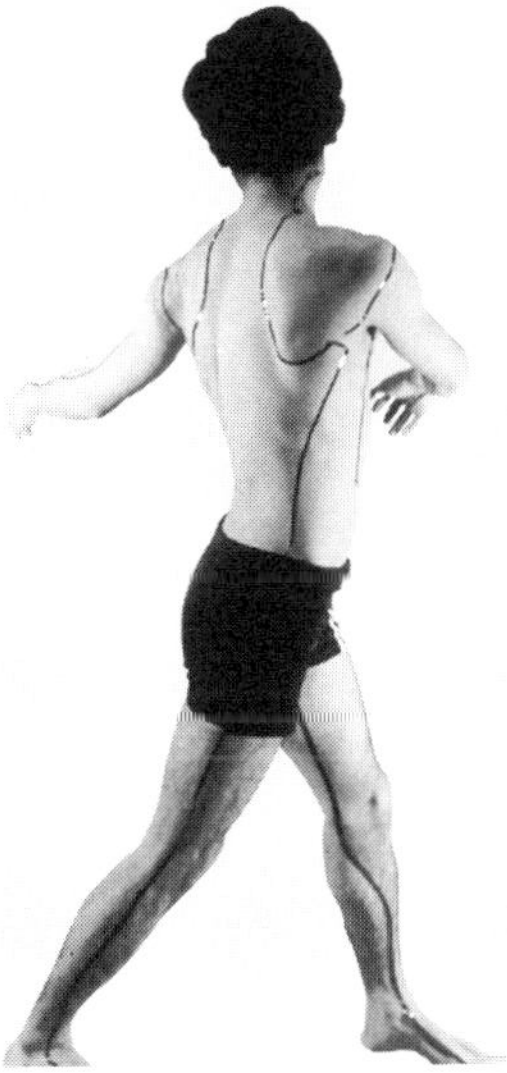

6. 肝系B

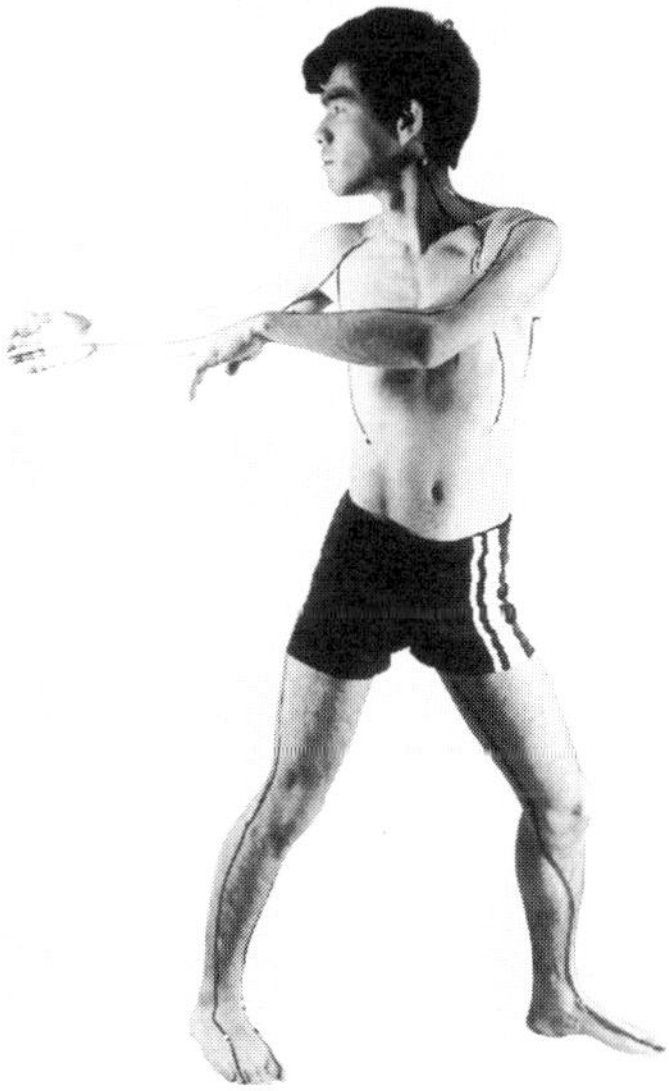

6. 肝系A

している。陽経はその対角線になるため一致しないけれども、このことはまた、古典の三陰三陽が静的（陰）の姿勢で配置され、全身十二経の方向は動作（陽）の状態でこれを表現している、という考え方になってくるのである。すべてが臨床的に確かめられた後で、やはりそれが陰陽思想に合致してくるというところに、古人の素晴しい直観というものを伺い知るのであった。（昭和52年12月医道の日本社主催指圧講習会発表要旨）

8　経絡治療について

丸山昌朗氏は「経絡治療は病名にとらわれることなく、いかなる病変も局所のみに限定せずに、これを全身の変動と捉え、これの調節を図る治療法である」と定義していられる。すなわち、経絡が全身の変動を捉えるものであるから、その調節が東洋医学的全体治療になるわけである。しかし古典の経絡によれば、手の六経は足に及ばず、足の六経は手に及んでいない。それらは互に連絡することで、全身に及ぶと考えるのであろうが、十二経はそれぞれ異る機能系に属し、そのために各経の虚実を診断する必要があるわけである。一経は必ず手足のどちらかを残して走向するということは、気血本来の意味からしても不自然である。おそらく、経絡は気血の流通路である、という概念を、西洋医学的な循環路と解してきたことが、このことに嘗て何人も疑念を挾まなかった理由であろう。気血とは東洋的な心身に近い意味である。われわれはまさに、気の動くまゝに血がこれに従って連動することを知っている。そして経絡姿勢の発見によって、各経がそれぞれの気血の動きを全身的に表現する力動的系統を意味することがわかった。人間は運動器官によって動かされるのではなく、われわれの気血の動きが運動器官に表現されるわけである。

気血の偏りによって運動の行われることは、アメーバの原形質流動から、人体の経絡変動まで全く同じ原理である。動きたい方向に実ができ、その反対に虚ができる。むしろ気が動きたい方向に移動することで、動き出したところは虚であり、動いていった所が実になる、といった方がよい。その気が満足すれば、元の状態に戻って気血の偏りがなくなるが、もしその行動が成功しなかったら、動いた方に「気が残る」から、実のまゝで固く力が入った状態になり、元のところは「気不足」のまゝに虚している。何かをするためには「気が散って」はいけないので、「気をこめて」力を入れるのだが、そのまゝ「気を抜かず」におればコリになる。あることに「凝る」とは、もっぱらそればかり気を使うからであり、自然どこかに気が回らなくて偏ってくるわけである。

私達は「気」という言葉を日常的に使い慣れて、それと経絡の気血を全く別物のように考えてきたのではなかろうか。気の表現は当然、全身的に行われるのであり、その故にこの変動を調節することが全身治療なのである。しかるに、肺・大腸経の気血が足には及ばず、脾・胃経の気血が手に表現されないという理由があるだろうか。病人は安静にしているから、気血の動きが半身に止まったのかもしれないが、本来の気血は全身的表現をとるものである。頭の病気を足で治し、腹の症状を手で治療すると、西洋医学の知識しかない人は変な顔をして、「そんなところに関係があるのですか」と尋ねる。一つの体がバラバラにできあがったものという解剖的観念に災いされているからだ。そのことを笑ってきた私達が、経絡を手足にわけて、気血が一方だけに流れる臓腑名を不思議に思わなかったことに気付かなかった。私自身が指圧治療を行って臨床的に次第に全身十二経の走向に気付いたのであって、気血の流れであれば当然全身走向をもつべきだ、という考えが初めからあったのではない。全身十二経が経絡体操を考案させ、経絡体操が経絡姿勢を思いつかせ、その姿勢が、はじめて経絡気血の全身的表現だったと後から理解したのである。気分が全身によって表現されるためには、それが分肉の間を流れてスミズミまでゆきわたっているのは当然だし、気の向きが変れば、異った系統に気血の流れが移ってゆかねばならない。気を変えることが治療の根本だと「変気移精篇」に書かれているのを読みながら、それが病気を治す方法で、経絡治療のことで、気血の流れ、すなわち私達の気分と姿勢のことだとは迂闊にも気付かなかったのである。

ストレスとは、刺激がくりかえし与えられたり、適応力をこえた量であったりすると、これに抵抗するための歪みが生体にできることを云う。つまり、そこに気をとられて、気が集り、その気が抜けない状態がつづいてストレスになるわけである。そこに力が入り堅くなり気血が充実されているから実になるのだが、それは外部刺激よりも、内部の感情ストレスのほうが、より重要であるとストレス学説は述べている。われわれは、この気の実した部（陽）につい気をとられて、これに施術することが治療と考えがちである。症状そのものでなくても、症状の属する経絡に対して施術して、この症状を除けば治療したと思う。

アメーバでみたように、気の集っているゲル状態が加圧やガラス針の刺激で、ゾルに戻ることは、コリをとり症状を除くことになって、こうした瀉法が奏効することも良く知られている。しかしアメーバ運動に対するＡＴＰ効果をみると、その注射部の反対方向に運動がおこるのである。気の動きは、気が向いた逆の側にあるということであり、全身のバランスからいってもそれが自然である。生体の行動は、不足または欠乏、すなわち欲求することでおきるので、英語ではこれを一語（want）であらわせる。その気は充足してくれる方向にむかうのだから、その行動によって満足できれば気が充足されて目的を達するわけである。気が残ってそこが実していることは、実の経絡の責任ではなくて、その気をおこさせた虚（気不足）があるからで、その充足がない限り歪みは根本的に解消されない。すなわち虚を補すことが、経絡治療の本治とされる所以である。

虚々実々という言葉があるが、実は陽であって誰にでも見つけやすいし、つい実に気をとられがちであるが、物事には必ず裏のあることをこれは教えている。実は建前で表面に見せかけているが、裏が本心でありそれが本体である、ということがわかってこないと一人前ではない。即ちプロというのは表から見える症状や訴えに惑わされずに、その裏にひそむ本質的な虚を摑まなければならないわけである。

経絡の虚実というと、共にこれを実体として検出し、客観的に捉えることが大切なように思うが、経絡が最も生命的な力をもつということは、生体の働きでは解剖的実体の陽に対し、陰の性質をもち、生きている間しか見られぬものだということを忘れがちである。生命の本質は、客観化できない、生体の内部に潜むものである。しかしその存在は陽（外見）によって把握できる。実の経絡は客観的に見やすい「外堅充満」の形から判断できるが、虚はあるように見えてない、しかしないようだが存在している。「不足」というのは実体でないが、存在なのである。気の状態がそういうものだということは東洋人ならわかるはずである。

プロの修業というのは、誰でも見えるものを単に沢山みてきたという経験の量のことではない。素人には見えない、それに生命をかけた者だけに見えてくる存在に気付くことである。病気を治すのは患者自身の治癒力であるから、これが働きやすい状態さえ作れゝば誰がやっても治るので、治す技術の優劣がプロとアマを区別するのではない。東洋医学が人間治療であると云われる所以は、患者自身がその生命力に自覚をもつことが必要である。いつまでも医療に頼って病気を治し健康を維持しようという姿勢が患者に残されたなら、いくら病気を治すことが上手でも、その患者の自立性を失わせてしまうことになる。精神療法で最も大切なことが患者に依頼心をもたせないことだというのは、そのまゝ東洋医学の本質でもあろう。病人が最も自覚しにくいのは病気の原因であり、陰にかくれている虚である。フロイトの精神分析は抑圧されたその体験を患者に自覚させるだけで治癒させたのである。虚は隠された本心であるから、これを暴きたてたり虚を衝くことは治療ではない。したがって虚は以温之であり、気満つれば適して自ら護るということになる。補とは、かばい、隠し覆うことで、そのほころびを繕う方法である。

虚が患者に自覚されるということは、症状や病変部が病気だと思っていたのが、実はそれが見せかけであり、気付かなかった虚に気の不足があったからだとわかることである。すなわち病気は全身の気が偏りを戻して円満になれば治るということを知るわけである。こうした偏見は、生命が陽の発展方向に於て、見える世界、分けて物事を明らかに見ようとする知識に捉われて、肉体を解剖的器官の集合と考え、人間を個々の分裂した個体の集りとみた「我」に由来している。これに対し、これまで気付かれにくかった陰の見えにくい交流・調和・融合こそ生命存在に不可欠な傾向であり、全体として成立つことを強調する東洋の考え方の大切なことが、外人に説明してみて私自身にも理解されてきた。東洋が我を捨てる文化を育てゝきたのに、東洋医学にその本質が見られないわけはない。

経絡治療の根本は、気血の流れをととのえて、全身の歪みをなくすことである。そのためには局所にとらわれ、個人にこだわる我を捨てなければならない。気は本来、天地から与えられたもので自然こそ生命の根元である。外界との交流なくして生命の存続はなく、陰陽調和こそ生成発展の原則である。見えるものにとらわれ、実体にこだわるときは、生命は偏って正しい姿を阻害される。病人は自我にとらわれて、心を開こうとしない、と十年以上も前に拙著「臨床心理学序説」に書きながら、その気の働きを正常にするのが「経絡治療」であることが、この頃ようやくわかってきた。気という身近なものが、気の動きである姿勢の中に、経絡走向として表現されているという単純なことに思い及ばなかったからである。私の経絡指圧は、古典・鍼灸の概念をヒントとしながらも、直接の文献がないために、あくまで臨床を手がかりとして組織づけられてきた。「切診の手引」(経絡指圧診断治療要図・解説)に示された症状・作用は、すべて患者の生(ナマ)の訴え、現実の表現の記録から構成されている。

経絡指圧の実際は、こうした日常の臨床の中で体験されるものであり、その一端は「医道の日本社の講習会」その他の講習で発表しているし、それらを土台として理論も生れてきたのである。個々の例をここであげる余裕がないので、最後に簡単に結論を述べておきたい。患者が我を捨てるためには、これに対する治療者が、まず自我を捨てねばならないということである。精神療法でもこのことは強調されているが、経絡をみるためには、陽の世界の中心である我をとり除かねばならないのである。経絡は見ようとして見えるのでなく、患者の見せてくれるのを待って、見えてくるということである。すべてを経絡によって理解し、経絡の中に自分を没入してゆくと、指なり鍼なりが自らツボに導かれる。そうして患者を治すのでなく、経絡の働きで患者の治ってゆくのに気付くのである。患者が治らないときは、治そうとする自分が邪魔していたとわかる。こうして日々の治療が、まさに己の修業のためにあると気付き、常に己の気をととのえる努力が、治療者に与えられた義務の根本であると心掛け、そうした仕事を与えられたことに感謝しつゝ、励んでいる次第である。

9 鍼灸と古典

私は専ら指圧の立場から、経絡を論じ、東洋医学の考え方を追求してきた。それは従来の鍼灸を学び、古典に基いて勉強されてきた人たちには、容易に納得しにくい結論であったかもしれない。嘗て鍼灸の人たちと論争したときも、立場の違いによる相異だけが目立つようになり、何のための議論かわからなくなることが多かった。自分の立場を固執するのは当然としても、真理は必ず両者の共通したところにあることが、最近になって私にもわかってきたし、そうした普遍性は形にならないものだと気付いた。形あるものは陽で目に見えるけれども、その各々に含まれる真理は必ず見えない陰の形なきものでないといけない筈である。論争は常に形の上で行われて、形の違いで良否を決めようとするが、形はそれぞれの独自性を示すけれども、決して存在の根拠とはならないのだ。医療は何であれ患者の生命を救うものでなければならず、技法・流派の違いは、その患者への適合によって正しさを主張できる。とすれば形式、方法を自ら固定すれば、それだけ患者への適応範囲は狭くなり、臨機応変の妙が失われるわけである。私の経絡指圧の理論が正しいとすれば、当然それは鍼灸並びに古典との共通性を持たねばならず、またその正当性を裏付けるものでない限り、私の議論が独断にすぎないと云われても仕方がない筈である。

鍼灸の素人である私の考えだから、見当外れも当然あるだろうが、学際（未熟な言葉で好きではないが）ばやりの昨今で、専門外への口出しが積極的になり、そこに成果もあがりつゝあることを思えば、私の試みは決して暴挙ではなかろう。そこで、この小論のしめくゝりとして、敢て鍼灸と古典についての私の見解を追加させていただくことにした。

鍼灸、湯液の古典は数多く、その解説書もまたおびただしいが、これに較べて手技に関するものは極めて稀である。それは現在の出版状況でも同じことで、通俗書ではベストセラーもある手技が、専門書になると鍼灸と比較にならない。ところが業者の数からみれば全く逆で、登録人員では十倍、実際の業務は更に大きい倍率であろうと思う。手技の本が少い第一の理由は、業者が本を読まないからで、本を読んで勉強しなくても手技の業者としてやってゆけるし、危険も少いからその必要もないということであろう。第二に手技の技術を文字に表現することが難しく、直接の見聞によるほうが遙かに容易であるということ。鍼灸、湯液も技術的な面では同様であっても、文字で表現し、記録としておける範囲が多いため、書物を必要とし、その便宜が価値を増大する面も広いということである。古典を尊重し、その研究に努力するという理由もここから生じてくる。

言語の表現は、即物的で明白で、選択区別に必要な記憶を目的としたものに適している。西欧ではその文字の特徴と科学言語の創作を駆使して、書物による文明の教育、伝達、普及を果してきたが、このような研究発表論文形式を書物の本質と考え、その考えで東洋の古典・研究書を扱うと、間違いを犯すのではないかと最近になって気付いたのである。文字の始まりは心覚えのためであるが、これを集めて書物にしたのは、多様な云い伝えをまとめて、統一した基準をある集団のために作っておく必要から出たのではないか。多数の人々に読まれ、記録して後に伝える必要のあるものが本になる。ということは、その内容が重要なものであるのは当然だが、大勢の人たちを誤らせない基本的なことを示すにすぎないことも、文字の性質から仕方のないことではなかろうか。特に東洋の文化では「言外の秘伝」

が大切にされ、これは文字や言葉では表現し切れぬもので、表面的な理解で本質を損う恐れのあることを「以心伝心」に限って伝えようとした。こうしたことは書物としては残されていない筈である。

書物は誰の眼にも触れるし、どのような使われ方をするかも予測できない。また書物の値だけで伝えるには、安価すぎるという経済性も働くかもしれない。反面、誰が読んでも一応内容が理解できるような平易なものでないと意味がないし、普及性を考えて一般的な内容にするという配慮も行われただろう。このようにして書物に記載され、それが古典として残され伝わったものを、そのまゝ古人が把握していた真理の全てであると理解するのは危険であり、またそれは一般的に容認され値の高いものであったことは当然としても、それを示した人の水準は更に遙かに高いものであったと理解しておく必要がある。

経絡が気血の流通路であり、気血は常に全身的な態度によって動きをとるものであれば、従来の鍼灸の古典の示すように、手の経は足に及ばず、足の経は手を通らずとする、手足それぞれ六経の構成は極めて不合理と思えるわけである。それを敢て古典がとった理由を考えてみると、そこに鍼灸の特質というものも現われてくる。取穴は先ず指先で確かめられるだけでなく、漢方四診の極め手である切診は、経絡に於て切経、切脈の重要な役割を手に委ねている。このことからみても、経絡を構成したのは手技であって、決して鍼のひびきや望診を基にしたのではないと思う。鍼灸の古典と云われる内経に屢々「按」の文字が現われることをみても、このことを裏付けていると思う。従って全身十二経は、私が発見したものでなく、古代の手技が既に明らかにしていたと推論できる。経穴もまた三百六十穴前後という数でなく、はるかに多くを数えたに違いない。それが今になって中国で再確認され、あるいは以前にも特殊な研究で発表されていたわけである。

診断が自ら出来て、取穴、ドーゼを誤りなくできる鍼灸師であれば、十二経は当然認識されたわけだが、書物によって学ぶ人は、おそらく現代の「はだしの医者」のように、未熟な技術によって施術しなければならなかったのだろう。手技であれば多少ズレがあっても危険はないが、鍼灸の許容範囲は狭く、また少量の刺針で効果があり、刺激過多は厳に戒めねばならない。そうした点を考慮して、経絡は手足それぞれ六経づつに、穴名も覚えやすい程度に限定し、効果よりも危険度の減少を図ったものと思われる。銅経穴人形の存在も、生体での多様な対応の必要なことはわかっていても、まず固定した位置での教育を必要としたためであろう。現代はこれを解剖的位置によって教える理由も同様であって、原始感覚の衰えた生徒には、自らツボを選ぶ力が失われているからである。

こうした結果、経絡は本来の気血の流れを意味することが忘れられ、たんにツボをつなぐ線としての認識になり下がる。ジグザグやスイッチバックに似た線を経絡と考えるところに、もはや流れとしての感じは失われている。この異様な経路は、決して鍼のひびきで経験されないはずである。そのことが、かえって併行する他の経絡、すなわち全身十二経の重要なツボを六経に包含する手段であったことを示している。

経絡が手指で認識されにくゝなった原因に、私は管鍼の使用が大きく働いていると思う。刺入に必要な押し手の省略は、ツボの感覚を失わせるし、技術の練磨を怠らせることになる。そうした刺鍼の効果の低下が、取穴の数をやたらに多くする必要を生じさせるわけである。さらに甚しい堕落は、電気鍼の出現でないかと思う。指先で感じたツボの、正に一点に刺鍼することを修練した古人の苦労など全く考慮せず、患部に近い所に刺鍼して電気を流せば、結構症状緩解の効果がある、ということになれば、古典や経絡の勉強など見向きもしない針師が出現する。むしろ電気的知識のある医者が堂々とのりこんで鍼の領分を速成技術で侵しつゝあるのではなかろうか。

ここで一言注意しておきたいことは、従来の電気医療が、経絡に注目し、これを利用しはじめたことである。経絡の刺激が生体の治病効果に大きな役割を果すことを中国人が気付き、その技術を手技、鍼灸として大成させた苦労は、生体反応の微妙さを知悉していたからである。電気鍼はこうした考慮を一切無視して、目先の効果だけを考えて施術されている。人体の微妙な電場は、機械的な電気刺激で大きく変動され、一時は驚くほどの効果も見られる。しかしやがて電場のリザーブが失われてくると、次第に効果の減少するのが従来の電気治療器具の一般である。この電気を直接経絡に作用させたときは、更に大きな効果があがるのは当然である。しかし、こうして乱された電場の回復は、他の電気治療と比較にならぬほど困難となり、放射線障害のような癌発生を見ないと誰が保証できようか。生体の反応には、五・六年経たないと発現しない代りに、回復不能のものが多いが、経絡への電気の利用は、そろそろその年数に近づきつゝあるような気がして、不安でならない。これはむしろ、古典を研究してきた鍼灸師の側からの発言があってしかるべきように思う。

近代医学の日進月歩はまことにめざましいものがある。逆にみれば、それはまだまだ改良を必要とするものが多いということだし、なかには愚かな生体実験の役目だけで消滅したものも多いということだ。二千年来余りに変りばえのしない東洋医学に、新しいものを導入しようという試みは決して悪いとは云わないが、変らずにきたところに、人体に対する深い叡知を感じることもある。古典の生き通した意義を改めて認識すると共に、それが行われた時代背景を抜きにして、聖典の如くただ拝跪するのもどうかと思う。やたらに新しいものを付け加えなくとも、古典の心を深く読んでゆくと書かれているのは型であって、実際の臨床は更に高度のものであることが行間から伺われる。その技術をリアルに再現してゆくと、はじめて東洋の神秘にふれ得るのである。文字に書けない、また一般化できない秘伝が、いつも東洋の文化には存在していた。勿体ぶっているのでなく、文字による誤解、表現による安易さを避けるための、周到な用意がそこにある。真に師の心を読みとることができる者だけに許される秘術の豊庫がそこにあることを感じとれるのである。経絡の全身十二経は僅かにその一端にすぎないと思われるし、未知の領域は遙かに広い。それを解明してゆくことの方が、私には東洋医学本来の道であるように思われるのだが。

第二部
（漢方の臨床）

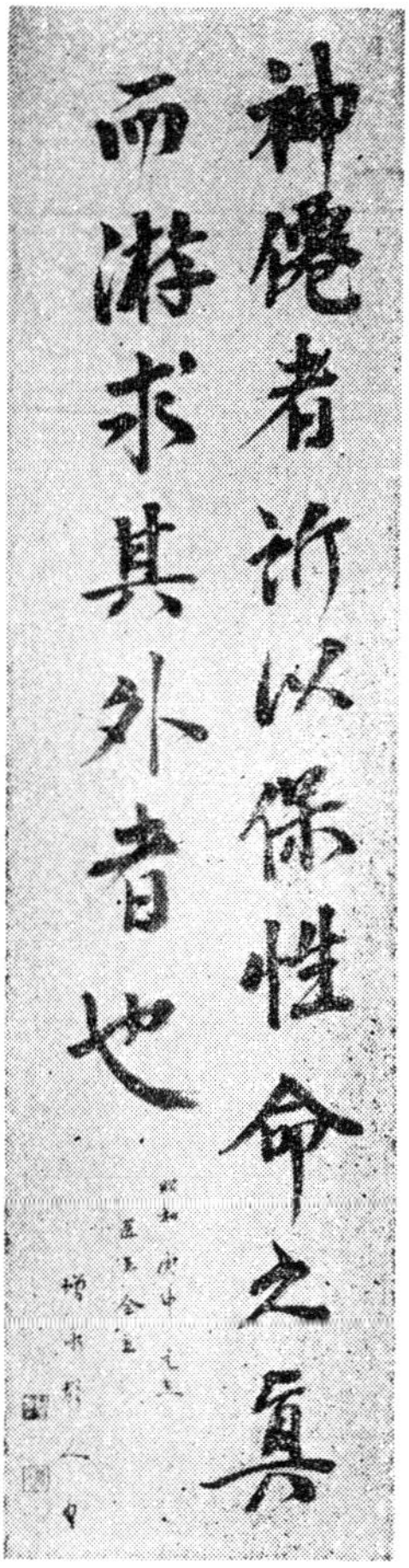

一、補瀉に関する一考察

1 はしがき
2 自律神経について
3 補瀉の多元性について
4 手技療法の補瀉
5 東洋医学の体系と補瀉
6 皮膚機能と補瀉
7 鍼灸の補瀉
8 補瀉の相互作用

41. 7～9

1 はしがき

柴崎氏の「東洋医学の補瀉について」の堂々たる論説が、補瀉に関心ある者にとって益するところ極めて大であったことは何人も異論がないだろう。手技療法の立場から補瀉を研究していた小生もまたこの点深く感謝するものであるが、ここに浅学の的外れともおぼしき疑点を卒直に発表させていただいて、その謝意の一端としたいと考えたのである。各種の古典、文献を検討しながら補瀉の概念を明確にされた柴崎氏の所論に対し、余りに素人的な現時点での質問であることを御了承願いたい。

現代的な立場にあって東洋医学の勉強をするとき、余りに古典に即したものは用語の了解すら困難を極めて科学的な感覚との隔絶を覚える反面、西洋医学的に解説されたものには類似した用語を直訳的に使用されて、真に東洋的な思想からは離反していることに強い疑問を覚えること屢々である。柴崎氏が補瀉を自律神経の作用に飜訳して解説された点も、こうした直訳的な誤解があるような気がする。勿論同氏も両者を同一とみることは出来ないとわざわざことわられているが、その差はプラス・アルファなどでは示すことの出来ぬ方法論的な相異があるのではなかろうか。

東西の医学は、その目的を一にし、扱う現象も異るわけでないから、これを融合して一つの理想的な姿とすることは可能であり、また必要であることも言をまたない。しかし今や全く異った発展段階を経て到達した時点で、両者の表面的な類似によって安易に結びつけようとすることに対する警告は識者により屢々発せられている。そして我国においては、その誤りを「蘭学事始」以来犯しつづけてきているのである。日本の医療界がかかえている難題の多くが、この思想的な混乱に端を発していることを認識する必要がある。西洋医学を日本語に飜訳するときに、漢方的用語で不足して新造されたのはただの一語であったと聞いている。したがって二種類の異った医学思想が、同一用語で語られている現在、両者を比較するためには各々その言葉の現す現象の意味を理解してから行わねばならないのである。

生理的に知られている自律神経の拮抗は、病的状態ではこれと異った様相をとるものであり、補瀉とは正にこうした病態的な生体に及ぼす効果を前提とした用語である。補瀉の一面が、自律神経に与える影響の相異で区別されるような性格のものであることに異論はないが、それを生理的な交感・副交感の神経機能との類似点から推論することに直訳の危険性がある。また補瀉は、結果的な交感・副交感の興奮で一義的に決めることの出来ぬ、多義的な生体との相互作用に基づいて使われている筈である。まずこうした点の考察からはじめて、補瀉を現代的に正しく理解する手がかりとしたい。

2　自律神経について

時実利彦氏の解説によれば「自律神経による内臓器官の基本的な統卒は、副交感神経系によって営まれており、必要に応じて全体的に働きを高めたり低めたりする場合に、はじめて交感神経系が参加してくるのである」と。したがって平和な環境にだけ生活するのなら副交感神経系だけでも充分であるが、社会の荒波に積極的に適応するときには交感神経のムチ打ちが必要となるのである。交感神経の緊張を必要とする昼間、活動時は副交感神経の働きは抑制されるが、交感神経の緊張がゆるめば、その拮抗作用により必然的に副交感神経の緊張が昂まり、夜間または休息時の疲労回復作用が営まれることになる。しかし生体という統一体にあっては、反対的な作用でも一方的にどちらかだけが働いているということはなく、たとえ一方が優位であろうと必ずそれが過度にならぬよう制御する力が蔭で協力して働いているのである。だから両者の拮抗の結果が現象として交感優位か副交感優位かのどちらかと判定してよい傾斜があったときに、これを起した作用を交感性刺激または副交感性刺激と呼ぶことが出来るのである。したがって生理的には昼間の活動は交感性、夜間の休息は副交感性の刺激によって正常に営まれているのである。

このような正常の生理のバランスが崩れるところに、病的な自律神経の状態が現れてくることに注意しなければならない。昼間に持続した活動が出来ず、生欠伸が出たり、疲労感が強く、明瞭な感情緊張でないでたらめな情動の動揺があり、意識は明確さを欠いて選択的行動も的確でなくなる。こうなると夜間はかえって交感性優位となって休息熟睡が出来ず、疲労回復は不十分となり、内臓には不快感が生じ、その解消に向って何らかの行動を要求するというふうに、生命活動の基調が乱れてくるのである。これが交感・副交感の流動的・調和的な生理的限度内での振動反応に不調和を生じて起る自律神経失調の一般的な状態である。こうした病理的状態になるのは、交感性の生命活動によって失われてゆくエネルギーを十分に代償するだけの、副交感性の生産活動が維持出来なくなったためであるから、エネルギーの消費を抑制し生産を昂めるために、本来交感性であるべき昼間にも、副交感性を要求するようになる。即ち行動を制限する安静状態を保ちながら、限度を越えた交感・副交感の振動を静める手段を待っているのが病気だといえよう。そして不調和な状態が一方的な交感または副交感の異常緊張として、生体に異和感を与えるわけである。

病的な内臓の異常知覚は、自律神経反射の交感性知覚路を通って脊髄に達し、上行して大脳皮質を刺激して起るが、一方同一脊髄後根神経細胞の異常興奮を起こし、交感性の体壁反射症候を起すことは、石川大刀雄教授の皮電計の理論で周知のことであろう。体壁自体が交感性優位に構築されているので、内臓知覚の交感性の情報（反応）は主に体壁におくりこまれ、副交感性の反射は迷走神経中枢に伝えられて、そこからのハネカエリがいろんな内臓におくりこまれて反射性の内臓症候をおこすということも説明されている。内部的にはこのような複雑なからみ合いで異和感が生じているのである。

これが病的な場合の自律神経の状態であるから、これを適当に刺激興奮させて正常に復帰させる補瀉の作用は、こうした複雑な生体の全てに適応することを前提として考えてゆかねばならない。補が弛緩している生体組織を収縮せしめてこれを緊張した正常の状態に導くための作用であり、瀉が生体内の阻害するものを他に移して過緊張の状態にある生体組織を弛緩せしめ正常の状態に復せしめるための作用である、という柴崎氏の古典の解釈はそのまゝ受入れることは出来ても、これを単に交感と副交感の興奮を促進させる対立的な作用と現代的に解説されたことは、以上の理由からも納得しかねるのである。しかも補瀉とは、そうした一義的な意味で用いられる用語ではなく、病態の全身的陰陽虚実、経絡の虚実によってそれぞれに補瀉があり、それが手技の補瀉、取穴の補瀉、治療具の補瀉に使い分けられていることも考慮しなければならぬ。またその作用の仕方に「補の補たることを知って、瀉の補たることを知らざる」理由も説明出来る多義的な性格のものである。こうした点は、今度は逆に東洋医学的に補瀉を理解することで、これが自律神経にどのような作用を与えることになるかという考察により確かめてゆく必要がある。

3　補瀉の多元性について

補瀉は通常、虚実に対応して用いられるのであって、「共に生体を正常の状態に保持し、その生活力を増強させる方法」には違いないが、それは虚実という病態に適応して作用した場合に期待出来るのであって、これを誤るときはかえって生体に障害を及ぼすこともあり、そこに正しい補瀉の理解が必要となってくるのである。柴崎氏は虚実の字義を説明されず、不足、有余によって補瀉を解説されたが、弛緩している生体組織即ち不足の状態と過緊張の生体組織即ち有余の状態が虚実に当はまるとしても、それは決して生理的な弛緩・緊張をいうのでなく、漢方の全体的な病証を指すことに留意すべきである。したがってこの弛緩・緊張は単に副交感・交感神経がそれぞれ生理的に優位の状態にあるためではないから、逆に交感・副交感神経をそれぞれ興奮させることで正常に復させることが出来ないのである。

虚実は、むしろセリエやラボリーの説く防衛反応的な内分泌・自律神経系の異常状態を参考にして考える方がよいのではなかろうか。この西洋の新しい研究は、病気全体を非特異的にみてゆこうという東洋的発想に近いところから出発しているので、虚実を理解する手段として適当なのである。「生体にどのような侵襲が加わっても、これから生体防衛してゆく手段として内分泌と自律神経系に適応のための反応がおきるが、この反応が過度になるとかえって疾病をおこす働きとなる」というのがこの説のあらましである。侵襲に対する適応が正常な活動範囲を超えると、その力がかえって疾病をおこす病理的ストレスとなるということは、自然治癒力は一面では病的状態を作る力として働いているということにもなる。昔から慣用されている自然治癒力というあいまいな概念に、医療がいつも甘い期待を寄せてきたことを反省してみる必要があるのではなかろうか。ところでこの防衛反応は、まず緊急的なアドレナリンの分泌などの内分泌作用と自律神経系のはげしい動揺のみられる警告反応期となって現れる。体力的に余裕のあるときは、このような反応によって正常に復するのであるから、漢方的病証でいえば陽実証に近いのではないかと思う。この変動が余りはげしすぎるか、これを支える体力が不足していると、副交感神経の過度の緊張などでショック症状をおこすことがあるが、これは陽虚証とみてよいだろう。警告反応から回復しなければ次いで抵抗期に入り、受けた侵襲による刺激には抵抗力が強くなってこれを排除しようとするが、他の刺激には弱くなっている。これは陰実証ということが出来よう。そして体力を消耗したり、体質的に弱かったりすると、ストレス説の疲労期になって刺激に対する反応も全体的に弱まり、生活力も不足してくるので、陰虚証ともいえる状態である。これらいずれの病的状態に於てもその基調は副交感性の同化作用を昂進して、正常な適応力を回復しようとする働きにあることを忘れてはならない。ただ実証の場合はすみやかに侵襲の刺激を排除して回復が順調に行われるように、抵抗性の過緊張がその部分に現れているのに対し、虚証の場合は抵抗力を強める刺激やそのためのエネルギー消費に耐えられないで、同化を促進する弛緩した状態にあるといえる。したがって実の場合は抵抗性のため過緊張となっている部位の働きを助ける瀉法が阻害するものを排除せしめて解緊した正常状態に復させることになり、また虚の場合は弛緩している部位のエネルギーの消耗を極力抑えて副交感性優位の状態を持続させる補法がエネルギーを蓄積させる結果として正常の緊張状態を取戻すことになるのである。

このように全身的な虚実の証に対する補瀉は、薬方では汗・吐・下をみるような瀉の配剤と、このような病毒を排出させる刺激的な作用を禁じ病毒を和解するような補の配剤とに区別されるし、経絡では、各経絡に現れた虚実の補瀉を行う手技・手法によって行われるのである。経絡の虚実は、単一の経の虚または実、あるいは二、三の経の虚実に集約された生体の歪（ストレス）として把握される。しかし実証の場合は、ある経の実が強すぎてその反対表現として他経に虚が現れたものであり、虚証の場合は、ある経に虚があることによって他経に実が現れているにすぎない。自律神経でもその拮抗性が病的の場合には、交感神経の興奮は副交感性優位のリラックス（緊張解放）を導くために現れているときと、内部の副交感性を維持するために体壁に警戒的に過敏に現れるときがある。前者が実証、後者が虚証であるから、瀉法は交感神経興奮に刺激を与えることで奏効し、補法は交感神経の興奮を抑制することが必要となる。実証の虚実は実を瀉すことを主に、虚の補は従とした方が効果的であるが、虚証の虚実は、虚の補を主とし生体の緊張・動揺を避けて、実の瀉は補を安定させる意味で行うようにしなければならない。このため虚証に対しては、治療具の選定・取穴の方法・刺激量の過不足が特に慎重さを要求され、禁忌の注意も強調されるわけである。

4　手技療法の補瀉

現行あん摩・マッサージは、半健康症候群を適応症としており、重症疾患はもとより病気といわれるものの殆んどが禁忌となっている。素問の異法方宜論では中核的存在であった手技療法が、いつか医療としての影がうすくなり、西洋医学の輸入と共にいち早く医療補助的マッサージと結合し、西洋医学での位置を失ってしまった。こうした傾向をなげいた一派が按摩から分離し、または経験施術を土台に、治病を標榜する指圧療法の名称のもとに結集してきた。そこであん摩と指圧の相異は、その手法を正しく用いる限り、治病効果にあることが社会的にも知られてきたが、業者はこれを科学的に立証しないで技法の説明と感情的な論議で主張してきた。

厚生省教本のあん摩・マッサージの科学的実験を検討し、この点から研究を着手した小生らは、その循環機能に及ぼす影響のデータを手がかりに追試的な実験から始めた。あん摩は心拍数と脈波数が増加を示すことで、循環促進の効果を立証したと結論づけていたが、ほぼ同様の実験で指圧は心拍数・脈波量・呼吸数の全てに減少をみるという全く反対の結果を得たのである。あん摩によって心拍数の増加したことが果して循環促進といえるかどうかは別として、それが交感神経興奮を意味することだけは確かであり、指圧がこれとは逆に副交感神経興奮となったことも明かである。指圧によって睡眠時のような安静状態が得られたことは、これが補を主としており、重病人に対しても施術可能で治病効果をあげ得る理由もわかり、逆にあん摩の手技は瀉を主としているので、安静を要するものには不向きなことがわかった。手技療法の種類によってこのような補瀉があることがわかれば、それぞれの手法にも補瀉を分ける操法のあることも明らかとなった。指圧の中にも、強く痛い押圧が病気を治すのだと主張する一派があるが、これは実証に対し奏効する瀉法であるから、反面虚証に対して失敗し、指圧は危険だとか乱暴だという汚名をこうむる因をなす。

手技療法がこのように補瀉によって分類出来ることが証明されたので、はじめてその東洋医学的な役割を主張出来ると確信した。経絡が手技によって認識され、また手技によって構成づけられたことは、その経穴に鍼灸の禁穴が多いことからも推論していたが、東洋医学の全般の診察に切診の占める重要性からも、手技の補瀉を根拠として、新しい東洋医学の体系化を試みさせる動機を与えてくれるのである。補瀉を論拠として、東洋医学が如何に体系づけられるかは、先に第十七回日本東洋医学会総会に於て「東洋医学に於ける指圧療法の立場」と題する研究発表の中で、その概略を示したのであるが、ここでもう一度その点を検討してみたいと思うのである。

5　東洋医学の体系と補瀉

東洋医学といえば、現在は湯液と鍼灸に限られているようだが、素問の異法方宜論には漢方諸法として、砭石・九鍼・毒薬（湯液）・灸焫・導引按蹻（手技）の五種をあげて、これを五行に配当して理論づけている。そして手技以外の四法は、それぞれの五行の方位に当る地方からの外来のもので、中央にもたらされて漢方に体系づけられたとしている。これらの分類が単に五行的なこじつけでなく、歴史的な事実であることは最近の研究で明らかにされてきたが、またそこにみられる、環境・生活・疾病の別による諸法の発生・適応を示したものとしての意義も認められている。特に手技が、中華思想の中国で中央に位置づけられているのは、漢方諸法の組織づけに大きな役割を果したためであることは、現在でも診察法（切診）や経絡の認識に不可欠の要素であることからも確かめられる。しかしその後これらの諸法は、湯液内を制し、鍼灸外を制すという言葉で示される姿に変貌して適用されるにすぎなくなり、更に漢方医と鍼灸師というように専門的な分派をみることになった。綜合的な漢方の特徴が、こうした諸法の適用にはかえりみられず、学問的な相互関係の研究にも発揮されず、患者は偶然選んだ医家の得手とする術式に従って東洋医学を部分的に経験するという現状になっている。西洋医学の分科・細分化の弊害を綜合病院や人間ドックの方向で改めてゆこうとしているのに、東洋医学の諸法にはそうした傾向がなく努力も少いのは遺憾である。これは東洋医学に体系化の試みがなく、またその中心的要素であった手技が軽視されてきたことに原因があると思い、このような発言を小生は本年の日本東洋医学会総会において、「東洋医学における指圧療法の立場」と題する研究発表の中で行った。その際呈示した「東洋医学の体系」こそ、補瀉の理論に基礎づけられたものであるので、ここにその概要を示して検討を仰ぎたいと思う。

1. 補瀉に関する一考察

補瀉は元来、陰陽思想に基く概念であるから、単独の補・瀉だけでは意味をなさない。あたかも交感・副交感のいずれかだけでは自律神経の機能が正常に営まれないのと同じである。陰陽思想は、簡単に云えば相反するもの同士が相協力して創造作用を行うという生命的な論理なのであって、全ての事物にこのような矛盾の原理を認める弁証法と似た所が多い。こうした根本的な陰陽は全ての事象に含まれているが、同時に一つの事象としても陰陽という言葉が使われている。虚実も同様であって、虚証の中の虚実という使い方などもその一例である。そこで陰陽虚実のように組合せて使われる場合もある。三陰三陽は陰陽の組合せで六段階の変化が示されたものだが、その根本には原理的な陰陽の対立がみられる。このような意味で全ての対立概念は陰陽の二群に分けて示すことが出来るのである。

医学を内・外に分けるのは近代的な西洋医学の観念によるのだが、東洋的な外は、そとからという意味でなく、本道（内科）に対する外道からであったと云われる。事実西洋の外科は理髪師の余技で、医術と認められたのは最近のことであるが、今やその本流と考えられてきている。しかし東洋医学の内外は、人体の裏表を陰陽的に分け、その作用を及ぼす面からみたものである。そして作用される手段は、西洋医学の語原そのものに当る、内科は自然物・薬

東洋医学の体系

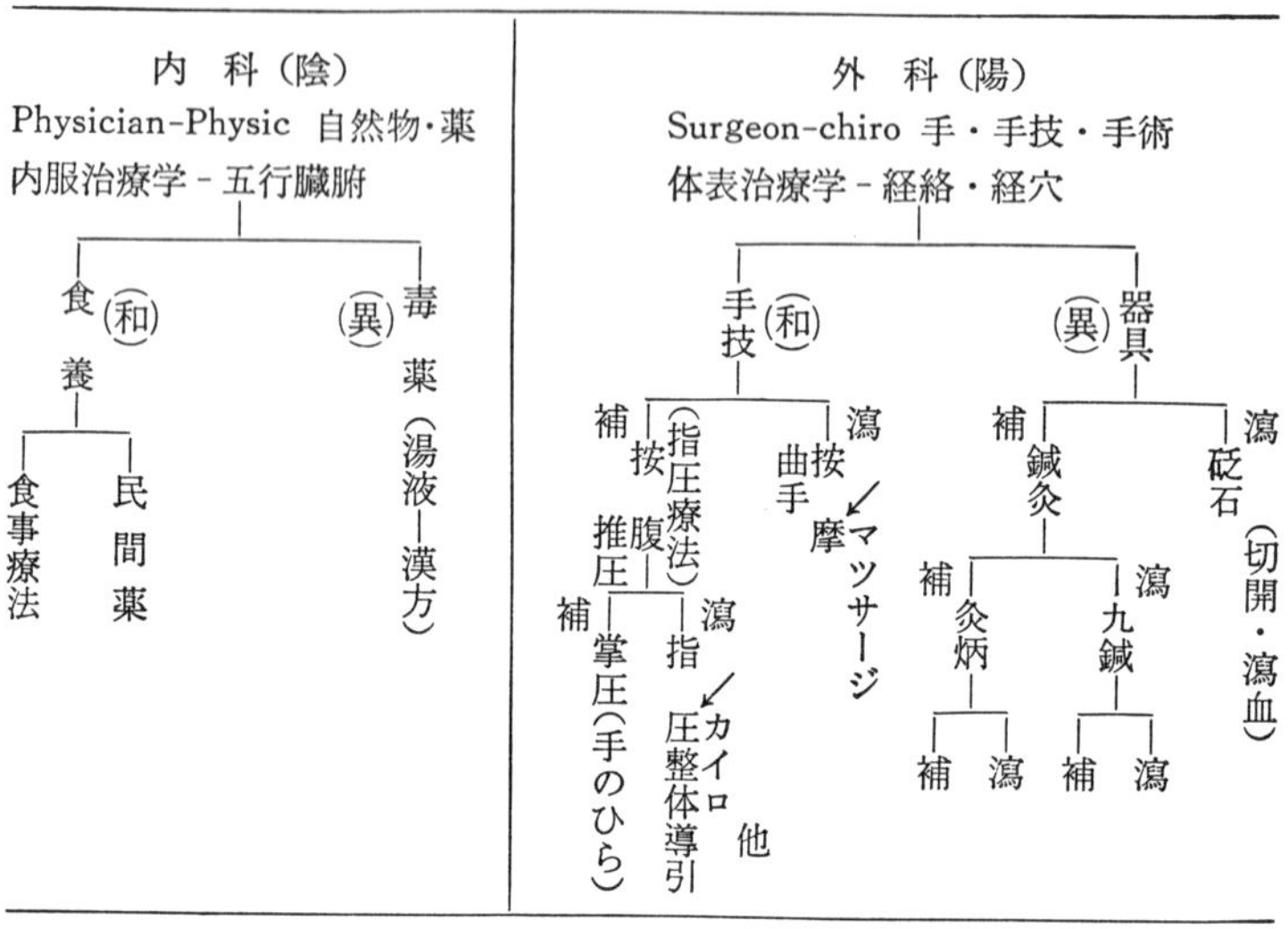

陽	実	有余	瀉	異	動	右	上	背	表	体表	腑	伸筋	緊張	交感性
陰	虚	不足	補	和	静	左	下	腹	裏	深奥	臓	屈筋	弛緩	副交感性

で、外科は手の術である。別の言葉で云えば前者は内服治療学が主として五行臓腑の思想を用いるし、後者は体表治療学で経絡経穴の思想によるものと分類されるであろう。どのような疾患であれ、用いられる比重はその病態によって当然異るが、両者が陰陽的に適用されることで、はじめて真に東洋的な綜合治療と云うことが出来る筈である。

内科と外科はまたそれぞれ、生体の生理に同和的か異質的かによって二分される。内科では自然食品による治療法の食養と、元来毒性のある自然物を中心とした配列による湯液に分けられる。いずれも病態に作用を及ぼすためには、その中に補瀉の働きを巧みに配合して与える必要があるだろう。しかし同和的なものは作用が緩徐で危険性が少いので、専門的な医者でこれを研究する者が余りなく、多くは体験者または教祖的な性格の者で偏見的な説となりやすい。この点は手技の場合も同じ傾向がある。しかし食養は生命現象の中核をなすものであるから、いずれの治療法を行う場合にもその適切な指導は不可欠であり、この点東洋医学的な認識のもとに組織づけられて治療術として個々に適用し得る方法（即ち証による配合）を確立してほしいものである。

湯液は毒性の瀉剤が中心となりながら、補剤の配合によってその作用を適切にまた副作用を制御する効果を及ぼすのであろう。しかし西洋医薬の複合法のように、有効成分を純粋分離したものを再び組合せるといった方法によるものでなく、自然物にある陰陽的な作用が、配合によって証に合った補瀉の効果をあらわすと考えるべきだろう。このような東洋的な医療観に基いて投薬する医者の人格によって湯液の効果は現れるのであって、単に西洋医薬を与える代りに生薬を使ってみるという態度では、漢方とは云えないと思う。

内科即ち内服というのは陰の働きであって、これを効果あらしめるには陽の助けを必要とする。体表治療としての手技とは、治療術としてあるものだけでなく、診察行為に用いられる切診も当然これに含まれ、更には人間関係の全てがこの体表関係として具体的に存在するわけである。内服の作用は陰であり静であるから、その薬効にしても不明瞭で外に表れてこなければ摑みにくい。それだけに外から与えられるものによって大きく左右され易いわけであり、薬は効くのでなく効かすのだという言葉もうなずけることである。食養など特に教祖的性格の者によって指導されないと永続性を保てないし効果があがりにくいのであろう。東洋医学には精神療法という別個のものが存在しないのは、おそらく体表という人間関係にそれを含ませていたからだと思う。切診などは明らかに病の存在を見るのでなく、病む人間の表現としてみる態度がそこにあるわけである。

治療術としては、外科もやはりその和・異によって、手技と器具に分けることが出来る。器具は全て人体に対して異物であって、元来人間に傷害を与えるものである。手はこうした傷害から己をかばい、保護し、また補修する役目を負わされている。傷ついた所、また痛み、苦悩を訴えるところに自然と手を当てるのが本能的な動作であり、医療一切の行為を手当と名付けた原因でもある。柴崎氏の解説にもあるように、補は手をもってピッタリとあてて保護し同じものでつくろうという意味が本来なのだから、これは手技によって行なわれるものであることは明らかである。

これに対して、瀉は物をこちらから、あちらに移してくつろぐことだと説明されている。そしてくつろぐことに瀉の重点を置いて解釈されているが、くつろぐのは移した結果なのだから、瀉の行為は移すことでなければならない。有余という過緊張の状態を、奪ったり、殺したりするのでなく、移すことであれば、その移す場所がなければなるまい。どこにでも移せばゆったりするのでなく、元来あるべき所までもっていったから、緊張感がゆるんでゆったり出来るのである。生体という統一体で余分なものが集ったのならそれだけ不足したところが出来ている筈である。即ち不足があるから有余が出来るのであって、これが虚実という歪（ゆがみ）になって病態を表すのである。但し実証の虚実は、有余が不足を生じ、虚証は不足が有余を生ずという比重の相異があるので、補瀉を行うにもどちらを主とすべきかの相異がでてくるのである。

ところが柴崎氏は、補瀉を結果的な収縮と弛緩から判断して、これを自律神経の交感・副交感に当てゝ解釈を試みるという重大な誤りを犯してしまわれたのである。そこで折角古典の正しい解釈から始められたことが、結果は全く混乱を招くだけになってしまったのである。その最大の原因は補瀉をただ鍼灸術だけに当てゝ理解されていたからではないかと思う。補瀉がひとり鍼灸のみのものでなく、広く東洋医学の治病理論の根底をなすことを考えられたら、この解釈の誤りにすぐ気付かれたのではないかと思う。そして鍼そのものが元来瀉法であるために、多くの苦心が払われていることも発見されたであろう。

補が体外からプラスするのでないように、瀉も体外へ移すのではない。生体の不足した場所へ積極的に移すという異化的な働きには交感神経の興奮が必要な筈である。移しおえてはじめて交感緊張がゆるんで正常に戻れるのだから、瀉は決して副交感興奮の作用ではない。これに対し不足した場所は積極的に充実した部分から取ってくるような働きは出来ない。不足し空虚になったのはそこで異化がすすみすぎた結果であるから、これに更に交感刺激を加え活動性を与えることがよくないのは当然である。洩れるのを防ぎながら、有余の部から徐々に補われることを待たねばならぬ休息状態こそ必要であるから、副交感性優位に置かねばならないのである。

このことは元来器具という生体にとって傷害を与える異物で刺激を与えたならば、防衛的に交感性優位にある皮膚は当然交感緊張を起すということからも明らかである。内部に病的に虚している部位の皮膚ほど皮膚緊張の著しいことは、デファンスなどの現象からも周知のことである。また全く交感緊張がみられぬほど虚弱な病人には、多量の刺激は禁忌とされ、慎重な補法のみが許されるということもこのことを裏付けるものであろう。

器具の中でも直接皮膚を傷つけ切開する砭石は、別名瀉血とも呼ばれるように最も瀉の作用の著しいものである。これに対し鍼灸はその適用に慎重な配慮がなされ、皮膚刺激を少くして内部的な作用を重点とすることから、補法であると云えるのである。また鍼灸だけに限って考えれば、温熱を与え、静的で、植物的な灸炳は補で、冷寒性の金属によって動的な刺激を与える九鍼は瀉に当ることになる。更に鍼灸それぞれに技法としての補瀉があることは云うまでもないことだが、このような末梢的な補瀉だけで補瀉の全てを理解しようとすることが誤りのもとであると思う。この点については後に詳述したい。

手技もやはり補瀉に分れ、元来按摩の按が瀉、摩が補になるが、江戸時代になると「あんま・あんぷく」の言葉のように手法として分派される。これは古法按摩の補瀉が技法として分派したもので、この経緯は太田晋斎の「按腹図解」に明らかである。按腹は按摩師の中でも検校の位がないと許されなかったものだが、晋斎はこれを家庭療法として提唱し、その推圧法がその後民間療法となって、後に指圧を形成する母胎となったのである。現行按摩を特徴づける曲手に対し、単純な推圧の医療的価値を認識して発生した指圧は、その技法に補の語源的意味をそのまゝに用いている。曲手は動きの激しい複雑な律動性を特徴とし、そのことをもって素人との区別を強調するギルド的な性格をもっているが、このような瀉法は安静を要する病人には不適となり、多くの禁忌症を与えられることになった。また社会的に盲人専業のような形態をとるようになって、東洋医学としての経絡・経穴の研究を怠り、慰安娯楽の術に堕して現在に至っている。こうした地位低下を回復しようとする努力が、西洋から輸入されて技法的にも類似したマッサージと結合する方向に行われたので、現行按摩の東洋医学的な価値は殆んど失われてしまっている。

指圧は民間療法として発達したゝめ、複雑な経穴の名称を捨てゝ、簡単につぼと称して経験的にこれに推圧を加え、鍼のひびきに似た刺激を与えて治療効果をあげてきた。そこへカイロプラクテック・オステオパシーなど新に輸入されてきた米国の手技療術が結合し、これに整体・導引などが加わって複雑な業態となった。そしてこれらが多く瀉的効果を主としたゝめ、補法を主とした推圧は、手のひら療治といった別名をもって呼ばれることになった。このような補瀉はそれぞれの術者によって経験的に適宜使用されているのだが、一般に指圧は瀉的要素を強調されてきて、指圧は痛いもの、力まかせに押しまくるものといった印象を社会に与えてきたように思う。また業者自体も補瀉を意識的に理解していなかったし、経絡・経穴についての研究も怠ったゝめ、東洋医学的な認識に結びつくことなく、むしろ西洋医学的理論を背景として発展してきた。

一体に手技療法は、食養と似て生体に同和的であるため生命への直接の危険性が少い。このため毒薬・器具などと異って余り勉強しないでも行えるので民間療法化しやすい。器具の中でも補法に当る灸柄も、素人が容易に真似て、健康法として行われている。そこで反面これが学問的に研究されずに、食養と同じく体験者が教祖的性格をもった者の宣伝によって普及されやすい傾向となる。これを業とする者と素人との区別もはっきりしないから、社会的にはこれらが混同され、また業者にも一定のレベルを維持する努力が失われ、個人的プレーの名人肌が尊重されて、協同的研究の意識はうすれ、全てが一匹狼や一国一城の主となるといった状況である。手技と食養はこうした点でも類似しているが、漢方が民間薬と区別されるのはその配合法でなく、診断の有無にあるように、手技・食養も診断によって医学的位置づけを区別すべきである。

東洋医学的な診断は勿論病名によるのでなく、証を得ることにある。したがって治療法としての確立は、その療法独自の証体系をもつことで達成される。湯液・鍼灸はそれぞれの証体系をもっているから、互にその証にしたがって治療を施しても、決して西洋医学のように診断を妨げることにはならない。むしろ積極的に各療法が協力して治療に当るほうが漢方的と云えるのだと思う。この意味からも、食養・手技は早急に証体系の整備を行うべきである。かくして内・外科の異和法が、協力して治療に当るということが、補瀉本来の理想的な姿となるのではないかと思う。現在のように患者を各療法で奪い合い、その適・不適を反省することなく患者を手ばなさない傾向は、漢方の綜合治療の名に恥じることになろう。このためにも東洋医学を体系づけ、各法の適用法を確立する研究が行われなければならないと信じている。その根本理論となるべき補瀉について、更に詳しく検討してこの結論としたいと考えている。

6　皮膚機能と補瀉

経絡思想というものが、体表よりの診断と治療を主眼として構成されたことは明らかであり、経絡の虚実に補瀉を行なうに当っては、皮膚機能の特質を理解しておかねばならぬことは当然である。皮膚は生体と環境を区切る界面であると共に、生体が環境に適応してゆくために内外の交流に必要な情報を得る機関でもある。即ち界面としての皮膚には、生体が環境との物質交流を行う臓器としての機能と、生体を環境から防衛する外皮の二面がある。前者には副交感性の臓器感覚即ち原始感覚が優位に働き、後者には交感性の体制神経即ち皮膚の判別性感覚が優位に働いている。

判別性感覚は対象即ち生体に利害を及ぼす物を見分ける感覚であるから、その表層にあって行動に伴って鋭敏となり、交感性優位に構築されている。これに反し内臓的な原始感覚は生命活動の基調に対して働くので、休息的なときにその異常さに鋭敏となり、副交感性の緊張を導くものである。一般に外部からの刺激は、判別性感覚を興奮させ、交感性優位となって身体を防衛的に身構えさせるものである。したがって睡眠をとったり安静を保とうとする時には、外部刺激をなるべく少くし、精神的にも緊張をなくして、交感性興奮を起させないようにするのが普通である。ところが何かで交感緊張がとれず睡眠や安静が妨げられることがあると、聴覚や皮膚の判別性感覚が過敏となって一寸した刺激が気になり、眠りや安静に務めれば務めるほど、かえって全身が緊張してくるという経験が誰にもある。このような時は、外部や精神の刺激を無くそうとするより、むしろこれを単調に持続させることで、逆に副交感優位に導くことが出来るということも周知のとおりだ。

単調な雨音や数をかぞえることが、興奮しているときには、かえって眠りを誘うように、皮膚刺激も単調にくりかえされると、それが安心感を与えて眠くなる作用になる。ここに判別性感覚即ち知覚の心理学的な特徴をみることが出来る。知覚は対象を判別するためのものだから、時間的空間的に変化のあるところに鋭敏に働き、一様に持続する見慣れたものには、次第に鈍痲してゆく傾向がある。音や臭いにすぐ慣れるように、皮膚も着衣の感じはすぐ失われる。圧覚は圧勾配のある場所にだけ感じられるというのは、この判別性感覚に対して云われることなのである。

痛覚も表面的な定位しやすい刺痛などは判別性に属するから、やはり順応をおこしやすく鈍痲する。しかし深部には原始感覚としての定位しにくい広汎で不鮮明な痛覚があって、これは順応しにくく、持続することで次第に全身的な不快感を伴うような性質のものである。圧反射を起こす圧覚もこれと同じく、原始感覚に属するから圧知覚は明瞭でなくても圧面積と持続時間に比例して作用する性格をもっている。防衛機能のために外部からの刺激を警戒している皮膚表層の知覚は、その興奮に伴って当然適当な行動がとられることを予想している。トゲが刺されば、その痛い場所を中枢に伝えて、運動神経の働きで排除されることになっている。また熱感や急な衝撃には反射中枢で処理されるようになっている。しかし大脳皮質に於て、そのような行動が必要ないと判定されたときは、知覚は抑制され鈍痲する。刺激が放置されるということは、当然そのような判定と同じ結果になるわけである。

交感性優位に構築され、しかも病的なときには、弱っている内部を防衛するために益々過敏となっている皮膚を介して、体表よりの治療が如何にしてその目的である副交感性優位の状態に導くか、ということを理解するには、このような皮膚の特質をよく知っておかねばならないのである。

7　鍼灸の補瀉

皮電計の理論によると、体表の過敏(痛)、コリ、発汗、冷え（血行不全）などは、内臓の異常知覚が自律神経反射の交感性知覚路を通って同一脊髄分節の分布範囲に起した体壁反射症候であるという。これが交感性であることは一種の内臓異常に対する防衛反応として合理的に理解することが出来るが、皮電計は、こうして皮膚にあらわれている内臓異常の反射で、電気抵抗の少くなっている皮電点を発見して、疾病の種類を診断し予知すると説明している。皮電計を反応の強い皮電点に当てると相当強い電気刺激を感じるのであるが、それによって皮電点が消失することもあり、疾病の治療に伴っても消失してゆく事実から、体表よりの診断と共に治療の可能をも暗示しているということだ。しかし皮電点の電気刺激は、交感性であってかなり不快なもので、脊髄後根がノイローゼ気味になり皮膚が過敏となっている場所へ電流が流れるのだから、ある程度ショックを与えているわけで、その反射は逆に内臓へも交感性刺激となってハネカエッテいることが予想される。

皮電点が経絡の経穴と多く一致することを検したと云われて、鍼灸の科学性に悩んでいた業者が大いにこれを歓迎し、治療点の検出にまで利用するという風潮を来したが、どう考えても皮電計と鍼灸の本質は全く異ったものである気がする。小野寺氏圧痛点やその他の西洋医学による体表診断点も多く経穴と一致することが認められ、これを安易に治療点として使おうという気風が鍼灸や指圧などにみられるが、小野寺氏自身がこれは治療点とは別物であると言明しておられる。第一に病名診断のために使われたこうした点が、証を診断する漢方と常に一致すると考えることは誤っているし、証はそれぞれの治療法を指示すべきものであれば尚更、その技法に基く診断によらねば漢方の本質を失ってしまう。たまたま皮電点が鍼灸の治療点と一致したとしても、皮電計が与える電気刺激は、鍼灸の刺激とは全く異質のものである。

鍼はなるべく皮膚表面の痛覚を刺激しないように、金銀またはその他の吟味された材質で、細い弾力性のあるものを用い、また管鍼などで皮膚表面に一定の刺激を広範に与えておくなどして、内部の原始感覚に放散性のヒビキを快よく与えるように考慮している。灸は、もぐさの良否、大きさ、壮数を吟味するのも、単に熱痛を与えるためのものでないことを示している。こうした伝統的な技術は、永年の治病効果に対する経験施術によって摑んだ事実によるのであって、最近の短時日の実験などでは左右されない本質的な理由がある筈である。

鍼灸の経絡補瀉の方式をみると、いずれも皮膚刺激が直接に病変部に衝撃を与えぬような考慮が払われているのだと思う。一経だけの病変ということは、おそらく実証だから直接その経脈だけの治療を行うが、他経に変動が波及した場合は、虚すればその母を補い、実すればその子を瀉すという方法がとられ、特殊病変では更に剋を用いるという複雑な方式である。これらのすべてがまた、実際の施術に当って四肢の五行穴を利用して補瀉を誘導的に行うということで、経絡の虚実を調整するように書かれている。

このような古典的方法が現在どれほど用いられているか疑問であるが、少くとも現在の病名によって一定の経穴に施術するような疑似鍼灸とは異る、本質的な漢方の姿があると思う。実は指圧師として鍼灸の研究をしていた小生は、はじめこのまわりくどい方式の意味をなかなか理解出来なかった。しかしこれが単に五行説の形式的な利用ではなく、慎重な配慮のもとに経絡思想を生かしていることを知り、そこから鍼灸がもともと瀉法であるために用いられた方法であるとの結論に達したのである。とかく素人は病変のあるところやその表れに対し直接治療を施したがるものであり、この西洋医学的な理論がそのまま皮電計にもみられるのである。しかし病気を常に全体からみてゆくという漢方の思想は、局部に捉われぬ経絡という動的な機能系の上から治療を考え、技法の補瀉によって更にこれを間接的になるよう、四肢の五行穴とか経の生剋を用いる手段を講じているのである。これがまた患者に対し術者の心構えを、病変に集中させず微視的に捉えられて固定されないように役立っているのだと思う。

鍼灸という器具は、もともと生体と異質のもので傷害を与える性質のものである。しかし毒を以て毒を制するように、有ってはかえって有害となるもの即ち邪気を押し出す刺激としては有効に用いられる。邪とは歪《ひずみ》（ストレス）と同じで、決してそれ自体が有害物なのでなく、あるべき場所にないから害を与えるにすぎない。これを病原菌でも殺滅するようなつもりで攻撃するのは、決して漢方的な考えではない。したがって鍼灸は、この邪気を適当なところに誘導してその過緊張状態を弛緩させるから瀉法となるのである。その中で、移す効果を与えるのが瀉で、移したものをそれが不足しているところへ導いてピッタリ当てがう作用をするのが補になるわけである。また移す方を主体とすれば瀉法、当てがう方を主体とすれば補法になると云える。虚証の場合は、決して移す方をいそがずに、徐々に当てがってゆくことが必要であるから、刺激的な技法を避けて慎重な施術を要求されるのである。

これは、機能の低下している患側特に患部へは必ず弱い刺激によって興奮させ、健側へは強い刺激でこれを抑制するという神経学説とも一致するのだが、赤羽氏のシーソー現象のように、患部へはかまわず健側へ強刺激を与えるだけでも奏効するのである。患部へ鍼灸により補法を行うことは極めて困難であるから、患部に触れぬ方が賢明であるが、この場合補法が行えたら効果の倍加することは当然である。病気の治療に補瀉両法共に欠くべからざるものというより、補瀉が伴ってはじめて漢方となる筈であるのに、鍼灸で補が如何に難しいかゞ力説されているのは、根本にこうした理由のあることを示している。補瀉が鍼灸独自のものならば、こうした現象は全く不可解であろう。ＭＰ針の効果は、補瀉を同時的に作用させて、従来の鍼灸にみられぬ良好な結果を得るのであって、逆に云えば従来の鍼灸がそのことを如何に忘れていたかという実証にもなるだろう。

8　補瀉の相互作用

弛緩している生体組織を収縮させる補と、過緊張状態にある生体組織を弛緩させる瀉とが、それぞれ別個に存在するのでなく、生体の歪（病的状態）を正常に復せしむる適応刺激として偶力的に働いてはじめて意義がある。その病的状態が実証性と虚証性では力関係が異っているが、虚実によって歪が生じている点では同じである。自律神経の状態でいえば、交感・副交感のいずれかゞ過度の異常緊張としてあらわれているので、単に拮抗する神経を興奮させるだけでは正常に復さない。一方が異常であることは同時に他方も異常状態にあるのが拮抗性のあるものの病的状態である。そしていずれの病的状態も、副交感性の正常な同化作用が保証されたときに、補瀉の適応刺激が奏効して回復に導かれると云えるのである。

実の部位は、反応力に余裕があり、順応性にも巾があり、交感興奮により過緊張の状態にある。このようなときは交感刺激を適当に与えて、反応力や順応性を促進させる方がその部位の機能を昂進させて過緊張を解消することが出来る。これに反し虚の部位は、反応力も乏しく順応性は衰えているので、加えられる刺激を警戒して皮膚は過度に鋭敏となって内部を保護している。このようなときは刺激は最小限にして機能回復の副交感状態を維持させねばならない、外部からの刺激を避け安定した状態でゆっくり休息させることで、機能を回復出来るのである。前者が瀉で、後者が補であることは明白だが、瀉が動的で意識的で刺激的な性格をもち、補が静的で無意識的で温和的な性格であるという掴み方から、瀉を陽、補を陰という対立的な作用でみることも出来る。

皮膚機能の特質から補瀉の作用を考えるならば、瀉は局部的な表層の判別性感覚の興奮を適当に刺激して、人為的に、意識的な大脳皮質の抑制を働かすような方法で、原始感覚に影響を与えるのであり、補は判別性感覚が速かに鈍痳するような広範な持続的な刺激の少い作用によって、無意識的に自然的な生命的な原始感覚に直接交切するような方法である。瀉は外界と生体を対立させ区別する作用を、補は外界と生体が交流し一致する作用をもつわけである。したがって瀉は個別的な経穴が主として対象になるし、補は流動的な経絡が作用の対象とならねばならない。

このような陰陽的対立は、東洋にあっては全て生命的な弁証法によって止揚されてはじめて意味がある。即ちこの対立を統一する主体は、治療を行う術者であって、決して対立する技法や器具、性質の相異ではないのである。補瀉を行うのが主体的な術者であることによって、補瀉の相互作用は患者の歪を正し病的状態を回復出来る。適当に施術をすれば、どれかが補となり瀉となっているだろうなどという安易な技法を行うところに決して主体性はない。また他者によって（西洋医学的に）診断された病名に従って、取穴の補瀉を行っても同断である。補瀉の主体的な施術は、患者の虚実を正しく認識即ち証の診断出来る術者によってはじめて行われるものである。

以上の理論は全て小生が指圧療法の正しいあり方を追求した結果、技法的に得られたもので、決して机上の空論ではない。但し鍼灸に関しては全くの素人である関係上、小生の理解した補瀉の観点から推測したものであるから、あるいは的外れの議論も多いと思うのでよろしく御叱責願いたい。小生は指圧療法に於てこの手技を、ＭＰ鍼の如く陰陽の作用に分けて同時に行って、はじめて経絡を主体的に認識する方法を発見した。この陰陽の手技で、補瀉は美事にその相互作用を発揮してくれるのである。このような実感的補瀉の体験を論拠として、柴崎氏の古典的解釈に対し妄言を遠慮なくのべさせていただいたことを深く御詫びする次第である。

参考文献　日本指圧学校編「指圧療法原理」昭38　日本指圧学校編「指圧療法臨床」昭40　第一出版ＫＫ刊

二、切診と触診

1 診断について
2 皮膚感覚について
3 原始感覚について
4 実感について
5 切診について

41. 10～11

先に発表した「補瀉に関する一考察」の中で、日頃疑問に思っている東洋医学の諸問題をいくつかあげておいたが、補瀉を中心とするテーマであったので詳しく論及することが出来なかった。そこで先の発表で不備な点を補う意味もあり、また関連した疑点を共に追求していただいて解明する必要もあると思い、新たなテーマのもとに二、三発表させていただくことにした。

1 診断について

まず東西医学の根本的な相異点が、飜訳された用語の類似性から案外見過ごされてきている　つとして、その診断に関するものから取上げてみたい。漢方四診といわれる「望・聞・問・切」は、西洋医学の古典的診察法として知られる「視・問・聴・打・触診」とほぼ同様の手段をもって行われるものであるが、その内容と診断に対する比重の軽重に大きな相異があるというのが一般の説明である。現在洋医の診断は、最新の機械・器具による検査法に頼らねば不可能に近い状態で、不確かな人間の五官による診察は補助的か指向性を得る手段としての意味しかない。臨床医としては、昔ながらの五官だけを用い、しかも無数の誤診におびえつゝ唯一の病名を決断しなければならぬ不安もない「証」という便利なものを選べばよい漢方が羨しいであろう。最初の診断に誤りがあって、すなわち証を間違って治療が奏効しなくても、そこはじわじわと効かす漢方の特性に蓑がくれして、随証応変とばかり治療法を変化させることも出来るのである。患者に疑念を与えないだけでなく、医者も自責の念を懐く必要が少ないから、証とは有難いものだと考えておられる方も多いだろう。特に洋漢兼備される医者は、初めに速効性のある洋薬を用い、様子をみておもむろに漢薬をといった芸当も出来るのだから、こたえられないだろうとは、同じ漢方でも医者でない鍼灸・指圧師のひそやかな感慨であろう。

ところが鍼灸・指圧は、技術だけが頼りで、効果がなければ信用も失うという立場にあるけれど、逆に「病気は何であれ、治ればよい」式の安易な施術を行って、診断の重要性を余り認識していない。治療に診断が不可欠なことはいうまでもないが、漢方四診以外に手段のないとき、その診断は漢方的証を導くことを必要とし、決して西洋医学の病名であってはならない筈である。かくかくの病気を治したと病名を発言するとき、それは西洋医学的に診断されたものでなければならず、したがって効果の判定も、患者の症状でなく同じ医学的診断によって確認されたものでなければならない。病名には症状によって表されるものもあるが、漢方では証を得るための指標として意味があり、西洋医学では病理的な解明がなされるまでの便法であって、いずれの医学的体系からみても、それだけでは正確な分類のために十分ではないはずである。

最近の東洋医学的発言は、しばしば西洋医学的病名の表題をもって始められている。これはその診断が可能な医師によって研究された場合は適当であるが、鍼灸・指圧師はその指標から自己の技術に即した証を示すことによって、はじめて漢方的治療となるのである。漢方においては「病名治療」はあくまで、一つの指標として便宜的に存在するものであって、自らの漢方的診断がなければ治療は不可能なはずである。すなわち自ら診断しない治療は、正しい医療でなく、民間療法的健康法にすぎないと言える。病名によって施術箇所や施術量を決めることは漢方治療でないと同様に、病名を得る手段によって、治療方法を分類することも漢方的ではないのである。

このことは、昔ながらの定められた漢方四診によるものだけで診断をしなければ、漢方的でないということではない。証とは治療法のことだから、証を指示するものなら、どのような手段を用いてもよいはずである。日本で特に腹証が発達したように、それぞれの治療法を生かす診察行為なら、どんどん取り入れてゆくべきであろう。また、いくら漢方四診から得た証であるからといって、経絡の虚実の証は別として「葛根湯証」など薬名の証をそのまま鍼灸・指圧の証とすることは出来ない。ただその診察過程において得られたいろいろの徴候は、これを漢方にも鍼灸・指圧にも使うことが出来る。すなわち病態・五臓・経絡を診るということが漢方的に共通しているからである。

ここで一例をあげて、具体的に検討してみよう。最近鍼灸界でにわかに脚光をあびてきた各種電探器について、その是非が盛んに論じられているが、この点についての漢方的論議は余り聞かないように思われる。皮膚には病態に応じて各種の電気的特性が現われ、これをいろいろな方法で電気的に測定することができる、ということが電探器共通の理論であると小生は理解している。ところで、その病態が、西洋医学的病名によって分類されているものなら、すなわち病名診断の行為で裏付けられているものなら、これをそのまま漢方治療に用いることは明らかに間違っている。電気的に現われた反応点が、古来経穴として知られてきた位置に一致したから、これを治療点と認めることができるという盲目的な結論が、鍼灸界に認められているとすれば、それはすでに漢方治療の放棄にほかならない。

電探器に現われた徴候が、これまで漢方の使ってきた五臓・経絡の虚実を結論づけるものと、同一患者の診断で常に一致したときには、電探器を利用することは差支えない。そのように証体系に含まれたものとなるには、漢方治療に卓越した人の研究が不可欠であるし、その人の技術レベルにおいて真価が発揮されるものであることも心得ておかねばならない。漢方の証は、これを導いた人の治療技術に多く裏付けられるものだから、鍼灸・指圧は勿論、薬方においても与える人の診察行為を伴ってはじめて、薬効が生かされるというのが真の漢方なのではなかろうか。

鍼灸界が電探器を歓迎する理由に、その証体系の漢方的発展を考えているなら異存はないが、自ら証を得る自信に乏しく、学問的研究の方向に迷っていたことにあるとするなら、その心情はまことに哀れである。自ら電探器を駆使して証との比較検討を行うのでなく、ただ電探器にあらわれる美事な反応に振り廻されて、これを鍼灸の科学的証明のようにかつぎ上げるというのでは、それはもはや東洋医学とは言いかねるのではなかろうか。経絡診断で最も重要と思われる「虚実」が、電探器にどのようにあらわれるのか、反省されたことがあっただろうか。

このことは、たとえば皮電点がいかに経穴と一致していたとしても、それがそのまゝ鍼灸の治療点を意味するのではない、ということである。小野寺氏も自ら、圧痛診断点は決して治療点を意味しない、と発表されていた。特に病名診断点がそのまゝ漢方的治療点になるという考え方がおかしいのである。病名はそこに病変を見ようとして発見されるものであるが、証は治療法を導こうとする態度によって得られるのである。したがって同じ経絡を使っていても、鍼灸の治療点はそのまゝ指圧の圧点を意味するものではない。また同じ視覚を使うからといって、西洋医学の視診によって、望診を記述することはできない。病変というものを見ようとするのと、病気を治す方法を見出そうとするのとでは、全く異った態度になる。画に使われた材料を見るのとそこに美を見るのとでは全く眼がちがうのであるが、同じことが東西医学の診断について言えるのである。

見る眼がちがうということは、単に視覚だけのことではない。聞・問・切もまた、聴・問・打・触とそれぞれちがう態度で行わねばならないのである。西洋医学では疾病によって利用される度合に差はあってもこれらが同じ診断の素材であることは変らない。ところが漢方では「望んで知るを神、聞いて聖、問うて工、切して巧」という段階がつけられている。このことは漢方診断の根本は切診にある、ということにほかならない、診断の決め手は切診にあり、これを補う段階が問・聞・望と次第に患者と離れて行われるということを、逆に言えば先の諺になるのである。この切診と触診の具体的な比較を検討することが、最も明瞭に東西医学の診断の相異を現すことになろうというのが表題の意義である。

2　皮膚感覚について

切診も触診も、術者が手指を直接患者に接触させて、診察するという点では全く同じである。切とは接の意味だから、接触の接をとったのと触をとった字句上の相異にすぎないように思えるが、両者の差は意外に大きいのである。柴崎氏によれば、切とは刃をきるべきものにピッタリとひっつけて、これを離すことなく、こするようにしてきることで、これから切診は、術者がその指を患者の身体にピッタリとひっつけ患者の身体から離さぬようにして診察する方法である、ということだ。接のほうは、さしこんでまじわる意だから、やはりピッタリと合った状態をいうので、同じ系統の語として使われているのであろう。これに対し、触は「角をじっと一点につき立てる」の意で、鋭敏なものであたるとか、さわりふれるというときに使われる。触覚とは、明らかに皮膚がこのようなふれ方をしたときに現れる感覚である。触診は、触覚で代表される皮膚感覚を用いて診察することであって、感覚や温冷覚も含んでいるのである。

切診と触診の相異は、このような用語の中に既に見出すことができるのであるが、先ず皮膚感覚についてこれを明らかにしてみよう。皮膚は眼耳鼻舌と共に五感と呼ばれる感覚器の一種であるが、発生的には一番ふるく感覚の根本的な様相をもっていることは周知のとおりである。感覚器の発達にしたがって、刺激の対象が次第に遠くなる傾向がある。そのことによって動物は対象への動作をより早く整えることが可能になる。対象を認知する能力は、動物の行動性に相関のあることがわかるが、こうした感覚は判別性感覚と呼ばれる。その中で皮膚は最も生体に接近した対象を見分けるわけである。一方環境の状態に適応して内部環境の恒常性を維持するための受容器も、界面である皮膚に備わっている、これは動物だけでなく植物にもある能力であって、植物性機能に類する性格をもっている。感覚としては皮膚感覚の神経線維を切断してそれが再生するときに早く回復する性質があるので、発生的に古い系統に属すると考えられて原始感覚と名付けられている。その特徴は、順応がおこりにくゝ、刺激閾は高く、感覚の強さが大きく不快感をともない、また定位が悪いことなどがあげられる。植物には勿論こうした感覚はないが、生命維持のため外界の状態を感受する能力はあるのだから、動物にも当然このほか無意識的な反応で植物と同じような作用を皮膚が営んでいることも類推できる。

判別性感覚は、生命進化の最後の過程で発達した「新皮質系」に属し、脳幹網様体賦活系により活動水準を統御され、行動対象を意識する働きを主とし、対象を判別する性質を特徴としている。皮膚の痛覚でも、表面的な定位し易い刺痛などは、その傷害を与える対象をとり除こうとする行動を解発する刺激として働くので、このため自律神経のムチ打ちである交感神経が関係づけられていることもわかる。これに対し原始感覚は、視床下部賦活系から大脳辺縁系に至るもので、一名内臓（有機）感覚とも呼ばれるもので、主として身体内部の調節をしており、普通は意識されない（新皮質を介入させない）ことを特徴としている。この感覚が意識されるときは、普通異常感を伴うのであって、例えば窒息感・空腹感・渇感などの不安な内臓感覚のように、皮膚では灼熱痛など、定位しにくい広汎性で説明困難な、生命感情と結びついたもので、その解消は原始的本能的活動によって果され、これが充足されるときは、快感と解脱感を伴って意識から消失してゆく。この定位の悪い広汎性の全身的な不快感を伴う感覚は、行動を抑制し副交感性の活動を要求するものであって、皮膚の表層にはそのような副交感性の刺激を起す構造はなく、防衛機能のために外部からの傷害を警戒する交感神経の緊張が強いので、これを抑制することによって、副交感性興奮の要求を満足させることができるのである。

西洋医学においては、診察によってみようとするのは患者の臓器の形状や性質、特に異常な状態である、こうして対象を認知し、その性状を判別するためには、当然なことだが高等な判別性感覚の活躍を必要とする。その感覚は動物に行動を要求する対象があるときに興奮するので、輪廓のはっきりした変化に富み利害関係のある性質に対して意識が集中されて働くのである。だからこの感覚は、すぐに順応がおこりやすく、一定以上の変化でないと意識されず、区切りのはっきりしない莫然としたものは掴みにくいし、興味や記憶・推理などの精神活動が伴わぬとその機能を発揮しにくいのである。その人の行動性に関連づけられているので、自律神経的には交感神経の緊張が必ず伴っているわけである。

2. 切診と触診

触診によって異常を発見するためには、他のより高等な感覚に影響されないようにする必要がある。聴診に集中するときは眼を閉じるように、触診のときは眼を閉じ、息をひそめて探るようにしてみる。この触覚が特に盲人に発達しているのは、生活の必要から生じたものだが、按摩術を盲人の社会的救済の道具としたことには大きな誤謬があった。医学的な興味や記憶・推理を伴わぬ触診は、それだけでは何ら医学的価値も発展もない。そして触覚を鋭敏にするための、変化の多い手の動き、皮膚や筋肉の表面を探る手付き、そうしたものが按摩手技の中心となって、その漢方的医療価値を失っていった。触診は対象認知という、西洋医学的病名診断には有効であっても、治療法を導く証を得るためには全く不適当だったのである。

異常は、正常を数多く知ることゝ正常からの懸隔の大きいことゝで発見できるのである。患者個人ではなくて、病名をもつ対象の、抽象的な処理と数量的統計によって、異常な病像が明確になる。そして病人に一般にみられる非特異症候を捨てゝ、その病気特有の症候や病像のみを重視してゆくことで病名が細分される。全体的な状態でなく、意識を集中できる局部的な病変部を設定し、その区別をするためますます微細に分析してゆく。このように病気というものを細く区別し分類するためには、判別性感覚は更にこれを高度に発達させた観察器具を必要とすることになるわけである。現在の触診は、脈と腹部でまだ重要さを保っているが、それも心電図と脈波計、X線と剖検などの出現で、その比重は次第に減少してゆく傾向にある。そうした触診が、ただ内容や比重の相異だけで、漢方診断の決定権を握っているということは不可解であり、そのような神秘性は漢方の現代化に反するものである。漢方の切診が、このような触診とは全く異質の、原始感覚による病態把握であることを理解すれば、その正当性も明らかとなるし、その手段・技術のあり方も確定することができると考えている。

3　原始感覚について

原始感覚が発生的に、判別性感覚より古い系統に属するということは、その性格が生命活動により密着しているということだ。皮膚感覚は判別性感覚の中でも、最も原始的な対象認識の方法であって、直接生体の利害とからみあってはいるが、やはりその物の性質や状態を知るという働きをもっている。他の感覚器が全て皮膚の変化したものであることは発生的にも明かで、進化するほど対象そのものを摑むのに適してくる。視覚が対象の客観的な認識に、最も重視されるゆえんである。しかし錯覚という現象から考えても、感覚が生体の利害を中心に構成されていることは否定出来ない。より客観的な手段として、機械・器具が必要となるのは、自然科学的な方向からみて当然であろう。

直接生体の利害に関係づけられている原始感覚は、高等な感覚の中にも含まれているが、皮膚感覚また内臓感覚などの有機感覚として知られるものに明らかに見出される。皮膚はこの両者が混然としているので、見分けにくいかわりに両者と比較するのにも適している。感覚というのは普通意識するものをいうが、意識されなくとも感じていることが多い。判別性感覚は意識を集中することで益々明瞭になるが、原始感覚はもともと莫然と感じられるもので、意識しようとすればかえってその実体がわかりにくゝなる。圧覚でも判別性感覚はその圧勾配のある部分にだけ感じるのだが、勾配のない平均した圧の部分には原始感覚が働いていることは、これに圧反応が起ることでわかる。気圧などは全く意識されないが、気分として感じているのだし、気圧の変動など病気のあるものには鋭感に反応が現れる。

判別性感覚は皮膚の表層で局部的な刺激を感じやすいが、原始感覚は内層でひろがりをもったものに感じる。切とはピッタリひっついて、おしつけるようにしてきることだが、そのように皮膚に切迫したものが生体の利害に直接関係する原始感覚の領分となる。接は妾や接（つぎ木）と同系で、挿入の挿にも通じると藤堂氏が漢字の起源に書いているが、「妾はもっぱら交接の相手をつとめる女のことだ」という。交接は足をからみあい、手をさしこみあってすることだが、その本質は表面的な接触でなくて接木のようにさしこむことにあるのが字句の上にあらわれている。切とか親切というねんごろな関係は、表面的なふれあいでなく、深くピッタリくっついていることだから、切診を行うときは原始感覚が優位になっている筈である。判別性感覚を中心に生活する現代人には、この感覚を説明するのがむつかしいが、交接のときに感じるのは相手の道具の様子そのものではなく、それから受ける自分の感情であることは経験者ならわかる。われわれには握手する習慣が少いので、形式的になりがちだが、恋人同士が手を握るように相手の愛情を感じるのが握手の根本である。お互にぐつと握りしめているときに、相手の心が自分に伝わってきて信頼の情がわき、両者の人間的な交流が果される。交接はその最も直接的な関係の表現として行われるものである。

2. 切診と触診

人間関係とは心理的な観念をいうのでなく、具体的な皮膚の接触がその根元にある。人間的な愛情の根元がセックスにあるように、皮膚を押しつけあうときに交流するのが愛情の原始的な姿である。それが精神の発達につれて、具体的に行わなくても心理的に感じられるようになる。しかしその感じはあくまで原始感覚的なもので、知性的な判別性感覚によるものではない。仁術とは情をかけることでなく、正しい人間関係の中に働く術のことであって、相手を物品や病的対象とみないということだと思う。その関係を導く手はじめが、漢方の切診である。患者の心にくいこんで、その信頼感を得て、愛情の交流が行われる具体的な表現が、その手によって行われねばならない。ピッタリひっついて、さしこむようにねんごろに患者の身体をおさえた手は、自ら高等な判別性感覚を鈍麻させて局部的な状態がわからなくなるが、患者の警戒的な皮膚感覚も失われて、その手の当るところに全身的な信頼を寄せてくる。こうした状態で行われるのが、本当の切診である筈だ、そのとき術者の手に感じるのは、患者の皮膚の性状でも臓器の状態でも、またそれらと今まで経験してきた他の患者との比較でもなく、その患者全体の反応が手の当る部位を介して伝わってくるそのものである。したがってそれはあたかも術者自身の感じでもあるかのような実感を伴っている。

文明生活がすゝんで、人々はつねに物質を対象に生きるようになったので、生物は環境の中に生きているということを実感する人が少くなった。青春の感動というのは、はじめて自分が自然に包まれて生きているという実感から起きるもので、またその自然を代表して異性が出現してくるところにある。だからその異性は若ものにとっては自己の全てであり、また全世界に感じられるのである。判別性感覚の発達は、このような原始的感覚からくる実感を失わせがちで、最初から物としての自然・対象としての人間しか感じさせなくなった。そこで人々は自然の中に生きている実感を失って、物との対立の中にいる孤独な人間しか感じられないのである。このような生きている自然を忘れては漢方は成立しない筈であるのに、最近の東洋医学は東洋的な自然を実感していない人々によって論議され研究されているような気持がする。病的局部を対象として識別しようとする触診と、患者全体の病的状態を感じようとする切診とは、全く異質のものであると主張しようとする小生の意図は、まさにそうしたところから発しているのである。

4　実感について

芸術の本質を文章で説明することが難しいように、生きている実感を記述的に表現することは極めて困難である。宗教は体験であると云われるように、百万の経文を読み研究しても信仰は生れない。昔から東洋では、何業でも体験を重んじて、不立文字かもしくは心覚えとしての価値しか文字には与えなかった。印刷技術の発達とともに興隆した西洋文明は、文章によって思想を表現し、社会に発表する方法に適していたので、学問も同様な形で進展してきた。その頭で東洋の古典を読むと、記述は難解で表現は精密でなく、観察は粗雑で内容は独断的という感じが、特に学術書などに多い。宗教・芸術はそうした点が神秘的でかえって有難がられるが、学問的にはどうしても合理精神に欠けた観念論が多いように思える。大塚敬節氏が述べていられるように、漢方は学ではなくて術とよんだ方がよいということは、文章で表現しにくい要素がその本質にあることを自覚して、わざとそのような記述をしたのではなかろうか。

そこで漢方の診察は、大塚氏の感じられるように勘に訴えるところが多く、とかく名人芸になりがちであるように思えるが、それは書物の上からだけで漢方の本質を理解出来るような人は名人かもしれない。しかし東洋では、学問にしても書物を介して伝達させるのでなく、術として手から手を通して、人格として伝えられたので、一定の素質は必要であっても必ずしも名人である要はなかったと思う。そうでなければ術として普及することはなかっただろう。現在でも宗教や精神療法的に病気治しをする名人芸の人が多いが、そのことは決して術として伝えられるものでも、また学問になるようなものでもない。漢方も勘や神秘性をもち出すと、これらと同質のものと見なされて、かえってその正当な発展性を失わされるだろう。漢方の特徴は、西洋医学のように書物だけでは伝達出来ぬ、術としての体験の中にあるので、それが習うときに実感として伝達されたのだと思う。

西洋医学のように、一定の症状あるいは病名に対して、これこれの薬を与えれば何%の確率で、こういう結果になるという客観的な表現をされたものでは、その一定の対象と投与する物質が正確なら、確かに確率的な結果がいつでも見られる筈であり、またそうでなければ科学的とは云えないのである。そこで精密な鑑別診断と純粋な抽出成分というものが西洋医学では不可欠となってくる。ところが漢方は不正確な五感を用い、勘によって左右されるような表現から「証」を診断し、しかも用いる医薬は有効成分も不明なものが多いだけでなく、それを含む草根木皮の質が果して一定しているかどうか、古典に記述されたものと同質なのか、土地によって相異はないのか、一切未解決なのではないかと思う。これは湯液に限ったことではない。腹証にしても鍼灸の経絡にしても、一体あのような写意的なものから、どうして現代の感覚で理解している解剖的なそれと同じものだと断言出来ようか、だから鍼灸師でも米山博久氏のように、経絡を古典にのっとってやるといっても、昔の人の頭になりきれぬ二十世紀の人が果して、古典のように経絡を摑んでいるかどうか、と正当な疑いを表明されるのである。小生はそこに、どうも現代の漢方家は、漢方で最も大切な実感を忘れていられるのではないかと思う。その実感こそ、漢方四診の根本である切診に於て養われる筈のものである。その切診が、これまで述べたように触診の技術で行われたのでは、いかにそこに勘を強調しようとも、それは名人芸にこそなれ、術としては成立しないからである。

細野史郎氏は「胸脇苦満」の研究を、日本東洋医学誌に細々と書かれた中に、上衝や心煩のような自覚的症状と思えるものでも、他覚的に触診されるように述べている。従ってこの胸脇苦満でも胸上に接手して触知することが可能だったのだろうと想像し、彼の到達していた腹診術と我々の未熟な腹診術と比べれば、おそらく格段の相異があったことだろうと卑下されている。漢方五十年の細野氏が未熟と云われては、腹診の出来る漢方家け皆無ということになり、悲観するより絶望される人が多かろう。しかしこれは未熟なのでなく、診察法が全く異る結果にほかならない。触覚による判別性感覚は、いかに習練しても自覚的症状を感じることは不可能であり、したがつて当時の腹診は正しく切診を行つていた証左であると小生には理解されるのである。原始感覚は生命感情をよびおこすものであり、そこに生命の自他一体感が生まれ、患者の苦痛を己の苦痛と感じて治療を行う仁術がこの切診から始るのである。これは決して習練でも知識でもない、むしろそうした判別性感覚の所産とは異質の、生命感情から生れるものであり、そこに本当の愛の行為が行われるのである。手当とは元来そうした感情のもとに行われるもので、午末手当獲得斗争といつた争いの手段からは決して得られない筈である。斗争は対立の中にあり、そのような対象を認めることが判別性感覚である。腹をみせる腹診の根本には信頼という生命共感の実感があるのだが、これが胸脇苦満であるか心下痞鞕であるかと名付けるには、それを指示する知識が必要であり、その心覚えの点だけが書物に記載されてきたのだと思う。

5　切診について

切診には腹診のほかに、脈・経絡・背候などを診ることが含まれている。これを触診と比較することで切診の特徴を述べてみたい。触診で脈をみるには、判別性感覚の特性から必ず動きを必要とする。脈搏はそれ自体動きをもっているから指を静止させてみるが、血管の状態は指を動かしながらみなければならぬ。ところが切脈では、触診とくらべものにならぬ程多くの性状をみるだけでなく、三部九候のように一つの脈管から十二経絡の虚実を見分けるという、理論的にはナンセンスなことを行っている。ところでこれらの切脈は指を止めた状態でないと判定出来ないものである。なぜなら脈の説明するところは術者の圧度と血管・血行などの相関的な性状で、物自体をみるのでないから判別性感覚ではわからないし、したがって説明も比喩的な性格が強い。こちらの圧度の加減やみる態度を類型化し、これに応ずる脈の変化との相関で分類するから、その種類は極めて多数になるのである。但し切脈は数の多いことに価値があるのでなく、その各々が全身的病態と対応し、これにそれぞれ異る治療法を施して効果があり、その結果として元の脈証に必ず変化が現れるという事実が伴わねば無意味である。そこで対応する治療法の種類が異る術者にあっては、脈の分類も異って当然だし、術者の技倆によって脈に対する軽重も変る。そうした治療の実感によって脈診は意義をもつものと思う。

経絡診のことは切経ともいうので、何か体表を切るようにこすってみるように思え、そのような触覚で経絡・経穴の状態がわかると記述してある書もある。経穴は特殊な構造があるから触覚でもわかると思うが、経絡の状態はそうしてみることは不可能ではないか。(電探器の流行などからみても)現に鍼灸界でも経絡を実感している人は稀のようだし、したがってその虚実によって取穴するのを余り見ない、経穴は経絡上にあることで意義があり、経絡を認識しないで経穴を論じることはおかしい。経絡の論議が、体表上の経絡を実感しないで行われているような気がするのは小生のひが目か。切経も切脈と同じ方法で行わないと認識出来ないと思うが、これについては別の機会に詳述したい。

湯液については素人なので論及しにくいが、切診の理論から推して現代の漢方家に証を実感している人が少いのではないかと思う。永年の経験者は治方に確信をもっておられるが、書物の上だけで証を学んで投薬される医師は凡らく、この薬方で効くかどうか験す気持で投薬されていると思う。西洋医薬の投薬ならそれでよいが、証とはこの薬方で治るという実感を云うのであって、それが切診によって患者との交流の間に得られることが大切なのである。勿論切診の巧を極めれば、問でも聞でも望でも証は得られよう。しかしそれは患者との交切がその状態で完全に行える人のことだと思う。人間関係はやはり手当という字義通りの行為が根本であり、それを自ら行って得た証が、薬方を手当する行為に発展するものと思う。昔の漢方家はその実際を親しく師について学んだものと思うが、これは現在のような学校教育では習得困難な技術であろう。漢方医は勿論東洋医学を行うもの全てに、この実感教育の再認識を強調したい。そして江戸時代に医師・鍼灸師が診断の訓練に必ず按摩を学んだ故事を思い出していただきたいが、現行あん摩は曲手やマッサージの影響で触覚を働かす用手法に惰してしまっているので、僅かに古法按摩の伝統を守る手技が指圧療法の一部に残され研究されていることをお知らせし、切診の考察に是非参考にしていただきたいとお願いする次第である。

2. 切診と触診

三、東洋医学と精神療法

1　はしがき
2　東洋医学会での発表
3　意外な反応について
4　精神療法への誤解

42．6〜7

1　はしがき

「欧米の医学とわが国のそれとを比較するとき、最も立ち遅れを示しているのは、精神療法の領域であったと云っても過言でなかろう」と、三浦岱栄氏がその訳書のまえがきで述べていられるが、その理由は実は「わが国の従来の精神療法の特徴が、神秘的、非科学的であって、合理的精神にとっては容易に受け入れがたいものであった」というような単純なものではないのである。こういう表題を出すこと自体が、東洋医学を研究するものに対して、眉をひそめさすか軽蔑されることに違いないのはよく解っている。精神療法という言葉は、わが国では似非医学かインチキ療法、よくて暗示的な民間療法か宗教的治療術ぐらいの意味にしか使われていないからである。

欧米ではフロイドの精神分析以来、この人間の深層心理を扱う研究は、学問的にもまた治療術としても着々と大きな地位を占めてきて、今や「精神療法は、医学に於ける心理学的傾向の侵入とともに、ようやくまじめに考慮されるにいたり、何人ももはやこれを無視することができなくなったのである」と、三浦氏は十五年も前の訳書の中で述べ「わが国の医学でも最近はようやく情勢も好転してきたかのように見受けられる」と云われたが、未だにそれはほんの一部のことである。精神身体医学という言葉が流行語のようにわが国に輸入されて、それが最近は心身医学という簡便な用語に変って医学界に定着しかけたことは事実である。しかしそこでも精神療法という言葉は忌避されて、もっぱら心理療法なる語に変り、心療内科という姿をとってきている。

心理療法というのは、精神療法の中で、心理学的知識と技術によって体系的な治療を行うものに限って用いようという意識からあり、その治療対象の中核も神経症であることを自認している。勿論単に精神的疾患のみをいうのでなく、感情病の名称でよばれるような精神的原因による器質的疾患もこれに含んで考えてはいる。このような器質的疾患はこれまでの生理的な医術では治すことが出来ないので、心理的方法によらざるを得ないのであるが、生理的方法が無効であるということは逆に云えば、それは精神的原因でなった病気だから、という論法が承認されている。

それでも現行医療制度に於ける精神療法の評価は極端に低い。初診料や技術料も確かに軽視され、薬物が治療代の殆んどを占めることもおかしいが、それ以上に精神的な貢献は時間的にさえ換算されない実情である。こうした実質的な価値からも一般の医者にとって無益な存在であるものを、何も苦労して正当な評価をしようと考えることさえないのである。現代医学から考えて病気でなければ「気のせい」にすればよく、医学的にいって認めにくい治療法が効果をあげれば「精神療法だね」と云えば自分の権威を損うことなく、それを低く評価したことになり、現代医学では不治と思われる病気を治す療法があれば、「それは本当の病気ではなかったのだろう」と片付けてしまえる自信を、正統医学の誇りとしているのである。

3. 東洋医学と精神療法

明治に廃絶の憂目にあった東洋医学は、ようやく西洋医学を修めた者の手で復活しかかっているのだから、ここで危険な精神療法なる言葉に触れさせたくはないだろう。そうでなくても大半の医者は、漢方を非科学的な古くさいものとみているし、その効果を精神療法的なものと評価したがっている。鍼灸・按摩といった民間療法と同列におけば、漢方ブームも一種の流行とみなして安心出来るわけだから、殊更に共通因子として精神療法をもち出すだろう。それが漢方家にとっては不愉快であり、鍼灸師にとっては迷信のような響きさえこの言葉から類推されそうに思う。はっきりした生理学的根拠を科学的に打ち出して東洋医学がようやく医学界に認められそうな気配のところへ、このような表題は全く水をさすような暴挙かもしれない。

しかしどうしてもこの問題は一度真剣に取組む必要が医学界にはあるのではなかろうか。精神という問題は、神経症や感情病の時だけ医療の対象となるのではなく、現在やかましくなってきた「病の中の人間」、医者と患者の人間関係、患者の社会環境問題、そうした現代的な医療問題の根底に全て関連しているように思えるのである。ところが東洋医学ではこうしたことが嘗て問題意識として起きてこなかった。それは古さのゆえ、または後進性のためでなく、かえって東洋医学の本質がそのような人間精神を含むことによって成立っているからだということに気付いたのである。これは私のひとり合点かもしれないし、東洋医学では問題にしなくてもよいことかもしれない。しかしたまたま日本東洋医学会の総会でこれに関連した質疑が行われ、その中でも精神療法の意味が不当に扱われていることに気付いた。誤解は敢て受けよう、この問題提出がどのような形であれ東洋医学の発展に貢献すればよいし、それはまた現代医学の袋小路を打開する方向になるかもしれない。心理学を学んできた私が、医学に関して最も関心をもっているのは精神の問題であるだけに、偏見はあっても一般医家の盲点を指摘することになるかもしれぬ。こうして私は今年の関東支部例会に臨んだのである。

2　東洋医学会での発表

精神療法という言葉は非常に誤解を受けていますので、まず最初に「精神療法」の定義からはじめますが、これを「精神障害の治療」と考えることは、間違っているとは云えませんが、正しい言葉の使い方ではありません。グラッセの定義のように「電気療法・水治療法は、電気または水に対する治療法でなくて、電気または水による治療法である。これと同様に精神療法とは精神に対する治療法ではなくて、精神による治療法である」と考えるべきで、ジャネーの云うように心理的治療法の全体を指すものと云えましょう。ところでこの場合、電気や水治によるというのは、医者がそれを与える行為を指すのでなく、患者に働きかける作用を主体とした意味ですから、精神とか心理的と云うのも医者のそれではなく、患者の精神を主体とした意味であることをはっきりさせておく必要があります。薬物療法とは、医者の与える薬の成分によるのでなく、患者に作用する薬の有効成分を主体にしているし、作業療法または安静療法と云えば、それは患者の作業または安静が病気に及ぼす効果を考えて、医者がこれを指示することを意味します。だから精神療法とは、気のせいでなった病気や神経症を治すという意味でも、また医者の気休め言葉（ムンテラ）や暗示療法だけを云うのでもありません。

ただし、これまでの身体医学では、これらの生物的作用だけを問題にしてきましたが、心身医学の立場では、患者との接触もなく交通もなくては、精神療法なるものはあり得ないと云えるので、逆に云えばそうした医者と患者との関係のあるところには必ず精神療法が存在していることになるわけです。したがって真の医療行為には全て、何らかの意味で精神療法が含まれていることは、医者がこれを自覚するとしないに拘らず、病人を治療する以上明らかな事実なのであります。心身医学の考え方によって特に精神療法が強調されるようになった背景には、それまでの西洋医学が自然科学的方法に従って宗教の束縛を脱する必要上、殊更精神にかかわることを避けてきた反動と、フロイド以来精神の科学が心理学と大脳生理学の発達によって、客観的に構成されるようになったことが考えられます。

3. 東洋医学と精神療法

東洋医学には西洋のようなルネッサンス以後の歴史がなく、東洋的な精神文化を背景とした「病は気から」の思想をそのまゝ受けついだ医療が存在しています。むしろ精神療法はこうした心身を分離しない医学に、その本質を見ることが出来る筈でありますが、西洋的な医療観に慣れてこのような追求が見失われがちであります。東洋医学に於ける精神療法のあり方を検討することによって、単に現代的に東洋医学を認識するに止まらず、心身二元論を根底とした現在の精神療法の傾向を、気一元の東洋思想によって再構成し、真に人間治療の技術として自覚し、正しい目標のもとに活用出来るようなものにしたいと考えるのであります。

ここではその手がかりを掴む意味で、具体例として第十七回日本東洋医学会総会に於けるA博士の喘息治療とこれに対するF博士の質疑をとりあげ、問題の所在を精神療法の立場から検討してみることにしました。A博士の全治率は、他の漢方治療統計の二十数%に比べて非常に高率であったことに、F博士は薬効だけでなく精神指導があずかって力があったのではないかと質問されました。ところがA博士は高率の原因は、マテリアルの関係で健保を用いず紹介患者のみにしているから、患者が医師を信頼して服薬を指示通り継続するためであろうと述べ、精神療法は一般漢方対象には行わないし、精神的指導を行ったのは特別の2例として説明したものだけですと答えられました。しかし私の考えからすれば、精神療法とは、決してこれまでの常識的な暗示や説得、もしくは催眠・自律訓練のように身体治療につけ加えて精神の援助を期待するものではなく、人間の医療には不可欠な医者と患者との関係の中に、病気治療の本質をみてゆこうとする技術ですから、この問答ではいささか不満を覚えたのであります。

もし同じようなマテリアルが他の医師により同じ処方を与えられて、果して同様の治癒率を示すだろうか、という疑問であります。勿論A博士の御人格がその原因にあることは当然ですが、私はここでA博士個人の特殊なケースを問題にしているのでなく、その薬方の用いられ方自身を問題として考えているのです。その処方は普通喘息を症例とする薬方としてはあげられておらず、同じ総会の矢数博士の表中にも見当りません。A博士はこの薬方を古典に則りながら、自律神経症候群に対する証とみて投薬され奏効しておられるのです。証とは、この薬方で必ず治るという診断のことであって、決して治癒率何%という西洋的確率効果を意味する病名診断と治療薬の関係ではありません。A博士が従来の漢方的症例をただ字句上で参考にされたのでなく、御自分の直観によって確信をもって投薬する証として掴まれた態度こそ、真に漢方的診断がそこにあると云え、高率の治癒は証があったのだから当然だと思います。このときの患者は単なるマテリアルでなくて、この確信ある医師の態度からその診断を通して、精神療法を受けている病人なのであります。そこで医師を信頼し指示通り服薬を継続し、しかも全治後なお完全に医師との連絡を保っていると報告される状態にあるものと思えます。昔の医者は謝礼として薬代・車代より受けとらなかった、それは本当の治療行為は精神的なものとして物質的代価に換算出来ないという患者の感謝の表れであって、その代り、以後盆暮の挨拶などは死ぬまで欠かさぬという人格的交流が保たれたと聞いています。現在はその診察料や処置料が保険点数で多い少いと論議される状態ですから、医者と患者の人格的交りなど薬にしたくも見当らぬというのが一般医療の実情ではないでしょうか。そうした場でいかに漢方的投薬をしても、医師がそれを治癒率何%とみて洋薬よりは高率で副作用も少いというぐらいの意識で行うのだから、この病人は必ずこの薬方で治る証だなどという確信または実感は湧いてこないでしょうし、患者にしても治らなければまた転医すればよい位にしか受けとめていないのが、人間関係の本質からして当然のことだと思います。そこで後から治癒率はどうかとアンケートで探し廻らねばならないような結果になるのではないでしょうか。

3. 東洋医学と精神療法

私は精神療法即ち医者と患者との人格的交流による患者への精神的影響というものは、漢方に於ては正に診断行為そのものから始ると考えています。そのような証の摑み方を見失っては、そこへ如何に精神療法を採用しようと、それは西洋医学的治療と何ら本質的な相異はないものと思うのです。勿論東洋医学の諸法にみられる治療行為には、気一元の病理観と治病理論、これに導かれる診断に基づいて、その自然観・生命観を含んだ精神療法が内在しています。たとえば薬方の味や匂いや色といったものが、単に薬効のある生薬や処方に偶然含まれているのでなくて、その証に適合する患者には快感を与えるものになっているということを矢数博士も指摘しておられます。こうしたことは東洋的な自然観を根底とした薬方には必然的に備わっているのであって、単に生理的な効果だけでなく精神的なストレス解除にも大きな力となっています。これは鍼灸・手技の治療効果にも同様に見られることで、東洋的な医療であればこうした精神的な要素が必ず結びついている筈であります。

現代の西洋医学が、単に生理的に有効であれば（その実この生理とは科学的に平均化された条件の関係または無理に病気にさせられた動物の状態を云うので、決して病人の生理的条件とは云えないのですが）、心理的にそれが如何に不安で不快なものであっても、せいぜいそれをごま化す程度のことをするだけでどんどん処置してゆく、そして症状を除くことのみに専念しているという傾向があるので、ついそれが医療の当然の姿のように考えて、東洋的特徴ということすら見失いがちかと思われます。それらを患者の身になって患者の心理を忖度しながら、もっと見直してゆきたい、そして真の精神療法とは、殊更に医者が患者の精神を改めて病気の犯人のように指摘して、これを責めたり、なだめたり、機嫌をとったりして白状させ悔悛させることではなくて、精神が人間の主人公である地位を再びとり戻すように自覚させることであるということを東洋医学的立場で立証したい。

3　意外な反応について

先の東洋医学会例会での発表は、誤解を考慮して本質的な問題を最初からとりあげたつもりであったが、その結果は全く意外な反応となってしまった。このことはやはり精神療法の社会通念が如何に除き難いものであるか、という例証にもなるので、ルポ風の記載ではあるが敢てとりあげさせていただく。

発表の終ったあとの質疑または追加に立たれたのは当のA博士であった。その概要は、「私は漢方治療に精神療法は使っていません。また自律神経失調症に対する処方という使い方もしていません。それぞれの証にしたがって決めた処方を与えているので、調剤も私はやっていません。精神療法で治すということは薬などどうでもよいということでしょうか。私はそのようなことを一切していませんからお断りしておきます。ただし服薬を継続するように信頼させることも精神療法だという意味でなら、それはあるかもしれませんが」といささか厳しい口調で発言された。私は、「患者には文字通り不安と苦悩がつきものです。その患者に、すぐ効果のあらわれにくいような漢方薬の服用を、指示通り継続させるのは医者の信頼感ではないでしょうか。それは決して医者の口先療法や暗示などで得られるものでなく、この投薬で必ず治るという証を摑むための医者の診断行為から始まる、医者と患者との人間関係から生れてくるものと思います。そのような人間関係をつくることが精神療法の本当の姿であるということを、私は東洋医学の立場から主張したかったのです」、というようなことを述べた。すると座長のM先生がこれについて、「東洋医学では気という考えの中に精神療法を含んでいるので、テンカンや精神病の治し方が難経の中にも書かれていますから、それから研究なされるとよいと思います」と附言して下さった。

しかしこれらの発言は、私の意図とは全く逆の方向でなされたものであり、話すことによって従来の固定観念を一ぺんに改革しようとすることが到底無理であるということを思い知らされたようであった。それほど「精神療法」という言葉は医学界では特殊な眼で見られているという証左に違いなかった。これに正しい意義を認めることが、医療を本当の人間治療に引戻す重要な鍵であると考え、そうした意図を理解してもらうつもりで、これを実践されているA博士の治療を具体例としてあげた所、当のA博士から反発を受けてしまった。これは全く意外な反応であった。

ところがその後で懇親会に赴く途中で、A博士から改めて「あなたの発言は結局どういうことを云うつもりだったのですか」と尋ねられた。そこで私は、A博士の全治率の高さが決してF博士の質問のように従来考えられたような精神療法の援用によるのでなくて、漢方本来の、この投薬で治るという証を摑まれた当然の結果であることを主張し、そのような診断によって患者の信頼を獲得し、医者の指示に従うような人間関係をつくるということに精神療法の本態をみてゆきたいと思ったのです、というようなことをいろいろと話し合った。このときの対話の内容は、これから展開しようと思う本論で詳細にふれることになると思うので、ここには示さないが、これに対しA博士は、「それは極めて重大な提言ですね。東洋医学の本質とも関連をもったことになりますね」と、了解していただいたように思えた。

数日してA博士から書簡をいただいた。それには「精神療法」は東洋医学会の研究題目には入っていないこと、従ってこのような発表はむしろ特別講演のような題目になるので、たとえ東洋医学に関係があっても治療法とか哲学・心理学的問題などは学会発表には不適であるから発言を差控えられたい、という趣旨。

私は学会というものが、新しい発言に対して意外な反応を示すものであることを改めて気付かされた。これは治療法の宣伝でも、我田引水の自己主張でもなく、西洋医学の欠陥を最も明瞭に浮び上らせる東洋医学の立場になるものと信じた発言であった。しかし考えてみれば、短時間の発言でこのような意図を了解してもらうこと自体が無理であった。思考の未熟さも勿論あるし、漢方への理解も門外漢の見当違いが多いだろう。このまゝ沈黙を守るのが賢明な態度であるとは思ったが、この発言が決して学会の目的に反したものでも、その権威を傷つけるものでもないことだけは弁明したい。その弁明はまた、単に自己弁護のためでなく、東洋医学への一つの貢献となることを確信するから敢て行ないたいと思うのであり、それによってA博士への御迷惑もある程度拭えるのではないかと考えた。こうした理由で、貴重な紙面をそのため割愛していただくことをお願いしたいのである。

4　精神療法への誤解

それもこれも根本は、精神療法という言葉の定義の曖昧さに原因があると思う。西欧における精神療法の歴史もまた、決して順調な発展があったのでなく、近代精神療法の創始者であるフロイトも、母国ドイツでは山師・インチキ呼ばりをされた。精神分析が正当な医療として扱われるようになったのは、実効性を重んじるアメリカに受け入れられたことによる。しかし精神療法を学問的に認めさせたフロイトの功績は、単に精神分析の治療効果だけに満足せず、これを一つの学問体系として組織づける研究を怠らなかった点にある。その余りにもドイツ的な体系と大胆な性欲説のため、彼の学説は観念論にすぎないという激しい反対も受けたが、しかし精神分析を否定したり疑惑をもつ人でも、彼の無意識を開拓した功績を認めぬ者はない。精神には、従来認められてきた意識される過程よりも、むしろ意識されない潜在意識のより広大な領域があって、これが生命的にはかえって重要な働きをしていることが明らかにされたのである。そしてこれまで魔術や信仰の名のもとに見られた奇蹟にも正しい学問的解釈を与え、現在の華やかな精神身体医学の成立に大きなきっかけを作った。

3. 東洋医学と精神療法

精神療法が現在西洋医学に於て重視されるようになったのは、十六世紀に出発した科学的療法が十九世紀に細菌の発見を機として全ての病気をこのような細胞的段階で一気に解決出来るとし、形のあるもの（物質）だけで合理的医学を構成し、嘗て学問を迫害した宗教と共に形なきもの一切（精神を含めて）を医学から閉め出してきた反動である。そうした身体だけの医学が行詰ったから、精神身体医学という妙な名称が、元来肉体だけではない人間の医療として認められてきて、その中で精神療法の有効性が器質的疾患にまで拡大されてきたのである。しかしいずれの歴史にも示されるように極端な誤りを訂正するために出現する方法は、また逆の歪みをもちやすいもので、現在医療に用いられる精神療法にもそのような欠陥がみられる。これを公正な立場から指摘出来るのは、第三者的な東洋医学にあると私は気付いたのである。またそのような視点から逆に、東洋医学に内包される精神療法的要素の自覚を生み、東洋医学の近代化に一つの大きな基盤を与えるものと考えた。ところがそのような東洋医学は、もともと精神身体医学というような畸型児を生み出す歪みをもっていなかったし、殊更に精神療法の助けを必要とするような人間治療に対する欠陥もなかったのである。日本に於て精神療法の領域が最も立ち遅れている理由は、三浦博士の考えるような欧米との医学水準の相異からでなく、このような全く異る医療環境からきたことなのである。現代日本の医療体制の欠陥の多くが、明治まで培われていた東洋医学的地盤に急速に植えつけられた西洋医学体系の歪みにあるように、精神療法への虐待もそこから考えねばならない。

医薬乱用の弊害が、日本特有の現象としてみられることは、決して大衆の医学常識の低さからくるのでなく、勿論大量製産・大量販売を推進するマスコミの力もあるが、国民の「医薬即医療」という観念に支えられていることに注目すべきであろう。この傾向は、未開人の呪術性によるのでなく、東洋医学的な医療によって培われた信仰にも似たものである。人参のために身売りをした俗間の話は、医療が薬代ではかられている直截な表現である。医者の行為は仁術として、金銭にはかえられぬ貴いものだったから、時には全く代価を払わぬ恩恵も受けられた。薬代と車代は明らかな代償として金銭で支払っても矢礼には当らなかったし、医者としてもそれを受けることに道義感を損われずにすんだのであろう。そのかわり医者に対する絶対的信頼は、患者が自分の生命を代価として与えているわけである。したがって医者の言動は、殊更に意識せずとも患者への精神療法として働き、医者もまた自分の行為を金銭的に考えぬ謙虚さと精神的自負をもっていたと云える。

医薬が医療行為を代表するから、治病効果は全て医薬に帰せられて、これを選択し、その分量を匙加減する行為は、医薬効果を正当に発揮するために必要な奉仕にすぎない。医者はこの真理に奉仕するため、沢潟氏の云われるように、患者を診せてもらうという態度で診察にのぞむのである。医学的興味や知識の満足を求めて患者に病名を発見しようというのでなく、ひたすら病人の回復を祈る気持で、証に合う薬を見出そうとするのとでは、その精神構造が全く異るわけである。（前稿「切診と触診」参照）

明治以降の日本ではこのような精神的地盤に植えられた西洋医学であったから、初期には名医の活躍が大勢を占めていたが、西洋文化の蔓延と共にその欠陥が次第に明らかとなり、医業が有利な事業と見られるような風潮のもとに遂に「悪の華」を咲かせて戦後に及んだのである。医療保健制度はその一時的な糊塗にすぎないから、破綻は時間の問題にすぎなかった。即ちその全ての根源は現在の医療制度が日本的土壌に咲かせた西洋医学の変態種にあることに気付かなければ、機構のいじくりまわしは何の効果もないだろう。診察料の軽視・相談や指導を含めた精神療法の不当な扱い、虐待ともいえるインターンや看護婦の待遇など、全て東洋的仁術をたてまえに西洋的医療費計算を行うからである。医薬乱用は決して素人の医薬信仰だけが原因でなく、医者自身が保険制度を切り抜ける方便として実践していることなのである。

このような風潮をみてくると、精神療法の発達が特に我国に於て遅れている理由には、いろいろな要素がからみあっていることに気付いてくる。医薬を用いない医療は、本来正当なものでなく、それで治る病気も本当のものではない。こうした療法には、非医師による非常識なインチキ療法が多く、失敗をかくして治ったものだけを宣伝している。気のせいでなった病気は、本質的に薬理作用の効果を受けつけないから、医者で治らない病気はその理由で何か他の方法で十分治り得る余地がある。東洋医学に於ては、西洋の精神を無視して発達した医学のような欠陥がなく、病人全体を治すという見方に精神療法的なものが含まれていたし、それを医療行為とは見ない医者の謙虚な態度が貴ばれてきた。精神療法類似の行為は、民間療法や新興宗教の中で巧みな舞台装置を使って行なわれ、それらは応々不当に現代医学や医者を否定し非難する言動に出ている。特にアカデミツクな医者は、非医師の行なう鍼灸・手技と同一領域に属するものとして漢方医そのものも、前近代的な方法による精神療法に類するものと見なしてきた。精神療法が用いている術語や理論・方法などに、現代医学が学んできた実証的合理精神には容易に納得しにくい観念的表現が多い。ざっと考えても以上のような多くの、またどの一つも至極当然な理由が浮んでくる。やっと少数ながらも近代的な学界を組織した現代の漢方医の人々が、精神療法という言葉そのものに好感をもたれないのは当然であろう。しかし、だからといって現代医学の欠陥を補なうものとして出現した心身医学や、その中軸をなしている精神療法を、東洋医学の立場から眺めてみることは不必要なことであろうか。詩と哲学の観念論から現代の分子立体構造のアイデアが生み出されたという。そのような期待を、この小論文に持つことは無理としても、何か医学の革命をもたらす理論の一つでも生れるかもしれないと耳をかしてくれる人はいないものか。

四、漢方四診の検討

1 東洋医学の診断
2 望診について
3 聞診について
4 問診について
5 切診について
6 腹診について
7 背候診について
8 切経について
9 証について

42. 8～11

私は事情あって本年5月に開催される第18回日本東洋医学会総会に参加出来ないので、そのシンポジウム「証ということ」についてどのような発表が行われるか、おそらくそれが活字になるまで知る機会はないと思う。証を得るためには漢方四診が不可欠であり、漢方四診に言及することなく証を語られるとは思えないので、発表を見てから本稿を書くべきであると考えたけれど、総会発表のつもりでいささか準備したこのテーマをその時まで持ちつづける気持になれず、いっそ何も知らずに書き出してみようと思った。それは昨年の関東支部会で誤解を受けた私の研究発表「東洋医学と精神療法」への卒直な弁明にもなることだからである。

1 東洋医学の診断

東洋医学の診断が現代医学の診断とは異質のものであるということは、どの漢方家も力説しておられることでここに改めて書くのもどうかと思われるほどだが、その目的が証と病名を得ることに相異があるとして直ちに薬方や経絡の虚実を証の説明にもち出されている。証が病名や症状のことでなく、治療法を意味するのだということを教えるためであろうが、根本的な両者の概念の相異にまで言及されたのを余り見かけないのである。そこで「証とは病気に対する鍵と鍵穴の関係にも似たものである」というような安易な発言が有名な現代漢方家の口から出るのだと思う。勿論本年のシンポジウムのテーマに「証」がとりあげられたことは、こうした点の自己反省として期待してよいと思うが、果して結果はどうであろうか私の杞憂に終れば幸いと思っている。こんな予言めいたことを云って私の恥かきになればむしろよろこばしいと確信する根拠は、先に本誌に発表した「切診と触診」に既に表明してある。だがこの内容がどれ程、医学そのものへの革命を呼びかけている重要な発言を含んでいるかを気付かれた方は少いと思う。このことは西洋医学で基礎を叩きこまれた現代の漢方家や現行あん摩から習得した鍼灸家には、実感として捉えにくいものが根本にあるからである。

東洋医学の診断が現在でも古典的な五感のみを用いているのは、その目的が科学的病名でなく、治療法である証を決定するという昔ながらの方法によっているからだという。ところがその内容（望・聞・問・切診）を検討してみると、西洋医学の視・聴・打・問・触診では到底摑み得ないような項目が入っている。そこでこれらを決定するために医者の勘が重視されていると漢方家は説明する。それ以外は西洋医学と共通な項目も多いから似たような方法でよろしいという意味だと思う。こうして得た証が果して鍵穴にあった鍵だったとどうして検定出来るか。病名にはこれを裏付ける実体があるから、誤診率もある程度判定出来て、その数字を発表した有名な臨床医もある。証は病気が治ることで確認されるというが、どの位の期間内で判定するのか、途中で証が変った場合最初の証は正しかったのか、治療中止や死亡の場合に証は正しくなかったのか、疑問をあげ出すと切りがないほどであるが、このような説明をしたものは余りお目にかからない。薬の良否や服用の正誤、匙加減とか施術技倆、患者の生活や養生指導、看護法など治るというためにはさらに複雑な要素が加わる。これらは証とどういう関係になるのか。

漢方家や鍼灸師はこんな愚かな疑問に答える気などさらになく、事実の効果だけでよいとお考えなのだろう。しかも効くという啓蒙運動はも早必要でない位、一握りの数しかないそれらの方の所へは患者が押しかけている漢方・鍼灸ブームの時代である。早く日本医学会の一分科として認められることが、その団体である日本東洋医学会の念願であるときに、つまらぬ波風は立てぬ方が良いのだろうか。総会・支会の研究発表に、嘗ての湯本・中山両氏のような医道革新の情熱が感じられないのも、そうした背景があるからだろうか。このような東洋医学の根本問題や人間関係についての研究は、東洋医学会の課題範囲になっていないので出題は見合わせてほしいとの要請もあったので、私は本年の心理学会にこれを提出することにした。少くとも東洋医学会である限り、その綜合的な学究団体であると考えたことが誤りのようだった。臨床心理ではこうした人間関係に真向うから取組んで、医療問題への重要な提言をしている。この点に漢方の臨床家も眼を向けてほしいし、問題解明への協力もしていただきたいので本誌の御好意を期待した次第である。

2　望診について

前置きが長くなったので各論の検討に移りたいと思う。まず望診が同じ視覚によるから視診のことであると無造作に解釈してある本が多い。長浜氏が望診の語意に「大局的な判定を行うための直観的な認識も含む」と説明されたことはさすがだと思うが、この直観とか勘という言葉は現代の人には神秘めいて何を示すのかわかりにくい。望の語源は「なかなか見えない遠方の物を、探し求める見かた」であり、「見えない物をなんとか探ろうとする」ことになると藤堂氏が解説されている。遠くから全体的に見る望が、決して「まともに直視する」視と同じでないことは明白である。視診は特殊な病的徴候を発見しようと局部を綿密に注視するのだが、結局肉眼の限界にぶつかるから細胞病理的な病名診断にはこれに代る顕微鏡や内部を直視するX線、内視鏡にその決定権を奪われたわけである。

望診も眼で見ることには違いないが、それは見えるものを手がかりとして見えないものを求めるという意味をもつのである。望という動作に対応する名詞が、人に見えざる所を見る「明」なのである。いくら眼を皿のようにしても明がなければ見えないものだから、機械器具の助けはいらない。「明」の、見えぬ物をそれと知らせる光とは、結局患者全体から受ける病態を背景として出てくるもので、その光に当てゝはじめて個々の事象（体型・顔色・口舌など）が証の素材として浮かび上ってくるのである。「望んで、之を知るを神という」という言葉から、神業を連想するようでは何の意味も摑めない。神とは眼に見えぬものであるが、現象を通してその意志を示すのであり、それは個々の事象だけでは見えないが、全体の統一者として背景に置いてみると悟れるものである。現代的に云えば精神的なものという言葉が最も近く、望―神の関係がこのように考えてはじめて緊密に捉えられるのである。

たとえばここに一幅の絵があるとして、われわれがその美を純粋に鑑賞しようとするときは、作者が誰であろうと時代がいつのもので、その値打がどれほどのものであろうと関係なく、ただ作者が描こうとした美に共感する態度で眺めればよいのである。ところがその作者が誰かを断定しようとすれば、その作者の画風や筆致の特徴、年代による変化を知ると共に、類似した作者や偽作との識別、その時代を決める歴史や材質まで豊富で詳細な知識をもち合せていなければならぬ。そしてこれを見る眼は鋭く各部分を注視してゆかねばなるまい。後者が視診・前者が望診の眼に当ることは、これまで述べたことを理解された方には明らかだと思う。そこで望診の方が容易と見えるかもしれないが、作者との共感には無限の段階がある。絵を見てただ美しいなと感じることも共感であるが、それは病人を見て病気らしいなと感じることゝ同じである。それがどのような美を表現しようとしたのかということを深く知るためには、作者への理解を深める鑑賞者の努力が必要である。それは知識を豊富にすることでなく、多くの絵を見て美的情操を高めなくてはならず、またときには自ら描くことも試みて、絵心というものをもたねばならない。このようにして美の本質を摑む心が出来たときに、自分の好みを超えてその絵の美的価値が正しく理解出来るようになるのである。

西洋医学の診断が電子計算機で可能になるということは、丁度この絵の作者の鑑別法をプログラミングしておけば機械的に出来ることゝ同じ理論である。しかし美的価値の判断が絶対に電子計算機にかけて出来ないのと同様に、真の漢方診断は機械では出来ないことなのである。それは絵が作者を鑑別させるために描かれるのでなく、その美を他者に理解してもらうために表現されているという理由にある。作者は他者など意識せずにただ美を描いたのだという反論もあるだろうが、表現は他者を前提としないでは不可能である。たとえ作者が自分だけのために描いたとしても、描く人に対して、眺める作者は他者なのである。そしてこの他者が人間一般に通じるのである。

この面倒な哲学は実は病気についての根本的な問題にも通じるのである。病名の断定は機械的に出来るが、証診断には必ず人間を必要とする理由にもなることだが、病気とは治療を前提とする概念なのである。ある状態が病的であるということは、ただ正常からの懸隔の甚しさを基準に云うのでなく、正常に戻す必要（可能・不可能は別にして）を見る人が感じるか否かにかかっている。天才と狂人の差は正にそうした見る人（多くは複数としての社会及びその社会を代表する個人）によって生じるのである。病気もこのように他者を前提とするのだが、美がこれを鑑賞する他者であったのに対し、これは治療する他者であるということだ。いずれも人間同士の共感がなければこうした行為は不可能であろう。そこで漢方診断には人間が不可欠なのである。

視診ではそこにあるものを見ればよいので、その観察を知識に照らし病的徴候の素材の一つと出来るのである。ところが望診では、見るべきものは文字で記されたようなものではない。絵の美を見るには、美の精神をもつ必要があるように、患者の病態を見るためには漢方的な思想が背景になければならない。どのように治療すべきかという行為的な判断をするために見るのだから、それは誰にでも見えるものでなく、治療をする行為者の眼によってはじめて見えてくるものである。このように云えば治療者個人の主観によって見え方が異るように思えるが、治療という行為が共通した者には同じように見える筈である。したがって治療者の技倆に応じて、その見え方に微妙な変化の出てくることも当然である。匙加減の出来る医者には匙加減の必要なものが、ドーゼの適用が的確に出来る術者には、その根拠となるものが見えてくるのである。だから、心ここにあらざれば見れども見えず、ということになる。

この見えるということは、なにも望診に限ったことでなく、漢方四診の全てに共通した意味内容をもっているのである。五感を通して感じるものから、冷静に客観的にそのものの状態を認識しようとするのでなく、治療という行為的な患者への働きかけを決めようというのだから、そういう患者の見方に必要な眼即ち心眼を開かねばならない。患者を観察する眼ではなく、患者の心に通う眼である。このことは他の診察法を検討してゆくことで更に明らかになると思う。

3　聞診について

漢方の聞診は、聴覚を使う聴診だけでなく、嗅覚を通じて患者からの匂いを嗅ぐことも含まれるのが、西洋医学との相異点である、と一般に説明されていて、肝腎の聞と聴の相異には触れられていない。再び藤堂氏をわずらわせば、「聴」は耳がよく通る、耳をすませてよくきく、などの意で、そのものを正しくきくことになるから、視とも相通じるところがある。これに対し「聞」は門を閉じてわからぬのをわかろうときき出す、姿は見えないが声がきこえてくる。という意と説かれている。したがってこれは望に通じるわけであって、視聴と望聞がただ漫然と組み合わされたものでないことが明らかである。聴診は異常な音響や特異的な疾病症候を耳をすませてよくきこうとする態度だから、これを補う聴診器があれば便利であり、また打診を併用して内部の様子を探ってみるということも効果があることになる。ところが聞診は音そのものが問題なのでなく、その音を発している本体、即ち病気の姿全体がどんな様子かわかろうとしているのだから、こちらからは作意を加えず、素直にきこえてくるものを通して予想する必要がある。それは漂よってくる香を嗅ぐ態度とも一致するわけである。

「聞いて之を知るを聖という」とあるから、聞いただけで病気を知るのは、見るだけの神に次ぐ聖人のことだと思えば、凡人は聞診で判断することに躊躇する。こんな誤解も、神を神様扱いにするからで、聖が聖人君子のような道徳的な意味をもったのは後のことだということにも気付かなくなる。聖は耳と呈を組合した字で耳がずばりとどく意で、聴と同じ内容を示しているということだ。聖人はもと通人のことであったが、耳順うところから人格的な言葉に変ったそうだ。そこで漢方の諺は異った意味に解さねばならない。もともとよく聴きさえすればわかることなら、之を知るを聖、とことわる必要はないのであって、何かわからない音声や香を素直に受けとっただけで、之―即ち証を知る態度を聖といったのだと思う。聖には神意をきき当てたり占にたずさわる聖職の意もあるのだから、そこに我意をさしはさまぬことも含まれているのだろう。

このように考えれば、聖はまた聞診のあり方を示す言葉だということになる。病名を予想するのに必要な徴候をきとろうとするのでなく、患者の表現するもの全てを素直に受取って、その真意を悟れるようにきこう、という聖なる姿勢は、現代のようなせわしい診療態度からは決して生れまい。同様に、神が望診のあり方とすれば、たんに現象的な病状や病因を摑めばよいのでなく、神の如き明智と慈愛をもって患者の肉体的苦痛以上に精神的苦悩を救おうとする眼を必要とするだろう。それはまた鬼神の如く過去の罪悪（病因）を見透し、患者の隠された心理を見抜きながら、人間としての弱さを理解する態度でもなければならない。仁術を同情や憐憫と誤り、患者に接近しすぎては、反って正しい四診の行えないことを、望聞の語意からも汲みとれる。患者の身になった診療というものが、決して医者の立場の喪失であってはならないし、また患者の弱点に眼をつぶることでもないことを、神聖という厳粛な言葉の響きからも感じるのである。

神と云い、聖と云っても、それを望または聞だけで診断の下せる名医のことやその直観の鋭さを賞讃しているのでないことは以上の点からも明らかであろう。これは正に望診や聞診を行うときの医者の態度、またはその眼や耳の働かせ方を教えたものととらねばなるまい。したがってこれまでこの言葉から、望診だけで診断を下せるのを神の如き、または聞診だけでよいのを聖人のような名医だとかそうなるのが理想だと考えさす解説をしてきたことは、大へんな誤りであったし、このため漢方四診の意味も全くとり違えられてきたように思う。このことはつづいて問診と切診を検討することで更に明らかになるであろう。

4　問診について

問診は東西医学ともに同じ用語を使っているが、これまで述べてきたことからみても、相異る意味をもつことが予想される。病名診断の問診は、専らその極め手となるような症状を手っとり早く摑むため、また客観的な検査法を要領よく行う一つの指標として行われるものである。患者の主訴はその要求を充すには、余りに主観的で個人差が大きく素人的な表現で不的確、かつまわりくどいという欠点があるため、医者が一応診査の目安をつけたあとは一応聞きおく程度か、時にはうるさがられたりするものである。あとは専ら専門家である医者の誘導尋問に従ってあれこれ答えさせられる、というのが問診の一般的な状態であろう。もっともこの頃は3分診療の能率をあげるため、漢方医そこのけの不問診で、ズバリ投薬注射をしておしまいということも多いそうで、全く医者の主観による治療が巾をきかせているようだ。

病名診断に客観性が強調されるほど、問診の重要さは減少してゆく。したがってこれを行う医者もカルテの記載に必要な事項以外は時間をかけぬように尋問形式になるし、患者の訴えは聞き流すか気安め言葉で応じるようになる。検査器具を備えた病院ほど、これに頼る度合が大きくなり、問診は機械的になると共に患者の主訴など真剣にとり上げてくれないということは必然の結果である。漢方の場合はこの逆で、理化学的の器械をいっさい用いないから患者の愁訴をきくことがすこぶる精密になった、という説は果して正しいことか。問診をこのような意味にとれば、今後近代科学を応用した精密な器械を漢方の診察法の中にとり入れたときは、勘を働かす名人芸を用いなくとも正確な証が得られるということで、西洋医学と同じ運命を辿るだろう。しかし漢方の証には主訴によらねばならぬ項目が多い。たとえば熱は、客観的には体温計で測られるから患者にきくまでもないが、漢方では必ずしも体温の上昇を伴わなくても、患者に熱感があればこれを認めねばならぬ。悪寒・悪風も患者に必ずたずねてみなければならぬ症状である。そしてこうした主訴は、西洋医学では別に聞き落しても、他覚的手段で病名決定するのに何ら差支えない場合が多いが、漢方では証が全く異ってしまうことのあるのは周知のことである。漢方の症状が、個々の素材として確定度を高めてゆくのでなく、それがあるかないかで綜合判断の傾向を変えてしまう場合があるということは極めて重大なことである。これは問診に限らず、漢方四診の全ての項目について当てはまることなのだが、たんに医者の判断に必要な項目を拾いあげてすますわけにゆかず、常に患者全体の徴候の中に見てゆかねばならぬという意味で正に問診の漢方的な意味を見出すことが出来る。

西洋医学の問診は、病名を問うているのだから、問う必要を認めなければ問わなくてもよいし、敢て患者自身に問わずともよいのである。ところが漢方では患者に問わねばならない病状や自覚症が重要な診断の手がかりとしてあげてあるため、医者は必ず患者に話しかけねばならなくなっている。これは必ず主訴を聞かねばならぬということではない、またそれが不可能な患者もあるからである。しかし患者に問いかけた答は、医者の主観でなく患者から発するものでなければならない。このことは切診の腹証の例をみればよくわかる。たとえば心下痞とか上衝、心煩などの自覚的症状と思えるものを、医者は按手して会得している。これを細野氏は「他覚的に触診することが可能だったのだろうと想像」しておられるが同時に他書に「胸脇苦満は……手を以て按知すべきものに非ざるなり」とあるため、否定的な考えの者もあったと解されている。両者は矛盾しているのでなく、これらは他覚的に触知するのでなく、患者に切してはじめて感じるものなのである。切診とは、触診のように医者の一方的な認識法ではなく、按圧によって患者の身体にぢかに問いかけることに対し、患者の身体がこれに答えるという方式で成立するのである。胸脇苦満なども難しい研究を発表されているが、東洋的な表現を西洋式に追求するとこれ程苦労して解りにくいものになるわけである。これは自覚的症状と他覚的症状を別々に考えて、それを一般的検査法の感覚で確かめようとするからである。圧痛点の検出でも、どの程度強く押して患者が痛がるかという方法をとっているのと同じで、全く西洋式の概念である。東洋の圧痛とは生体の異和感であり、苦満も明らかに苦しさという異和感が存在しなければならない。しかも切診という問が、圧痛とか苦満によって答えられるのである。問答によってはじめて成立するのだから、自覚症でも他覚症でもないわけである。

切診に於て述べるべきことをここに出してきたのは、実は問診は切診と対になって、望と聞の関係と同じ形になっているから、問診を知る上に参考となるからである。そうでないと同じ問を使う西洋式との区別が、現代の人にはなかなかわからない。尋問でなく問答だといっても、患者と正しい問答の出来る人が少いのである。自覚と他覚、即ち我と汝を別々に設定して、一方的に相手からこちらの必要なものを引出すというのは決して東洋的な問答ではない。むしろ西洋的な表現では「対話」というものに近い概念で行われねばならないのである。この対話は何も発声による意見の交換のことだけではない。聖書の冒頭にある「はじめに言葉ありき」というあの言葉で対話することである。恋人同士の眼と眼の対話があるように、また肌と肌との対話もある。切診とは正に皮膚と皮膚とが切迫して行われる対話のことである。そこには医者と患者との心の交流がなければならぬ。どの程度押せば圧痛や苦満を感じるだろうか、そんな検査のしかたは絶対に切診ではない。同様に、どのように問えば患者からうまく書物に記載されたような（こちらに都合のよい）症状を聞き出せるだろうかというのも絶対に問診とは云えないわけである。

問診と切診の関係は、「之を知るを工といい、巧という」の古人の説明にも明らかであろう。神と聖が対をなすように、工と巧は対をなしている。神と聖は患者とある程度距離をおいた概念であったが、工と巧は患者と密接した関係を示している。藤堂氏によれば、工の字は諸説入り乱れ、カギ型定規の形という考えもあるが、上下の二線の間をタテ棒─印でつき抜いたことを示す象徴的な指事文字と考えるのが最も妥当であるという。即ち穴をあけてつき通すことがすべての技術のうち最も重大なことであり、中国の穴あき石斧は古代の技工の誕生を物語る遺物であると。工のつく文字─空・腔・江・肛などすべて、貫ぬくこと、または貫いた穴を意味することからもうなずける説である。巧はこの工に、つかえて曲がる意のつくりを加えて、曲りくねって細工、素材をさまざまに曲げて細工す、技工をこらすわざというような意味の漢字だと云う。神と聖に名人芸を賞める解説をした人が、工と巧については余り述べていない。問切で知るのは当然という考えだろうが、これも全くの誤解だと筆者は断定する。

工と巧はともに技術を意味する言葉である。工は古代の日本で〝たくみ〟と呼んだ尊称で、当時の日本に中国からもたらした立派な技術を行う人々のことだったのをみても解るように、最高の技術者のことである。巧は巧者というように、工の手足となって具体的にその技術を生かしてゆくことだと思う。何よりもこの二つが技術であるということは、神と聖に対する異った意味に解さねばなるまい。即ち問切は患者に直接働きかけてこれを操作することになるので、その態度をやはり工と巧という言葉で指示しているのだと思う。問切まで行って之を知るのは常人の業ぐらいに考えることは浅慮にすぎる。現在漢方四診をまともに出来る人は数えるほどしかなく、たいていの投薬・施術は病名分類の中から幾つかの種別を解説した症候をみて行っているのではないか。工巧の技術が東洋的な重要な意味をもつことを反省しなければならぬ。

上下の二線の間をタテ棒—印で貫くことを示した工の字は、一体問診にどのような態度を要求しているのであろうか。すべての技術の中で最も重大な穴をあけて通すという字を問診に当てたことは、これが通り一辺の質問法でないことを示唆している。二線の間を貫くとは、二人間の壁を貫くことゝ解することは出来まいか、こうした対立の関係を解消し心の交流を求めるとき、よく「話し合い」をしようという言葉が使われ、人間関係に最も必要なのはこのような「対話」であることは最近の流行語にさえなっている。問診の場合は医者と患者との対話である。誰でも一見しておよその人柄は想像がつく。医者が望聞によって患者をみている間に、患者の医者を眺めていることを忘れてはなるまい。しかし案外「人は見かけによらぬ」ことも多い。そこで話し合うことはこれを確かめる上で極めて大切な段階である。医者は患者の病状に対する不安をもっているように、患者は医者の技術に不安をもっている。こうしたお互の壁を破って相互信頼の関係を作ることが工である。それにはやはり医者からの話しかけ方が主体となるので、これを問診と呼んだのである。しかし病気を問いつめて全てを明るみに引き出して白状させるという西洋の検査法であってはならないのであって、「我も汝もなし」という境地を目指すものでないといけない。工にはそうした最も重大な技術のあり方が示されていると思うのである。

最近医療に於ける人間関係ということが喧しく云われるようになった。これは大量診察・大量治療によって必然的に機械的にならざるを得なくなった現代の医療、または自然科学的に身体医学面で進歩したが精神面の研究がおくれたのと機械文明の発展に伴う心身症の増加などを意識していることのようだ。巧利的になった医者に昔ながらの仁術を要求して、この問題の解決を考えるものもある。しかしその根本は病気を研究対象にして、それを個々の人間の場合に当てはめるという西洋医学の方法論が、医療に人間不在をもたらす根本原因であることが案外気付かれていない。東洋医学はもともと病気を癒すのでなく、病人を癒すのをたてまえとし、患者の体質・素因・病気の経過など個人差を重視するのでこのような心配はないように思える。だがこの点をよく理解し、基礎となる漢方四診を正しく行わなければ、本当の人間治療は不可能である。「医は仁術」という言葉を、たんに医師の一方的な人情論で片付け、超人的な奉仕を求めることは、全く誤解も甚しい。仁とは二人が相親しむという意だが、これが道徳の根本におかれたことは、古代の人には自分たちの仲間以外は人間として認めず畜生・道具と同等視して奴隷にした風習があり、孔子がこれを人間は全て人として扱うことを強調したのにはじまる。患者を実験動物視することは勿論仁に反するが、医者もまた人間であることを無視するのも仁ではない。仁とは正しい信頼ある人間関係の成立する間柄ということが出来よう。

医者という人種は勿論聖人君子ばかりではないが、案外お人好しであることは間違いない。中には悪人と思えるのも居ないではないが、それも人間として当然のことで、ただ一般にくらべて比率は極めて少い。そんな事件が大きく扱われるのは、一般の期待の大きさを物語るにすぎない。これに反して病人はすべて利己的である。この表現が適当でないとすれば、ストレスと同じような意味で歪みをもっていると云換えてもよい。そうした両者の間の対話が、いかに難しく、いかに仁の様相から外れるか、ということを強調したいのである。

医者と患者の対話は、勿論病気治療のために行われるものであるが、それが人間治療であるためには、医者がどこまで病人を理解するかということが大きな関りあいをもってくる。医者が治療の主導権を握るということで権威と指導性をもつ姿勢を自然ととることになり、患者はこれに対し服従と被暗示性を示すように思える。これが医者の人の良さからくる甘さであって、患者の利己的な迎合と隠された猜疑心を見落してしまうのである。先生と云われる程の馬鹿でなし、とは大衆のいつわらざる感情であるが、それが案外先生と呼ばれる教師・医者・政治家などには解っていないのである。医者が患者になったとき、はじめてその心理に気付いたという報告があるが、生殺与奪の権を握られたものが示す最小限の抵抗がそこにある。

漢方の不問診と云われるものは、このような壁を打破るための問診の一方法である。この様子に矢数氏の「漢方百話」の中に美事に書かれているので参照していただきたいが、不問診とは決して問診をしないことではないことがはっきり解る筈である。いわゆる西洋式の問診はしないが、患者との対話は行われているし、何よりも切診が活躍している。素人はそれでも「何も聞かずによく自分の病状が解ってくれた」と思いこんで、もうこの医者にかかれば病気は治ると自分から固く信じてくれるものである。望聞だけから不問診に入ることも出来るが、切診を行えばこれは素人の返答を待つより的確な症状診断が出来るのは、漢方的診察を行う者には当然のことで、切は問よりはるかに患者と密接した問答である。言葉で飾り偽ることに慣れている最近の人々は、たんなる言葉だけのものには極めて警戒的である。それだけに「黙って座ればピタリと当る」式のことをされるとその人にはもう全てに超人的能力でもあるかのように信じこんでしまうのである。何もそこまで傾倒させる必要はないけれども、医療に於て信頼ある人間関係が不可欠である限り、こうした人間性を病人（いろんな意味での歪みをもった人々）に対して利用することはむしろ大切なことだ。不問診断学と名付けてこれをわざわざ奨励している書物もあるくらいで、漢方診断の場合はこれは問診の一形式として習得させねばならないことだと思う。

指圧療法のように民間療法的色彩が濃く、個人の技倆に治療効果が大きく左右されるものは、患者の通念としてその医療的価値を軽視し術者に警戒的であることは当然である。そこで患者の信頼を得るには不問診を行うのが最も良い方法なので筆者などはこれを大いに活用している。その場合指圧が切診そのものであることを知らぬ患者が多いから、何も聞かずに身体に触れはじめると同時に、患者の症状に対する所見を述べてゆく。但し触れた局部の（たとえば肩が凝っているとか腰が固いなどの）症状など云っても何も意味がないのであって、背部に手を当てて、食欲がないですね、眼が疲れやすいですねというように患者の自覚症を羅列しながら治療をすすめて、次第に核心の診断、病因、生活歴、食事の傾向から性格などまで当てゝゆくという風にすれば、患者は自分の身体に触れただけでそんなことまで解るのかと感心すると同時に、その手に対する信頼は絶大なものとなる。勿論そのように解る手にならねば即ち切診を行わなければ本当の指圧をしているとは云えないので、筆者はこれを指圧師の再教育で強調しているのだが、これがまた問診になっていることも自覚させている。

不問診といえば問診を行わないように思えるが、その実こうして直接身体に問いかけて身体が答えているのだから、これをまた言語的に表現して一々患者に確かめてゆくということは、明らかに漢方的意味での問診になっているわけである。またこのような問診の形式をとることが、その目的である工を実行していることになるのだから、通常の問診を行う場合にも常に不問診の場合のような真剣さと洞察力をもって慎重に患者の言動に注意しながら問うてゆく心がけが必要だと云えよう。

5 切診について

切診については、本誌41年10・11月号に「切診と触診」と題した研究を発表した際、本論文の序論になるような内容の中で一応論じてある。したがってここでは、切診に含まれる幾つかの項目について検討を加えてみようと思う。先ず順序として切脈になるわけだが、お断りしておきたいことは指圧師は一般に余り脈をみないため、私もこの点実感としてこれを論じることが出来ず、他の切診からの推測を出ないだろうと思う。ただ第三者的意見であるだけに、いろいろな方法や流派が古来からあって統一されない脈診に、一つの視点を提供することが出来れば幸いと考えている。

西洋医学でも臨床医は先ず脈をみるし、臨終に際しても脈によってその時期を決める。診断的には脈診は循環器の状態を知ることであり、それと関連して患者の病態を知る最も手っとり早い方法ではあるが、それだけでは病名診断にとって余り重要な要素を占めていないことは周知のことである。したがって入院患者などは特に必要のない限りは看護婦が体温と共に脈搏数をカルテに書きこんでおくということが通常である。これに対し東洋医学では切脈が屡々証診断の決定権を握る位置にあるということは非常な違いである。その理由をたんに脈の種類の数の差などで説明し尽すことは不可能であり、経絡という要素を導入しても、診断的価値の意義づけには不充分である。脈の種類が多いということは、決して循環器系と病態との関連性を密接にするものではないし、また経絡の状態を脈管上だけで診察する理由も示されていない。この理論的困難をただ経験上の効用や勘の重視という説明で克服出来るとするのは余りに学問的でない。西洋医学が東洋医学に対していう非科学的という非難は、大半がこうした点への説明不足に起因する。

陰陽虚実や気血、五行経絡などの説明は、その性格が如何に詳細に克明になされていても、物の性状の説明になれている科学者にとっては極めて観念的なものに映るのである。実はこれらはある物の性状を示しているのでなく、その物を分類するための相対的な概念なのである。近代医学の中にもこうした用語がないわけではない。たとえば健康と疾病の概念などがそうであるが、こうした用語は実際にはそれほど問題になることがないので、余り厳密な議論はされない。しかし東洋医学の用語はそれが摑めぬと一歩も進むことは出来ないのである。そこでプラスとマイナス、積極的と消極的という比喩的な説明をしてみるが、さてそれで病人を分類するとなると説明だけでは一向に解らないのである。こうした分類法の説明はくわしくなればなる程複雑になって実際の運用には余り役立たないものである。何故なら分類とは実体的な概念でなく、実用的概念であって、分類の意図するところに従って線が引かれるからである。界女という種別を分けるのにさえ、その境界には半陰陽という不明瞭なものがある。これを性質的に分類してみよと云われると、その説明はどうしても観念的になるだろう。それでいて実感としての男らしさや女らしさは異性にはよくわかっている。それとよく似たものではなかろうか。

脈の分類に、浮―沈、数―遅、滑―濇、芤―伏、緩―促などそれぞれの性質をあげてあるが、これは筆者が対にして示したように相対的概念で、同時に陰陽や虚実などの相対的な証に分けるためのものである。西洋の脈診にも大小、緊軟、遅速、虚実などがあるが、これらは全て正常に比してどちらかに片寄った性状を示すもので、しかも循環系に表れる病状を表現している。これらは触診によらなくとも機械器具を用いて計れるし、自働的に遠隔からこれらを知る装置も一部実用化してきている。切脈にもこれに似たものがないではないが、多くは極めて比喩的な表現で説明され、また実際には二つ以上の兼脈として認識される。

経絡の虚実をみるのは、一つの脈管上で十二経絡の状態を判定する三部九候が代表的だが、このように同一脈管上の相隣接する場所に別々の、しかも全身的な病態を示すという理論的にナンセンスな方法が実際に長く活用されてきている。同じ漢方家でさえ否定的な見解を示すこのような切脈は循環系の認識を行う脈診から全く無意味とみなされたのは当然であろう。しかし古方派の脈にしても厳密には主観的と見られるのは同じである。西洋医学から入る者は古方派の脈の方が理解しやすく、それは脈診に高度の勘を加えれば可能に思えるのであろうが、そのため切脈は切診の一部であるという自覚が足りないようである。

どちらの切脈にしても、術者の圧度との相関から出てくるものをみるという、切診に共通した性質を見逃している。脈の状態が正常か否か、そして異常であればどのように、という段階的な診察でなく、切脈は術者のみようとするものがズバリ出てくるのである。したがってその判断は客観的な根拠を求めにくく、勘に頼る主観的なものと思われがちである。ものそのものを観察するのでなく、術者の作用に対する反応をみるような形式は、その作用が機械的なものでなく個人差があるだけに結果の一定性は得にくい。だから認識の方法としては不確実であるが、実はこの観測者は同時に行為者でもある。これは最近の量子力学の不確定性原理と比較すると理解しやすい。即ち極めてエネルギーの小さい量子はその位置を確認しようと光を当てると、その光のエネルギーに攪乱されて位置をかえるが、光を当てなければ観察は不可能となる。したがってその位置は確率的な範囲でしか示し得ない。しかしこれは人間が行為的に物質を扱うときはニュートン力学の大雑把な数量で充分正確な操作が出来るのと同じようなものであろう。切脈にいろんな異った方法や流派があり、さらに個人差や判定時の状況などで、脈をみる作用が一定でない限り、反応としてあらわれる性状が常にバラツキをもつことは当然であろう。だから同一病人の脈をみても医者によって異る分類になるのが当然であるが、東洋医学的な病態認識を正しく行う限りそれは一定範囲内でのバラツキになる筈である。ところが観察に於てはある範囲でのバラツキがあっても、観察者が同時に行為者であって東洋医学的な治方を行うという方向での流儀や個人差があって、これが観察による差をさらに大きくするのでなく、むしろ逆に修正されて一定方向に集中させてくる。したがって結果的には多少の相異は残っても、その治療法が病人に及ぼす影響は、その生体が治病に向う線上か、道程の一つに合致してくるのである。

本誌の「漢方研究室」では出題者が患者の症状を述べて使用した処方を回答者に当てさせるという欄があるが、このように四診によって得られた症状が文章として表現されていても、回答者の処方が全く同じということはない。出題者の処方を当てるためには、その人の好みを研究すれば必ず当るだろうが、回答者それぞれの問題として処方すれば異って当然である（初心者が証の選び方を古典に正しく則り得ないのは問題外として）。私は、回答者が自分の患者で自らそのような四診を行ったときは、その処方が当っているのではないかと思う。また症状の読みの深浅で、処方の的確さが、間違いではないが程度を異にする場合もあると思う。また処方と共に与える医者の言動が、その薬効の程度を変えることもあろう。いずれの場合も誤診誤療ではなく、その患者の理解の仕方とその治病方法の意図のあり方とで、一定範囲のバラツキが生じるのである。

「医は意なり、意は学より生ず、方に今古なし、治を期するを要す」という有名な格言は、ここのところを教えているのではないかと思う。意とは現代的に云えば「思想」ということだと私は理解する。作家が何年か前の作品をみて満足感があるようではその作家に進歩がないように、学は日進月歩して自分をたかめねばならない。しかし当時の傑作はその時代の作家の思想の表現として、それなりの価値がある。今同じテーマを与えられゝば、勿論異った思想の表現となるだろうが、それは作品が別になるだけのことである。同様に古いカルテを開いて症状と処方を見較べたとき、それが治癒した（証の合った）患者であっても、今なら意とするところの変化から処方が異るという感慨を当然もたれることと思う。それは「鍵と鍵穴」というような固定した表現では摑み得ないものである。鍵穴にはまる鍵を探すように証を得ようとする態度は、病名診断で唯一の実体に符合するものを探っているのと何ら異るところのない西洋的概念である。

見方によって見るものが変化するという量子力学的な現象は、心理学の実験では屢々遭遇する。この場合、見られる者によって見る者もまた影響を受けるというのが通常である。そこには冷静な客観的観察などという現象はあり得ないが、これこそ生命的なものの特徴といえる。医は生命、それも危機に立つ生命を救う技術であって、決して自然科学的な対象を客観的に観察する学問ではない。技術の正確さというのは、対象に向けられる冷静な眼を必要とするのでなく、自分の意を確実に表現する冷静な態度によって維持されるのである。

切脈の指は、ただ血管の状態を知るために当てゝいるのではない。浮中沈の当て方にしても客観的な一定の圧度があるのでなく、患者の反応に対する相対的な圧度である。その指は冷静に見ているのでなく、患者の生命に、その心に働きかけているのである。医者が先ず患者の脈をみるということは、その手をしっかり握ってやるということである。これが相対的な人間関係なら握手で始るのと同じであるが、医者と患者の関係であるから手首を持つのである。医者が患者の手首をもって脈をみるとき、患者はその医者に脈をとってもらったという関係が成立つ。その医者が自分の病気を治す導き手であると意識することは、東西医学のどちらの場合も同じである。西医の場合は、この行為に始る人間関係と循環器の状態をみる脈診とは別物であるが、東医に於ては両者が切脈の中に含まれている。そこで「脈をみる」とか「脈がない」という言葉が人間関係にも使われる。切脈が全身の陰陽虚実または十二経絡の虚実を知る極手となるということは、解剖的には今の所不可解であっても、心理学的には理解出来ることである。患者の意識は触れられている手首に集中し、そこに医者の人間を感じているし、医者もまたその患者の手首から患者の心に触れてゆくわけである。

昔は糸脈ということすら行われたと聞く。これをただ勘が鋭かったのだと解釈したのでは、我々はこの話から何も得るところがない。一本の糸を通して患者の病態を知るというのは、一本の脈管上で十二経絡をみるよりはるかに困難だが、理屈は同じことなのである。みる側とみられる側の心が一本の糸を曳き合って通うから、実感としての脈がそこに感じられるのだと思う。その所見がピタリと患者の容態を云い当てたとき、絶大な信頼がそこに生じる。おそらく処方まで決定したのでなく患者と交流する何らかの糸口を摑んだのであろう。工の意味する穴は、二者をつなぐ糸にも似ている。脈を触れるときは、この糸脈をもつ指先に似たものでなければならない。そこにあるのは糸でも血管でもなく、患者の心に結びつく脈である。これをたぐってゆくときに巧の技術が生かされるのである。切診も一種の問答であることはこれまでの説明からも明らかであるが、それが切脈・腹診・背候診・切経と多様に展開するところに巧の意味が汲みとれるであろう。

6 腹診について

腹診は切脈とならんで切診の重要な診察法となっているが、これは日本の思想を土台として独特の発達をとげたためであって、それには按摩術の一法としての按腹の手技の発達がこれを促進したものらしいと長浜氏の著書には書かれている。中国の古典にみられる腹証は、ほとんど自覚症を指しているようで、腹診を行うときは「之を按ずれば」とわざわざ断ってあるように僅かな場合にすぎないように思う。大体腹証の自覚症というものは、他の自覚症と異り極めてあいまいで表現の個人差も大きい。そこで古典ではそれ程診断の要素として大きく扱われなかったものと思う。だからこれを按じてみるというのは余程稀な場合だったということは中国の医家の立場からみても当然だったのではなかろうか。

日本の中世以後の医家に対する尊敬ははるかに高いし、また人間関係で信頼を重んずる風習も中国の比ではなかったと思う。「腹をみせる」ということが、そうした人間関係を示す言葉であることが極めて日本的な表現として受けとれる。飼犬などが腹をみせることは飼主への絶大の信頼を示しているように、最も重要でしかも無防備な場所を相手の自由にさせる態度は余程の関係でないと出来ない。按摩術の中で按腹が別格の扱いを受けたことも当然であろう。按腹とは、いわゆる「腹もみ」ではない。手を安んずると書くように安定させることである。また按ずるとは

「じつと考えこむ」という意にもなるように、手を当てゝじっとしていることでなければならぬ。按摩または按蹻と云われた手技は、この按と摩や蹻による補瀉の術であった。按を強く押しつけるから瀉、摩はさするから補といつの頃から誤ったのか知らないが、この観念が江戸時代から現代まで按摩術に伝わったため、按の正しい姿をまさしく失ってしまった。

摩はさすりなでるのでなく、磨という字があるように、手ですりへらす意である。蹻もためまげるまたはつよくという意があるくらいだから、摩蹻が実を瀉する法であることは明らかである。これに対し按または抑按というのは、決して力まかせに押しつけることでなく、抑とはおさえせきとめる、按はおちつくようにおさえることで、弛緩した組織から生気のもれる虚を補修してとめるという補の作用をそのまゝ表しているのである。按摩の補瀉を間違えたのは、おそらく鍼灸師がそのつぼを探すとき、指でぐつと押えて経穴を検出しこれを按と考えたからだと思う。もともと鍼灸、湯液家に経絡や切診を教える立場にあった按摩が、鍼灸の下に置かれてその誤解をそのまま受けついだため、経絡・切診の本質が見誤られるようになったのである。そして鍼灸家は経穴がわかっても経絡の実感を失ってしまったし、湯液家は腹診の正しい方法を忘れてしまったのである。

按摩のこのような堕落を憂えた江戸末期の太田晋斎は「按腹図解」を著し、按摩の虚技曲手を廃して、素人婦女子にも出来る単純な推圧による治病法を提唱した。按摩をもみさすることにして複雑な手技を誇り、これを業界保護のため素人に真似出来ぬ手形とし、本来の治病効果をおろそかにしていた風潮をなげき、家庭療法にも活用出来ることを主眼にした著書であったから、理論をはぶき実用を旨とした内容は専門家の注目をひかなかったものであろう。これがそのまま民間に伝承され、現在の指圧療法の母胎となったのである。

「按腹図解」は何も腹部施術だけを説いたものでなく、現在の指圧療法が行っているような全身治療を教えているのだが、腹部を最も重視したことと、腹部の推圧のように全身も病状を審査しながら推圧を行うようにという意味で按腹図解と称したように思われる。指圧には外来のカイロプラクテツクやオステオパシーなどを含むものもあるが、その特徴は背部重点の施術になっているので区別出来る。日本の伝統的な指圧は按腹図解の流れを汲む古法按摩の本姿を伝えるものなのであって、経絡補瀉の術を腹部中心に施すものである。法的に指圧という名称は、現行あん摩・マッサージ以外の手技をすべて含んでいるので一部には誤解されているが、異法方宜論の導引按蹻を復活する動きが、東洋医学的立場をとる指圧療法家の中に出てきていることをお知らせしておきたい。

傷寒論の「之を按ずれば」という所が、今日の腹診に当るもので、それ以外の腹証は概ね自覚症のことだと思う。日本で発達した腹診は、はじめ十二経絡の虚実をその臓腑のある腹部（胸腔を含む）でズバリみようという切脈がわりに考えられておこったそうだが、古方派ではこれを腹部自覚症を切診する手段として用いたわけである。もともと「之を按じて」という腹診があったのだから、手技による按腹の発達がこれを切診に使用するようになったのは日本としては自然の成行だったとも言える。しかし「腹は生の本なり」という意をもって腹をみたことは、単に自覚症を他覚的に知るという程度の発展ではなかった。腹をみせるという信頼感と腹の底まで見ぬこうとする責任感によって成立った腹診は問診による自覚症よりはるかに的確に病態を摑む方法となったのである。このことは圧痛点や経穴の検出の際に経験しておられることだと思うが、生体は按圧されることで自覚的になる以前の圧痛や経穴の異常を鋭敏に意識出来るのである。また自覚的には個人差や状況の変化で不安定になりやすい腹症も、生体の圧反射を喚起することで非常に安定した症候とすることが出来る。このことは他覚症として医師が経験と知識で客観的に摑むものよりも、さらに安定した症状なのである。

告白は常に嘘と誇張を含むし、他人の観察はいかに客観的になろうと努めても生命特有の反応（性格や好み）によって乱される。対話即ち流れるような問答というものは、いつの間にかお互に裸の人間が現れてくる、いわゆる「語るに落ちる」という場が作られるのである。切診はまさにこうした現象にもたとえられるであろう。しかも単にそこで真実が語られるというだけでなく、生命の躍動が感じられるのである。プラトンの対話篇が、真の哲学の姿を画いて永遠の生命を保つ理由である。現代の哲学が陳腐になったのは自分勝手なモノローグが多すぎるからである。診察はこのモノローグであってはならない。治療すべき相手は病人であるのに、その患者を疎外した病気へのモノローグが科学的医学の方向である。診察室へ入った患者に、始めから終りまで一言も喋らせずに診察はおろか治療まですませてしまう、素人は口出しせず専門家に任せてくれという傾向が強くなってきている。人間不在の治療と言われるゆえんである。

中国では自覚症であった腹証を、全面的に切診の領域にとり入れた日本独自の診療形式は、この意味で世界に冠たる医学に発展したと言えるのである。この方法が中国に逆輸入されたということも当然のことであろう。しかるに現代の医家はこの腹診の真意をすっかり忘れてしまっているのではなかろうか。それは按の技術を知らず、西洋の触診法を真似て腹診を行うからである。鍼灸師は補瀉を逆転させた現行あん摩を学んでから鍼灸に入るからである。古法の按は、ただ押すことでない、圧してじつと考えることである。知覚神経を鈍磨させる一定圧の持続圧は、原始感覚を興奮させて副交感性の圧反射をおこす、このはねかえりは同時に触覚を鈍磨させてじっと圧したまゝの術者の指先に原始感覚を呼びおこすのである。そこで圧すものと圧されるものの間には二枚の皮膚があるのでなく、自他の交流する生命的な膜があって、両者の圧反射を媒介として生命的に共感することが出来ることになる。これはも早や自覚症でも他覚症でもなく、自他の交流する生命の一体感である。

このような切診を行う指圧をすると（これが真の診断即治療であるが）、ときには患者の苦痛がそのまゝ術者の身体の苦痛として感じることがある。このような自他一体感は常にあるわけでないが、そうした経験から圧した響きによる患者の圧痛や異常感が術者には患者のそこにあるものとして感じることが出来るようになるのである。細野氏が東洋医学会での「胸脇苦満を語る」の中で、上衝や心煩のような自覚的症状と思えるものでも、他覚的に触診されるように述べてあるので、我々の未熟な腹診術と比べればおそらく格段の相異があったことであろうと言われた。これは決して未熟なためでなく、自覚と他覚を分け、触診という方法を用いる西洋医学的見解では摑み得ないだけの話である。この点を明確にされていないから、胸脇苦満についてあのように複雑な研究をされながら、何か本質を外れたような発表になったのではないかと思う。これは東西医学のかけ橋をつけるときに忘れてはならない次元の問題であろう。

患者の苦痛が医者によって共感されるということは、いかなる精神療法を行うよりも患者にある種の安堵感を覚え、医者への信頼感を与えるものである。患者が自分の病名を知りたがることは、一つは漠然としたものへの恐怖よりは対策を決め得る対象の方が気が楽なせいもあるが、もっと大きな要因は自分を治療してくれる医者が、自分の病気を理解してくれているという安心感をもちたいためである。患者がくどくどと自分の苦痛を訴えるのは医者にそれを理解してほしいためである。また誰彼かまわずに自分の病気を話すのは、話を聞いて欲しいからである。聞き流されることを承知していても話したい、話せるということはそこに人間関係を感じるからである。だから本当は自分を理解してほしいのである。強者は余り語らないが、弱者は仲間を求めて話さないではいられない。話すことによって自分自身の人間性を自覚したいのである。孤島のロビンソン・クルーソのように、たとえ相手が犬であっても、話していることで自分がまだ人間であることを認めたいのである。

最近の心理療法は、ただ患者の話を理解しながら聞くだけという患者中心の無指示療法というロジャースの相談心理学（カウンセリング）が注目を集めている。主として心身症や神経症患者の治療に使われたのだが、今までの催眠法や説得指導などに比べて、はるかに根本的な治療に成功している。その根本思想は、患者の自由な人格を回復さすことが本当の治療になると考え、歪められた患者が自由に振舞える環境を先ず医者が作ってやるべきだという点にある。患者にとってその悩みの聞き役が如何に大切かということと同時に、そうして自由に振舞えるということが、自分を回復さす力を自らの中に発見させるということにつながっているからである。患者が医者を信頼すると同時に医者が患者を理解することによって、患者が病気から立上る方向を自分で発見するということを信じるのは、たんに自然治癒能力に頼って病気を治すという消極的な意味でなく、生命自体に対する絶対の信頼感をもつことなのである。

患者の腹を読むことの出来る腹診は、もの言わず腹ふくるる思いの患者に腹臓ない訴えを聞いてやることなのである。対話というのは言葉のお喋りだけをいうのではないと問診のところで述べたように、腹にあることは直接腹にふれてやると、その話しかけた手に何もかも答えてくるのである。患者が気まり悪くて黙っているようなことでも、直接身体にきいてやると喜んでこたえてくる。「この所少し飲みすぎが続いていますね」とか「大部腹の立つことがあったのですね」と腹をみながら患者に告げると、「先生には腹の中まで見すかされるのだから嘘はつけませんね」と患者は感心する。「いやあなたの身体がそう訴えているのだから、少し気をつけてやらんといけませんね」という訳なのである。またはこちらから「この胃の悪いのは何か心配ごとが続いたからですよ」と教えてやると、「実はそうなんですよ、これこれこういうことがありましてね、先生はどのように思われますか」などと口火を切ってもらったことを幸いに私事にわたって身近なものにはかえって話せないような胸のわだかまりを、第三者である医者に聞いてもらって意見を求める、といった風にもなってくる。このようなことは、何も心因性の疾患の場合にだけ心要な心理療法ではないと思う。こうした情況をつくり出せることも日本的な医療関係を作り出した腹診の意義ではないかと思うのである。

7　背候診について

これはまた背診・候背とも呼ばれるが、切診の一つである意義が余り自覚されていないようである。その説明が視診・聴打診・自覚症についてか、または圧痛・硬結に対する触診を述べる程度は西洋医学と殆んど変らないし、僅かに膀胱経の兪穴について、脊髄断区との比較から臓腑異常の診断的意義が語られることで漢方的な色彩を感じる位である。腹背が相補的な関係をもって疾病の診断治療に重要な意味をもつことは当然であるが、腹診が重視される割には背診への関心は少いようである。これはやはり真の切診を行わないため背部の診断的価値が自覚出来なかったせいではないかと思われる。

腹診が日本に於て独得の発達を遂げ、臓腑の状態から全身の異常を診断するという思想を表明したのに対し、背部を主とする骨格の状態から疾病をみて、これを矯正して治すという方法を考えたのが西欧特にアメリカであったことは極めて興味の深い問題である。特にカイロプラクテックは「手技」と称する療法であるが、脊柱を文字通り健康のバックボーンと考え、その歪みを正すことを重視することから出発した。その治療には多少の器具（特殊な寝台など）も使うけれど、慎重な視診と触診だけで矯正箇所を診断し、これを手指で治療することは、日本の手技療術と殆んど変らない。西洋の医療補助的マッサージが現行あん摩に結合したように、この種の西欧近代手技療術は、疾病治療を標榜していた日本の療術師たちによって吸収され、現在指圧療法の一方の主流となっている。日本の指圧が有名になったのは、一つはこの外来の手技にインテリが刺激を受けたからであることは確かな事実で、これも日本の舶来尊重のお蔭かもしれない。

カイロの影響もあるが、脊柱をみることは督脈の術として按摩でも重視していたので、その矯正は指圧の手技でも重点になっている。ただその診察法に独自な見解はなく、在来のいずれかを利用しているようだったが、特殊な勘で不全脱臼を見つける者は指圧師には多かった。カイロ式の慎重な診察や西欧式のX線、脊髄液注入などでも仲々発見出来ぬ歪みが、これらの指圧師に発見され、痼疾が頓座的に治るという事実が屢々あって、指圧の名声を高める要因にもなった。私も指圧を習得して自然にこの勘を身につけたが、実はこれが切診の技術であることが最近わかってきたのである。

これを「脊髄の亜脱臼を触診で発見して整復する」などという表現をするから、医師に不信感をもたれがちだった。触覚でわかる程度のひどい脱臼なら当然運動障害がおきようし、X線などの近代技術を駆使して発見出来ぬものが指先などでわかる筈がない、という疑問は当り前のことである。

圧反射によって生体の異和感を明瞭にし、不安定な腹証を自他共に感知し得るのが腹診であることは先に述べた。このことが背診にもそのまゝ当てはまるのであって特に脊髄の異常を発見するのにこれ程有効な方法はない。脊椎の棘突起や横突起を一つづつ推圧してゆけば、脊椎の異常はその程度によって脊椎局部から広く支配神経の分布域、筋肉・内臓にまで異和感を及ぼすから、患者自身は勿論術者にもそのはねかえりが感知されるので、異常箇所はすぐ発見出来る。勘といえば何か修業を要する神秘なものと思われがちだが、これは正しい圧し方さえすれば触覚以上に明瞭な実感として意識出来るものだから、修業などは少しもいらない。ただ筋強縮により押しつければ、判別性感覚が働いて生命共感の原始感覚を感じられないから、無意識的な筋トーヌス状態で圧を加える方法を会得する必要がある。私はこの方法を「支え圧」と呼んで指導しているが、自分の身体を支えて立っている時や手をついている時のように、患部を押すのでなく患部にもたれよりかかるようにするのである。

相手を押すという力の入れ方は、高等な判別性感覚が働いて対象認識には適するが、相手にもたれ支えられるというときは、自他の区別がなくなり一体感としての生命感覚があらわれてくる。我々が大地に立つときや机にもたれているとき、それは決して自分と別物でないことを経験出来るだろう。だから大地が動いたりもたれた机がふらふらだと生命的な不安感を覚える。これは大丈夫かなと試してみるとき、それはもう自分にとっては他者になっている筈である。これが切診と触診の違いをよく表していると思う。患部にもたれるといっても、決して全身をもたせる必要はなく、相手の虚実によってその程度は千差万別である。切脈の指先のように僅かな重味をかけるとき、掌、上腕、上半身という風に程度は異っても、自分の支えを相手に任すような姿勢でないと駄目である。そのとき相手の身体的な異和感が、術者にも一種の不安感として、大地や机が動くときのように感じられるのである。

私は切脈は行わないが、この背候診から患者に接するのを始めることにしている。どんな指圧をされるのかと不安な患者でも、防衛力のある背部だとそれ程警戒しないでよいから、身体を余り緊張させないし、特に肩背部は意識を集中しにくい部位なので、身構えによる影響が少い。剣の達人はここに眼を持ったと云われるが、そこまで気の配れる人にはすきがないという意味だから、後姿の淋しさが出やすいということや気づけに肩を叩くという人間の虚しやすい部位なのであろう。したがって病人などは特に気力が欠けやすいので、ここを補うように掌で按じると、それへもたれるような姿勢をとるものである（坐位また横臥位の場合）。大椎に中指を当てると、ここを通過する多くの経絡の状態が、手掌全体に同時に感得出来るので、丁度切脈を行うような気持でしばらく切診を行った後、脊柱にそつて下半身へ手掌をずらせてゆくと、督脈及び膀胱経と脊椎の異常が大体判明し、経絡の虚実と病勢の著しい部位と病態をほぼ掴むことが出来る。この際脊椎を一つづつ圧さなくとも、ずーっと脊柱の上をなでるようにしても熟練によって圧診と同じように、正しい切診が出来るのである。したがってその不問診の結果を、患者と面することなく告げるということで、患者はその表情を気にすることなく反応してくれるという特色がある。

背候診は、腹診の前提としてこれを行うと、患者は腹診の際いらぬ警戒をしなくなるので、腹筋の異常緊張で邪魔されることが少なくなるし、また背部の所見と対応しながら腹証を正しく把握出来、臟腑の異常に確信を得やすくなるものである。切診の一種としてあげられている意味は、決して軽いものではないと思うので、背候診に対する認識を新にしていただければ幸いである。

8　切経について

切経とは、経絡に対する切診であることは説明するまでもないことだが、その語感は切脈よりも切腹に近いように受取られているように思える。切脈の場合は脈管に対する圧診であることはよく知られているが、腹診になると腹部をなでさするという意味が加わる。これを切腹と云えば日本的な腹切りになってしまうから腹診というのだろうが、本当に切るようにして腹部臓器の異常をみる気になっている。これが切経になると更に明白となり、経絡の走行に沿って指頭で切るように軽擦してゆくことが主体となってくる。按圧も勿論行うが、これは経穴に対して行われるのであって、経絡を按圧して切診出来ると考えている人は少いだろう。これは鍼灸がこと診療法を重要視した結果、鍼灸に適した経絡診に変形してしまったためで、切診に含まれる本来の切経は殆んど忘れられたのではないかと思われる。

経絡は、長浜博士が鍼の響きに敏感な特異な患者で実験されるまでは、経穴を結びつける観念的な線のように思う者が多かった。経絡治療をする者にさえそのような考えを持たれたのだから、西洋医学者は勿論、東洋医学者でも古方派の人たち、それに鍼灸を刺激療法の一種とみるような実証派の鍼灸師などにはその存在さえ疑われたのは当然かもしれない。経穴は構造的に特殊な組織になっていて、触覚によっても検出出来るので、いわゆるツボとして鍼灸の治療点に使われるため、経絡を否定するものでも経穴の存在は認めていた。経穴を按圧して判明するのは、切脈と腹診に重点を置いた漢方四診であり、導き出された経絡の虚実も結果的には経穴の取り方とそのドーゼ、あるいは薬方によって実証されるのだから、経絡そのものを実感として認識する必要は殆んどなかったわけである。したがって切経といえば、経穴は按圧してわかるが経絡は線上をなでるようにして特殊な状態を触診すると教えているので、果してそのようにして一体何人ぐらいの人が経絡を実感出来たのか疑問である。北朝鮮でボンハン管の解剖的実証が行われたという報道に対する日本の経絡治療者の反響、またその実際をカラー映画にまでとって見せられたときの驚愕などをみていると、私の推測は事実のように思われる。

古典の教えるところをみても、経絡は経穴をつなぐ線でなく、逆に経穴が経絡ののぞき穴として価値があるのだから、薬方のように経穴に頼らぬ治療法もあるわけである。発生的にみても、経絡を体系づけたのは手技（導引按蹻）であり、診断もその極め手は手技にあったわけである。経穴は鍼灸が経絡に影響を及ぼしやすい点だけを制限して選び出したもので、禁穴は手技ではよく利用しても鍼灸には慎重な配慮を要求したものであろう。手技に於ても経穴は重要なツボとして認識される。初歩の場合はツボによる按圧が、覚えやすくまた有効でもある。しかし診断は、流れとしての経絡について行うものであって、反応する点の数の多少で決まるのではない。古人が経穴の経験だけから観念的に経絡を組織づけたのだろうというような推論は、自分の認識出来ぬものは存在しないという観念哲学の所産である。手技による実感なくして、経絡の理論が生れる筈はないと私は断言する。

切経の技術を鍼灸師が薬方家に教えるようになって、おそらく経絡は実感としては存在しなくなったのであろう。これは切診の技術の全てについて私が推論してきたところである。経絡自体の認識は主に鍼灸師に関係が深いので詳しく「経絡の認識」と題して「医道の日本」誌42年2月より4回に分けて発表してあるので、これを参照していただきたい。要するに経絡はその流れを感じなければ、これを認識したとは云えないのである。しかもその流れに虚実を判別してはじめて、経絡は治療手段として生きてくるのである。経絡治療にとって他の認識法（漢方四診）は全てその補助手段であるとも云えよう。

経絡の流注は理論から発したものでなく、生命的実感を系統づけたものである。古典の図が極めて写意的であって、解剖的な詳細な経絡を示していないのは、そうした表記法が未発達だったのではなく、生命的な表現としてはそうするより仕方がなかったためであろう。ボンハン管は解剖的に細い管状の構造であることを実証した。しかし長浜氏の鍼の響の実験のように、その機能的表現は帯状の広がりをもったものである。このことは指圧による認識とも一致する。したがって古図の経絡図の線は、走行を抽象的に示したもので、今日鍼灸書にあるような解剖図の上に線で示すのはむしろ臨床的に有害だともいえる。殊に経穴を番号順にただつないだものは、走行とも一致せず誤りも甚しい。何故ならこれをみた人は必ずその図を観念的に頭に画いて、経穴や経絡を探すに違いないからである。即ち病人の身体でそれを感じとろうとしないで、自分の画いた観念を患者に押しつけることをするだろう。このことが証診断と病名診断の根本的な相異点であることに気付かねばならないのである。

経絡は解剖的実体ではなく、気血の流れという機能的な作用系である。このことは五臓六腑が解剖的臓器名でないのと同様である。したがって切経が、その構造的状態を知ることでなく、機能の異常を知るのでなければ無意味である。その機能は気血の流れであるから、まずもつて気血がどういうものかわかっていなければならぬ。気血の解釈は人によって異るであろうが、それは言語的表現の相異であって、気血そのものは観念的名称でなく生命的実感だから、生物全てに共通したものである。気が生命的なもの全てに与えられた文字であることは、その用語法からも明らかである。自然を生き物とみた古人はその根元を元気とし、そのあらわれを天気とみた。その不思議な力は精気であり、生物にあっては生気となり、その変動が気分である。

病気というのは、この生気を病むことであって、単に気持からおきたものというのではなかろう。しかし気は当然精神的なものも含むから、経絡説でもこれは重視しているが、それは観念的なものでなく、血と共に生体を運行してどこにも滞ってはならないものである。凝るということは筋肉の血液の滞りのために起るが、また精神が円滑自在さを忘れて、ある事に執着することでもある。それらが経絡をみてわかるのでなければ、切経ということは出来ないだろう。西洋医学では心身症となれば、それは内科的手段を離れて、精神療法か向精神薬に切りかわる。心と身をこういう風に区別するところに西洋医学の特徴があるが、東洋では心身一如だから、精神的歪みも漢方四診によって診断され、漢方的手段で治療されねばならない。

経絡をみるということは、経絡的な疾病観とその治病理論をもつということである。したがって治病手段が異れば、経絡に対するみかたも変ってくる。後世派と鍼灸または指圧と治療法がちがえば、経絡の扱い方も当然一致しないところが出てくる。これはまた同じ治療法でも術者の技倆によって差があってよいことになる。経絡思想はこのため人によって複雑さを加えてゆく。時には全く観念的と思える形式的な操作も入りこんでくる。しかし経絡は単なる哲学ではなくて、疾病治療のための思想であるから、必ず実証を伴うわけである。自然科学の理論にも作業仮説を伴うわけだから、人間の行為にこのような思想を欠くことは出来ないが、治癒という事実によってその正当さを証明されねば、それは無価値なだけでなく、有害として葬り去られるであろう。後世派の理論が、古方派によって廃されたのは、その理論を使いこなせる人々が少くなって、簡明直截な経験主義が時代思想として背景にあったからに違いないと思う。そこで傷寒論は実用一点ばりで理論に思想もないし、経絡なども全く必要がないのか、ということになると私は疑問だと思う。このことは最近の鍼灸家にも、自分は経絡など一切使わないで経験的な有効穴を科学的に求めて治療しているのだという表明をしている人があるのと同じである。この問題は項をあらためて、本稿の結論ともいうべき「証」の検討の中で論じてゆこう。

9　証について

ここまできて私はやはり一種のためらいを覚える。丁度今頃、金沢の東洋医学会総会では漢方の大家達が、この問題をシンポジウムで論じていられる筈である。その深遠な研究の前に立たされゝば、こんな小論など消しとんでしまうに違いないし、あわてゝ原稿を書いたことに悔恨の臍を噛むことになろう。しかし逆に、それらを知る前だから臆面もなく書く勇気があるのだともいえる。若さとは過ちを犯す勇気のあることだ、私はそう自分に云い聞かせている。

証とは何だろうか、私はそれを求めて漢方四診を検討してきたのである。証についての何ら革命的意見も発表出来ないなら、四診の検討など何の役にも立たないのである。他の議論なら知らず、これが「診断即治療」の漢方について論じたものの負目である。ということは「証」についての輪廓は、これまで書いてきたもので既に浮び出ている筈なのである。そして私の頭にその程度の準備があってこれを書き出したことは確かだ。しかし私はその時、本誌の「南涯特集号」を手にし、しばし呆然とした。開くところどころに、私の莫然と頭に画いていたことが、はっきり文章で示されている。古典懼るべし、とはこのような感慨を云うのだろうか。嘗て指圧診断の研究に打ちこみ、身体表面の反応系統を自ら会得したと思っていたとき、経絡というものをはじめて教えられ、その余りの一致に愕然としたことがあった。それだけに私の経絡には実感が先にあった。この南涯の言葉も、今私の前で発せられたような響きを感じる。現代は安易に書物が読めるが、それでも求めるものを与えられたときの感動は大きい。書物の少なかった時代、知識に飢えていた弟子たちに対して説いた師の言葉には、それに応えるだけの迫力があるのだろう。

私ごとの感慨で貴重な紙面を費しているとは考えないでほしい。ここで私は東洋的な物の考え方を反省し、西洋的な知識の集積ではなく、人間の生命が物を通して働くことの意義を述べたのである。証とは治療法を見つけるといった単なる認識の問題でなくそこにある生命にどのように働きかけるか、という行為に関することなのである。「それ証、彼に在りては身体に羅列するといえども、よろしく法をもつて之を論ぜざれば、その証何の益あらん。証は証拠の証、顕をもつて隠を知るなり」と南涯は云う。古典に書かれた症状と患者の状態が合致しているから、これは何々の証である、と簡単に決めるわけにはゆかないということである。文字に書かれたものと現実との合致を決定出来るのは、そこに羅列された症状ではなく、そこに書かれていない他の証の症状である。またそれが証であるというのは、現在でなく未来の治癒した状態を予測していることである。病名は現在であるが、証は未来であり、その病の転機を治癒となし得る方法のことである。「医に於て之を証と云い、病に於ては之を応という」。即ち患者の状態は、その証に応じ得るものという予測なのだから「之を観るに法あり」ということになる。傷寒論に拠るときは、自分の会得した傷寒の思想がその法である。「法は必ず人を得て、しかる後に成る。法は医にありて、病に在らず」と。

「限りあるの方をもつて、限りなきの病に臨みて、余裕あるはすべて法を馳駆すればなり」ということは、単に薬方のことだけではない。鍼灸・指圧もそれぞれ方であり、その中にまた限られた処方がある。この一定方式をもって、千差万別の病患を類型づけて治癒に導いたとき、この類型を証というのである。「証を推し、物を知り、順逆を弁じ、虚実を明らかにし、所在を定め、主客を分つ所以のものは、これを法といい、治を施すの規矩なり。」傷寒論には傷寒論の分類法があり、後世派には後世派の分類法がある。鍼灸・指圧にもそれぞれの分類法がある上に、また個人の技倆により加味減方、匙加減をするための詳細な分類法が出来てくるわけである。同様に同じ傷寒論を典拠としていても、病人の証のとり方に個性があって、好んで用いる処方にその特徴が現われる。これは主観によって処方が異るということでなく、得意とする処方の分類には自然と含まれる対象が拡がるわけであろう。

自然科学の分類は客観性を基準に行われるから、万人がみて納得のゆく類型に分けねばならない。そこで対象は冷静に観察された上で、合理的な分類基準で分けてゆくから、その分割線の周辺にはどちらに入れてもよいような、即ち混合型というものが生じる。もし証の類型が、そのような客観的分類によるものとしたらやはり混合型が出来て、その処方は両者のどちらでもよいか、または両者を混合して与えるということになろう。事が観察ですむのなら、どちらに入れてもよく、またはその混合型といってすますことが出来よう。しかし証は、治癒という行為で裏付けられる概念であるから、そこで採用される行為は唯一つしかなく、もしそのいずれかで治癒したなら、それはもはやどちらでもよかったのでなく、行われた処方の証となるし、混合型が与えられたのなら、その混合型（合方）という新しい証が生まれるわけである。即ち証の類型とは、対象を客観的に観察して認識されるものでなく、その対象に働きかける者の行為的認識によりはじめて得られる。

万病一元論と称して、どんな患者にも単一の処方で治す人もある。それでも結構治る患者が集ってくるが、当然治らぬ者もいるから、この場合はその証とその証でないものという二つの類型が出来るわけである。しかし結果が出てから類型が決るのでなく、その治方を施す人に、こういう患者は治りやすいという概念が出来て、その概念を摑むための多くの表徴が生れてくる。その表徴（症状）の幾つかを備えてさえいればこの処方で治せるという確信が出来たとき、これを証というのである。したがって有効な処分が、それぞれ適用する場合を異にするに従って、それだけ証の数がふえるわけである。証は、これで治癒したという証拠を摑んだ幾つかの特定の徴候を見つけたときに診断が可能となるが、その証明は現在あるものでなく、未来になってあらわれるものである。診断とは、幾つかの可能性の中からこれだと断定することだから、当然誤診が予想されるのだが、病名診断が病位や病像などの空間的な誤認であるのに対し、証診断は治病方針という時間的な方向性の誤認である。病名誤診は全く哀れな誤療を導くので厳密な科学性を要求されるのであるが、証を間違えて誤治・逆治などで起した壊病でも、適宜な応急処置によって治癒に導き得る。そうした方法が明記されているのをみても、証自体にこうした誤りを許すものが含まれているとみなければなるまい。病名が外から内にあるものを予想した認識であるのに対し、証は現在から未来に期待した結果をもたらす行為であるといえるだろう。

証が漢方四診によって得られるものであり、しかも随証治療の理念によって患者の病状の変化する過程で、証が変わればこれに応じた治方を与えてゆく、ということをみても、証は固定したものでなく、変動するということも一つの特徴である。厳密に云えば、症状は生体にあって時々刻々に変化しているが、これを見る者によって量の変化が質の変化に転化する時期を異にするだけである。傷寒論と経絡では、証のとり方が異うように、証の類型をどのように摑んでいるかによって、ある範囲の変動が一つの証の中に含まれてくる。証の類型は治方の類型に応じているし、治方は漢方四診の態度を決定する。このように医者がどのような治療法をもつかということが、漢方四診の様相を変え、したがって証の類型をそれぞれの治方に独自のものに構成するわけである。証は、患者の複合的症状の認識的類型でも、また医者のもつ観念的類型でもなく、医者と患者との人間関係の中で作られる行為的類型である、ということが結論として出てくるのである。この点について今少し説明を加えてゆきたい。

傷寒論のような比較的単純な証の構成だけを見慣れると、証は患者の複合的症状を類型化したもので、医者がそれを正しく認識しさえすれば導かれるもの、という風に考えがちである。これは傷寒論が、急性病に対し可及的速かに処置をとる必要上、不急の理論や思想を抜きにして、特異的な症状と処方を実用一点張りに示している、ということを余り考慮していないからである。いわゆる古方派の人々は、傷寒論を東洋医学の典型のように考えているが、実用的な経験医学とはいっても、これだけの体系が理論や思想なしに構成出来るものではないから、それらを持たないのでも排したのでもなく、実用的見地から省略したにすぎないのだと思う。したがって傷寒論から医学理論を説くためには、省略された背景を充分に推測した上でないと誤りを犯すことになる。現代の医者は西洋医学の教育を受けるときに、明治以降の実用的速成主義の影響で思想的訓練を殆んど与えられていない。このことは戦時中阪大に始った医学概論講座が未だに希有の存在とされていることからも明らかである。勿論西洋医学に思想が欠けているのでなく、それは近世自然科学を土台としたことは周知のことだが、内容は十九世紀以後のものを余り取り入れていない。こうした医者が東洋医学に近づくには、同じ傾向の傷寒論がとっつき易いのは当然であろう。

傷寒論と内経の関係などということは史家に任せておくとしても、病症や病期の分類にみられる思想は、単なる経験でなくて、中国古来の自然観にのっとっていることは明らかである。しかもその分類と描写の的確、簡明さは余程の広い思想的背景と深い医学理論をもたずには出来ないことである。著者の逸話も忠実ではなくて、これを利用する人の心得を文学的に表現したものではないかと思う。即ちこの書が医家を対象としたのでなく、民間人がその家族知人の危急を救うことを主眼としたものだということである。したがって余り医家の手を加えられることなく後世に伝えられたのであろう。

これに対し内経の方は最初から医家を対象とし堂々たる論陣をはって自然哲学、医学理論を整えている。この方がはるかに議論好きの中国らしい内容といえるが、勿論そこでも常に実際的効用を忘れてはいないから、現在からは観念的と思える五行・運気なども、深い自然観にもとづく実用的なものである。このことは臓腑経絡や薬物の配合が、最近の科学的手段に訴えてやっと一部が証明されつゝある程、高度な実質的価値をもつことが認識されだしたものをみてもわかるだろう。自分の理解出来ぬものは存在しない、という極めて素朴な科学的思想家が、医者の世界にはまだ一番多いようである。内経の実際的効用だけを抽出したような傷寒論が、辛じてその効能の故に理解されてきた程度であるから、内経の思想が活用されるには程遠い話である。また内経・難経の残存する背景には喪失された幾多の類書があることを考えながら漢方を論じないと本当のことはわからないだろう。内経と傷寒論の直接の関係などより、両者に共通する思想をみて、漢方の拠っている医学理論を類推してゆくことが大切だと思う。特に内経は鍼灸家のために書かれた医書のようであるから、素問の異法方宜論にあるような漢方諸法それぞれの医書もあったのではないかと思えるし、少なくとも同じ程度の理論思想を諸法がもっていたことは当然だろう。傷寒論は文化圏は異にしているが、そうした当時の中国の医学知識を一般人に普及さす目的で纒められた通俗書という見方をしないと、正しい漢方の理解は難しいと私は考えている。

内経の方が次々と修飾・改修され、複雑な医学思想に発展して李朱医学の中心を形造ったということは、それだけ専門家の手を経てきたことを意味し、傷寒論の素朴な実用性が後世再認識されたのは、ほとんど原形のまま伝わったからで、確かに完成されたものであったという一面のほかに、余り医家の手を経なかったという点もあるのではなかろうか。傷寒論が急性病だけでなく、慢性病など類似症状を示すときに適用しても効果をあげるということから、これに医書の絶対性を附与するというのは少し行過ぎではなかろうか。急性病以外に傷寒論を利用するのは概念拡張のきらいはあるが、ただ生体が症状的類似を許容するだけで、傷寒論の本旨ではなかろう。多忙な医師が傷寒論の孫引き程度で処方するというのも致し方ないだろうが、それで漢方を論ずるのはいささか早計に過ぎるのではないかと思う。傷寒論を至上の聖典とした古方派は、かの南涯特集にみられるような透徹した思想を背景としてはじめて真に漢方の活用が出来たと考えねばならない。

慢性病は勿論、急性病でもその危急を脱した後は、その病因を考え、病理を解き、今後の養生法を教えて、じっくりと患者や看護する家族と話合うというのが本当の医者の態度だと思う。薬の煎じ方や服用の仕方に慣れるまでは、枕頭で医者自らが煎じて服用に立合い、その間に以上の話合がされるというのが本当の漢方の姿勢ではなかったのだろうか。漢方四診がこうした話合いを始めるきっかけとなることは、これまで述べてきたことからも明らかである。治療を薬効だけに頼って、薬を与えるためだけに診断をし、証を薬の処方の仕方と同義に考えるような現在のゆき方は、真の医療からは程遠いものである。この点後世派は証から薬方までに、思想をめぐらす余地があり、内経の病因、病理論を一応医者が理解しなくてはならない仕組みは良いことだと思う。

病気とは文字通り、生理的障害だけでなく心理的なものを含むものである。したがって生活環境即ち家庭環境や自然環境からくるストレスを考慮せずに治療することは出来ない。形をとって現われるものの背後には、形なきものが必ずその形成を助ける働きをしている。書物が書かれるには、書かれない数々の思想があり、その思想は時代の思潮の𩸽中から生れてくる。また時代を経て残された書物の蔭には、あるいは事故で、あるいは捨て去られ、亡失されていった多くの書物がある。書物は行間を読み、思想は言葉にならぬものを察し、証の決定はその証にない症状を知悉しなければならない。病気の症状の背後には症状にならぬ障害が全身にあり、病気の苦悩の裏には苦悩として訴えることの出来ぬ悩みがある。同じ意味で、目に見える身体を支えているのは、目に見えぬ精神である。また個体の歪みは、その環境から受けている圧力に対する抵抗である。

我々はこのように複雑な人間の全てを理解することは到底出来ない。どのように親しい間柄でも、極端に云えば自分自身さえ理解しているとは云えないのである。まして病人の苦悩を、いかに同情あふれる医者と雖も我身に感じるようには理解出来ない。その意味で確かに個人はそれぞれ孤立した存在である。しかし孤立するゆえに愛があり、行為があるというのが人間関係の特色でもある。愛とは胸がいっぱいになるという語源だというが、相手と同じ苦しみを味わうのでなく、その苦しみをみて胸がいっぱいになることが何よりも相手の慰みとなるのが愛情である。これは相手の苦悩を認識的に理解したのでなく、行為的に理解したということである。人間関係で信頼が成立つのは、お互をたゞ深く知っているからでなく、お互に何をなすべきかがよくわかっているということである。病人とは周囲からわかってもらえない状態である。自分自身どうしてよいかわからず、周囲の手助けを必要としているのであるが、周囲の人も一体どうすればよいのか行為的理解が出来ないでいる。そこに医者の存在が必要とされてくるのである。野生の動物は病気をしない、障害を受けることはあっても、その対策がよくわかっているからである。手段のない時は死を待つだけであるから苦悩がないわけだ。哺乳動物は高等になる程、高度な社会生活を営み、他者の理解を必要とする。病人とはその社会への適応に障害をおこしたもののことである。この適応を取戻させることが治療であるから、同じ適応障害でも天才はその必要を認めない点が狂人と異っている。

西洋医学では組織臓器の適応障害を中心にみているから、病変部の治療を主眼として、病人を見失うことになる。東洋医学が病人治療と云われるのは、全ての疾病を人間の適応障害とみて、症状をその回復への努力とみているからである。したがって治療は、この自然癒能力を信頼し、その方向に於てこれを助けることを主眼とする。患者の心理状態も回復への模索の結果とみてこれを重視するのである。こうして患者の表現する全ての症状を受け入れ、その苦悩に傾聴することは、患者に誠実な関心をもち、その状態を理解しようとする医者の四診となって示される。これは患者が医者に信頼を抱く重要な要素だが、それは医者の方がこの態度によって患者を信頼していることが患者に働きかけた結果である。漢方で内因を重視するということは、逆に患者自らの中に病気回復の潜在的な力が存在していると信じることである。患者の信頼は、この医者を支えとして病気に打克つ自己の生命力を認識し直していることになるのである。

以上のべたような治療的人間関係は、実は最近の心理療法が言葉を主とした対話によって治療を行うための重要なポイントと考えていることなのである。東洋医学に於ては、これを既に二千年前に医療の実践活動の中に組込んでいたということは注目すべきことである。しかしその真意は自覚されずにきたゝめ、最近の西洋医学の影響を受けてすっかり乱されてしまっていたと云える。漢方四診の検討は、こうした漢方の価値を再認識させることであり、こうした次元での東西医学の歩みよりこそ正しい方向ではないかと考えるのである。

心理療法に於ける治療的行為は、患者をいかに認識するかということに大きな関わりがあるという。それは固定した病態像といったものを治療者または患者自身が知ることよりも、瞬間瞬間に患者によって、治療者に対して表明された自己認知が、より本質的に治療的意味をもっていることである。この自己認知は、治療者が客観的知識を得るための患者に対する観察よりは、患者に関与することで共感的理解をもつという働きかけによって生まれてくるものである。私はこれが「証」の本質ではないかと思考するのである。証とは、確かに患者の示す症状のことではあるが、それは固定した客観的な病態像の症状ではなく、瞬間瞬間に患者が医者に対して表明された自己認知の症状である。そこで医者は患者との対話なくして証を決定することは不可能となるのである。患者の客観的知識を得るための観察ではなく、患者に関与することでその症状を共感的に理解したものが、医者の把握する患者の自己認知である。即ち証は患者の示すものでありながら、医者によって理解されたものである。しかもその理解は知識としてでなく、治療という行為を通して理解されるものなのである。

傷寒論のように単純な「方証相対」しか関心を持っていないと、証がそのまゝ薬方で示されるので、証はその薬方を選び出す手段にすぎないように思われがちである。そこで証を鍵穴に合わす鍵と考えるような単純な思考に陥入ることになる。患者のためにその鍵を探し出してやれば、その鍵が治癒のドアを開けてくれる、というのは、西洋の医薬の考え方と少しも変わるところがない。

もしその鍵が見当らぬときは、ドアを破って(外科手術をして)、なかへ入るより仕方がない、という理論がこれにつづくことが当然予測されるではないか。病気に対するこのような薬物偏重、医者中心の思想が、嘗ては人格的な医療に於ける暗示作用として有利な働きをしてきたが、やがて西欧的な商業政策の渦中に巻込まれて盲信的な薬物乱用や医原病の弊害をひきおこすことになる。

証の本質は、医者の患者に対する治療的認識を示し、その行為的理解の類型であるということを、この際よく考えてみる必要がある。薬方・鍼灸・指圧と医者のもつ手段によって、その類型のとり方に若干の差は出てくるけれども、患者の自然癒能力に対して共感的な理解を示すことで、患者自らにもその自覚を促すという結果に於ては同一方向をとることになる。即ち病気を治すのは患者の生命力にほかならぬことを自覚させるならば、病気になった原因としては、自己の内因に重きをおき、病気の苦悩の中に歪みを訂正しようとする努力を認め、何よりも自分に働く生命力への確信のもとに、今後の養生生活に責任を負うようになるだろう。医者はあくまでその介添者として働くのであり、薬方・鍼灸・指圧は、そうした信頼ある人間関係を成立たせる手段として意味があるのだ。病気を治せないのは、あたかも医者の責任であるかのように転々と医者を変える、現代の哀れな迷える患者を作ったのは、実は誤った医療観を作り上げた医者の側の責任である。病気が治った時は薬の力またそれを選んだ自分の技倆の手柄にし、治病に失敗したときはそれを病気のせいにしてきたことが、医療不信の根源となっている。病気になった責任は患者自身にあるという自覚が、こんどは病気を治す力も患者自身にあるという自信を生み出すのである。医者の役割は、患者のこの態度が正しく生まれてくるような環境を作ることである。その最初は、患者が失った人間信頼の気持を、患者自身も含めて取戻させるような人間関係を患者との間に作ることである。しかし折角その家族を含めて信頼関係をとり戻しても、社会環境が直ちにこれをぶちこわすようでは何にもならない。精神病患者が病院で治癒しても、社会に戻すとすぐまた発病するように、社会に余りにも発病の誘因が多すぎては、病気の治療をいかに努力しても、次々と病人の数がふえ、その介添に忙殺されて、医療本来の目的は果せなくなる。もっとも患者の数の多い方が医者が儲かるというような現在の日本のシステムでは、誰も金にならぬ予防医学に力を入れようとはしないだろう。それこそ国家の大きな損失であり、国の病的状態を深めてゆくことである。医者はやはり国手となることに本来の使命を見出さねばならないわけだが、それは個人に対する正しい医療観を身につけた者にしてはじめて可能な大事業である。これは東洋医学の医学思想を正しく学ぶことによって、心身医学の重視によって自らの欠陥を正しつゝある西洋医学と協力して可能となし得ることだと思う。互に相手を理解せずには協力は不可能であるが、それには先ず正しく自分の姿を認識しなくてはならない。どちらが医者の立場に立とうと、現在の医療界の歪みを正し病弊を治療することは、東西医学に課せられた緊急の責務と思う。

五、手技の立場で素問を読む

45．4～7

1

本誌の新刊紹介でも御承知のことゝ思うが、素問の詳細な解説が柴崎氏によってすすめられている現在、未熟な論説を加える必要もなさそうであるが、多少気になることを発表して、今後の解説の参考にでもしていただけたらと、あえてこの一文を草することにした。

素問を漢字の語源から再検討する試みは、まことに当を得たもので、日本語による誤訳を排し、原典の漢語の解釈を重視されていることも納得できる。しかし語学的解説があまりに啓蒙的で繁雑なわりに、素問の内容については、逐語的直訳に近い感のあることが惜しまれる。

何よりも指摘したいことは、文章を原典の時代の感覚で読もうとするならば、その立場も当時の医療の姿に近い視点を持たなければ、その真意は学びとれないのではないかということである。素問は確かに鍼灸を中心とした医書であるが、霊枢よりも一般的な漢方医術の古典と解すべきで、読まれる対象も現在のような鍼灸師を想定しているわけではない。これは柴崎氏に限ったことでなく、従来の素問解釈が一様に陥っている錯覚だが、昭和後期を代表する名著と賞讃される「新義解」ならばそこまで突込んだ研究が望ましいのではなかろうか。またそうした意味で、字義は正しく読まれていても、文章の解釈がどうかと思われるときは、正しく古典を読んだとは云えないという点も指摘したい。

霊枢の病伝篇にあるように、全ての治方を一人が尽く会得することは出来ないにしても、今のように漢方諸法が分業化していたとは思えない。このことは素問の中で、可按、可薬、可浴というように、可利而已の場合と並べて書かれていることでもわかる。鍼灸外を制し、湯液内を制するにしても、綜合治療を特徴とする東洋医学の立場からは、それが別々の術者によって行われるよりは、併用するだけの心得のあることが望ましいであろう。したがって現在の鍼灸術を頭に素問を読むと誤ると思われる点を、手技の立場から論じてみたいと考えたわけである。

このことは素問、異法方宜論第十二をみれば明らかなように、鍼灸薬石はすべて諸方より来るとし、ひとり導引按蹻のみ中央より出ずという表現になっていることに表されている。もともと中国には中華思想といって中央を尊び諸方を東夷、南蛮、西戎、北狄といって軽んずる風のあったことは周知のことである。来ると出ずとの字句の相異は、その文意にまで及んで読みとらねば、解釈とは云えないだろう。導引按蹻は一方で、天竺按摩、婆羅門導引という言葉で示されるように、印度よりもたらされたものであることが想像されるのに、漢に於て中央より出ずとされた理由も検討されねばならない。

漢の時代は、独自の創造的な文化はあまり見られなかったけれど、それまでの文化を集大成するという役割を果したことで知られている。「漢字」もその一つであるが、「漢方」と呼ばれる中国医学も同じ意味で、外来医術を体系づけ、再構成して出来たものである。この重要な役割を果したものが手技（導引按蹻）であったから、単に医療の一種として秀れていたということよりも、諸法の中心として中央に位置づけられたとみるべきである。

内経を貫く医学思想の中で、最も重要と思われるのは「経絡理論」だと云える。内経が鍼灸を主とした医書だから、経絡はここでは鍼灸に役立つように構成されているが、経絡を発見し、組織づけるのに手技が不可欠であったことは疑えない事実である。鍼灸の施術に先立って、手指で経絡経穴を確認しなければならぬことは現在も同じだが、内経ではそれ以上に、補法の施術に欠かせぬものであることが明記されている。

「難経」にみられる漢方四診をみても、切診という手指の診察行為が、診断の重要な極め手にされていることからみても、経験医術としての諸法が、診断体系を備えた漢方に組織づけられるのに手技の重視されたことは当然であろう。このようにして「故に聖人は雑合して以て治す。各々其の宜しき所を得」ということが行われたわけである。

現在この切診技術が、漢法諸方の中に生かされていない、ということは、中央の導引按蹻が自らその地位を堕落させたことに由来する。江戸時代に於ても、湯液、鍼灸の修業には必ず按摩を習って、人体の構造や経絡を体得するように努めたと云われている。このようにして切診の技術を古法按摩から得ていたために、東洞などのように日本独自の腹診法が発達したのであろう。しかし按摩師自らが診断を行わぬ慰安娯楽の術に堕し、古法按摩を見失ったため、現在東洋医学で正しい切診の技術を行えるものが、ほとんど見られなくなったのではあるまいか。

2

以上のような手技の理解のないところから、次の移精変気論は全く皮相な解釈に終ってしまうのである。―余聞く、古の治病は、これ其精を移し気を変え、由を祝（のらわ）にすべきのみと。今の世は治病に、毒薬その内を治し、鍼石その外を治し、あるいは愈え、あるいは愈えざるは何ぞや―というのを、柴崎氏は「患者の精神を横に転移し、気分転換し、病気の由ってくる所を神前に解きおこす精神療法で治った」と解釈している。

文字をいくら正しく解しても、その本質を見ないときは、古典を読んでいるとは云えないと思う。岐伯の答は―昔の人は自然にしたがった生活をして、内にわずらわしい欲望がなく、外には無理なこだわりもないから、このようにさらりとした安らかな世の中では邪も深く入らず、毒薬も内を治せず、鍼石も外を治せない。そこで精を移し、祝由するより方法がない。当今の世はそうでなく、内は心配がわだかまり、外はむりを重ね、自然にたがうから、外から侵され、朝夕に歪をくりかえして、からだ中がアンバランスになって、ちよっとした病もひどくなり、大病は必ず死ぬということになる。故に祝由しても治せないのだ―という。

精神的な原因でなった病気は、薬物が効かないから精神療法より仕方がないと現代の医者が考えているから、柴崎氏もそうした安易な考えに従って、気を変ずを気分転換と現代風にとられたのだろう。だが漢方の気や精は、もっと生命の根源的な働きを意味していることは、古典を少しでも読めば明らかな筈である。移精変気は、漢芸文誌によるところの神遷、すなわち養生法のことであって、導引按蹻などの治方を用い、その診断によってはじめて祝由出来るのである。病気の根源は、意識の奥に潜在する幽明の事柄に属するので、これを神前にのべるのりとのような不明瞭なひびきから悟るものなのである。

―昔の人はこだわりのない、てんたんとした生活をしていたから、その病を一時的な手段である薬石鍼灸で治することは出来ず、本質的な病気の治方、すなわち養生と病因の自覚によったのである。当今の世では邪に深く侵されて、病気を自覚する余裕もない状態なので薬石鍼灸を用いねばならないのだという意味である。このことは正に現代の状態にも適合しているではないか。

―病人の状態をみて死生をはっきり知るのは、色と脈により内外の徴候の変化を、四時に応じて摑むことが大切である。これをもとに養生して長命するのが上古の人で、中古になると、病気になってから之を治すようになるが、湯液を十日のめばたいていの病はとれた。十日以上治らぬときは薬草を用いて、養生と治療が助け合い、症状への工作が病気の本体とピタッと一致したとき歪は元に戻る。

末世すなわち現在は、治療がゆきあたりばったりで、病がすっかりあらわになってやりかかるので、鍼と湯液で内外から治そうとしなければならぬ。その上に下手な医者はやたらと症状だけを攻めるから、もとの病気が治らぬ中に、新しい病気がおきてくるという。

次の湯液醪醴論は今でいう漢方薬の始りの姿をみられるもので、湯液は玄米スープのようなもの、醪醴は酒類のことである。上古はこれらをただ備えのために作るだけで服さなかったが、中古になると道徳やゝ衰え、邪気が時に至るとき万全のためのんだ。今の世は必斉毒薬をもって其の中を攻め、鑱石鍼艾をもって其の外を治すが、いろいろやっても身体がつかれ、力がつきるだけで、しかも効かないことがあるのは、「神」が働かないからだ、と述べている。

玉版論要篇十五に、「容色其色浅者、湯液主治十日已。其色深者、必斉主治二十一日已。其見大深者、醪酒主治百日已。色夭面脱、不治百日尽己」とあり、湯液、必斉、醪酒の順に作用の強くなることが示されているので、必斉を、しぼりとった薬草の汁、毒薬をせんじつめた薬と説かれた柴崎氏の解釈は正しいとしても、「神不使」を鍼の妙用をつかいこなすとするのは、あまりに我田引水の説ではなかろうか。このすぐあとに－鍼石の道たるや、精神進まず、志意治まらざる故に病愈ゆべからず、とあるように、鍼石のというものは精神が活動せず、心が安定しないときには病気を治せないのだと「神不使」の説明がされているのだから、これを無視した解釈であろう。

－今の世は嗜欲窮りなく、憂患止まず、精神弛壊し、栄は減じ衛は除かれているから、神がなくなっていて病気が治らないのだと、湯液、鍼灸だけで病気を治そうとする愚を教えている。また最も作用の強い毒薬を用いても、百日服用するのが限度で、それ以上つづけても既に気力が尽きているから治らないと、投薬の心得も述べられているのである。

ここにある、上古、中古、末世すなわち今の世という表現を、たんに「昔は良かった」式に解釈したのでは、古典の真意が全く取りちがえられることも言及しておこう。この書は二千年前のことなのだから、現代がさらに末世になっているのでは、この古典の方法すら効がない筈である。したがって上古、末世とは時代のことゞなく、そのような環境、生活を示すものと受取るならば、現代の多くの人は正にこゝに示された末世、当今の世の姿にほかならない。

その場合、鍼灸湯液を以て内外から治する必要があるが、決して症状を攻めてはならない、という戒を心すべきことになるのだ。そして本当に病気を治すには、先ず中古のような生活、心がけになり、さらに上古の聖人の道にたがわぬように努めるべきだ、という意に解さねばならない。

3

したがって病気になってからあわてるのでなく、病気のはじまりによく気をつけねばならないと教えている。

—帝曰く「それ病の始めて生ずるや、極めて微、極めて精なり。必ず先ず入りて皮膚に結す。今良工皆称して病成ると曰う。名づけて逆といえば鍼石治する能わず、良薬及ぶこと能わざるなり。

これは良医というのは、病が体表にあるときに皆「もう病気になった」というので、病が一番奥に入ってしまったときは、逆（手おくれだ）と云えるから、そうなれば鍼石も治せず良薬の力も及ばないことになる。

—今良工皆その法を得、その数を守る。親戚兄弟遠近音声を日に耳に聞き、五色を日に見、而して病愈えざるものは、また何の暇ありて早からざらんや。

良医は、このような病の法則をよく知っており、その順序方法を守るからよく治すのだということはわかるが、肉身や周囲の者でも日常近辺に居て、その人のことを見聞きしていて、逆になるまで知らない筈がないのに、病気を治せないというのは、何かぐずぐずして手おくれになるのだろうか。

黄帝の質問をこのように解釈しなければ、岐伯の答えの大切なところがわからなくなってしまう。柴崎氏は文字を一つ一つ丁寧にしらべてはいるが、文章を読むときの句切が問違ってしまっているので、全く筋の通らぬ解釈になっている。

—岐伯曰く、病は本たり、工は標たり。標本得ざれば邪気服せずとは、此れをこれいうなり。

これは病が早期なら誰でも治せるというのでなく、ちゃんと標本を得なければ邪気がおさまらない。家人は手おくれでなくても治せないというのは、病は根本的なもので、工（医療）はその表面の症状を手がかりとして行うので、両者の一致こそ大切なことだからである。

そこで―黄帝は、病気には極微極精から始まるものだけでなく、初めから内部の五臓を侵し、全身の調和が破れてしまうものがあるが、これはどうして治すか、と尋ねる。

岐伯は、そのような病人は釣合が平になるように、しこりをとり、表面の虚実を平にする。極めて静かに四肢を動かし、温かな衣服をまとい、そこに繆刺して元の状態にする。そして発汗を促し、利尿をよくすれば、精気は次第に回服してくる。このようにして活力は自ら生じ、身体も自然と元気になって平らな状態になる、と答えている。

しこりをとり、虚実を平にするのは、明らかに按蹻、四肢を動かすのは導引を指しており、初めから五臓を侵すような虚証に必要な治療法であることが示されている。手技がこのように大切なことは「玉機真蔵論十九」にも出ている。―病名づけて肝痺といい、一に名づけて厥という。脇痛み、食を出す。この時に当って、按じ、もしくは刺すべきのみ。治せざるは肝これを脾に伝う。病名づけて脾風という。腹中熱し、煩心し黄を出す。この時に当って、按ずべし、薬すべし、浴すべし。治せざるは脾これを腎に伝う。病名づけてセンカという。少腹熱して痛み白を出す。この時に当って按ずべし、薬すべし、と述べられているのである。

手技が鍼灸、湯液と併用されて、症状によって効果をあげていたことは明らかであるが、その技法の詳細を説明していないのは、おそらく当時の人にはよくわかっていたからと思われる。それに診察法として当然、切診に手技が活用されねばならないので、按法の心得のある人がこの書を読んでいると考えてよい。

次の三部九候論二十には、その診察法が現在の脈診と異り、全身を上中下の三部に分け、その各々に天地人をみる

意味になっているが、その一節に、

—必ず先ず、その形の肥痩をはかって、以てその気の虚実を調う。実するときは之を写し、虚すれば則ち之を補う。必ず先ずその血脈を去って、しかして後に之を調う。その病を問うことなく、平にするを以て期となす。とあるのは、漢方の真髄を示すものとして、見逃すことの出来ない一句である。

病気が何であれ、虚実を補瀉することによって、之を調えて平にすることを目的とするのが東洋医学の治療方針である。補瀉によって虚実のバランスを平にするということがわかっていないと、いかに補瀉の文字を解釈しても、古典を読んでいることにならない。嘗て私が本誌に「補瀉に関する一考察」で述べたところは、この点であったが、柴崎氏はこれに対し、「邪をストレスというのは勝手な臆測」と反駁しながら、それをいつの間にか何の断りもなく自説とされているのである。

4

離合真邪論二十七に、気の盛衰は左右傾きて移る。上を以て下を調べ、左を以て右を調う。有余不足は栄輸を補瀉す、余これを知る。これ皆栄衛の傾移が虚実の生する所にして、邪気外より経に入るに非ざるなり。余願くは邪気の経に在るや、その人を病ましむこといかに、之を取ることいかなるかを聞かん、とある。

柴崎氏がここの所をどう読まれたのか、私に対する駁論で、邪とは生体に喰い違いを起こさせる一切の原因を意味し、瀉の最も重要な役目は体内に侵入した邪を体外にうつすことである、と述べ、更にこの邪気を体外に出さないで体内の他の部分にうつしたとしたら、其の結果はどういうことになるか、常識的に考えても明瞭であろう、と折角古典に忠実な氏が、独断的な常識を披攊されている。

またこの後につづく文を引用させて、静かに以て久しく留め邪を布せしむるなかれ、とか、呼を候いて鍼を引き呼尽きて乃ち去る。大気皆出ず、故に命じて瀉と曰う、のところを、邪を他の部にひろがってゆかせないことだとか、大気（邪気を含んでいる呼気）と共に邪気が皆外に出てしまうことを、増永氏はどう考えているのか、と詰問されている。あくまで邪を何か実体的なものに考えて、これを鍼を使って追出すことが治療のように考えている証拠である。

ところがこのすぐ後の補に於て、其の気以て至れば、適して自から護る。吸を候いて鍼を引く。気出づるを得ず、各々其の所に在り。其の門を推闔して神気を存せしめ、大気を留止す。とあり、これが瀉とは逆の意味になるのは当然である。気至るのは、どこから来るのか、補が外からプラスするのでない以上、これは体内で移動するものと見なければならないのではないか。また大気が邪気を含むのなら、補はその大気を留止させることになるのを、どう考えればよいのか。

柴崎氏はその後「邪気の概念」を寄稿されて、邪とは生体の一種のひずみであり、アンバランスであり、又ストレスともいえる喰い違いを起させる原動力である、と言を変えてはいるが、以前との矛盾に対し何の説明もない。自分の云いたいことだけ云って、切捨て御免、の議論を柴崎氏は好まれるようだが、関係のない説教を縷々述べていただくより、ちやんと論点の明確な発言をお願いしたいものである。

この離合真邪論には、手技の立場から是非発言しておきたいことがある。それは瀉のときは最初から刺鍼の方法が述べられているのに、補の場合は決して最初から鍼をいれることをせず、慎重に先ず手技を行うことになっている点である。

―必ず先ず捫して之に循い、切して之を散じ、推して之を按じ、弾じて之を怒せしめ、抓んで之を下し、通じて之を取る。というのは、刺鍼するまでの手技であることは明らかである。手技を知らないと、この解釈は柴崎氏のように全く間違ってしまう。捫して循うとの、見えないものを手さぐりで求めてゆくのは、経絡走向についてみてゆくことである。切して之を散じは、指をピタリと当てて認めた経絡を、細かく経穴に区分するのを散ずというので、「あつちこつちとバラバラに移動すること」ではない。

推して之を按じとは、こうして正しく経穴を見出したら、これを上からおさえつけ、そのまゝ手を安定させるということだ。この推や按は補の安定圧のことで、後世のように強く押しつける瀉法とは異る。按摩の摩こそ、このあとにくる瀉法―弾じて之を怒せしめ、抓んで之を下し、に当る手技なのである。このような綿密な手技を行ってからでないと、補の鍼は打てないのであって、素問に於ても補法は難しいと云っているくらいだから、現在の手技をあまり知らない人では当然、いい加減のことをしているとしか思えない。

また、大気皆出ずといった代謝の盛んな状態は交感神経優位の状態であり、大気留止すといった平静な状態は副交感優位の状態であることは、現代の生理学を習ったものには明らかなことである。したがってこれを補瀉と結びつけるときに、全く逆の解釈をされている柴崎氏は、古典の内容を読まず、ただ文字づらだけから素問の説明をされているのではないかと私は考えざるを得ない。

5

交感、副交感の関係は、通常の生理と病態生理とでは異っているので、その点を特に注意しなければならない。柴崎氏にはこの考慮が欠けていて、ただ表面的な理解で古典と結びつけようとされるのは、ストレスの場合と同じで、それでは古典を解釈したことに（飜訳したことに）ならない。

九鍼十二原論に、排陽得鍼、邪気得泄という文があるので、邪気が出てゆくと解されたのかもしれないが、これは皮膚呼吸や分泌によって排泄されるものを意味し、あくまで洩れて出る程度のことだから、体内の邪が皆出てゆくことではない。病的な皮膚は、体内の弱点をかばい、警戒するために過度に交感緊張優位になっているのは周知のことである。

このため虚を補すときは、特に皮膚刺激を少くして交感緊張を強めないような手法がいろいろと工夫されているわけである。特に刺鍼に際して皮膚の痛覚を鈍磨させる為に、手技を援用する必要があるのはその為である。古典の補法の意味が理解されていたら、それが交感神経刺激とは全く逆であることは明らかな筈である。皮電計が虚証にとって不愉快な刺激となり、治療的に疑問があるのも、このような古典の配慮が無視されているためと思える。

調経論に、実は外堅く充満して之を按ずべからず、之を按ぜば則ち痛む。虚は聶辟し気足らず、之を按ぜば則ち気以て之を温むに足れり、故に快然として痛まず、とある。多堅充満で皮膚が緊張しているから交感優位、聶辟気不足で皮膚が弛緩しているから副交感優位であると考えることは間違っているし、これを逆にすることが治療であるという単純な考え方も誤っているわけである。

ここで虚実に対する按の重要性が理解されていないと、補瀉が正しく行えないことが明らかにされている。百病の生ずるや、皆虚実有り、と述べ、これを補瀉して調経を行うことが治病になることを示した本論は特に重要なところである。

神有余則、瀉其小絡之血出血。勿之深斥、無中其大経。神気乃平。とあるように実は表面的な刺激を与える鍼で、神気を平にすればよいことがわかる。これに対し、神不足者、視其虚絡、按而致之、刺而利之。というわけで、虚を補う必要が述べられている。このため刺微奈何といえば、按摩勿釈、著鍼勿斥、移気於不足、神気乃得復。でその虚を強く刺激することなく、気が不足を補うように移さねばならないのである。

実を按じてはいけない、虚は按ずることで気足りて之を温め、快然として痛まなくなるということをみれば、按が補法であって、特に虚に対し重視しなければならぬことは明らかである。江戸時代の按摩書では、このことに気づかず、按は強く押すから瀉で、摩はなでるから補と解釈したのを、そのまゝ現在まで按摩の手法と解して、補瀉を全く逆にしてきたことが、その治病効果を失わせた原因ではなかったろうか。

曲手が摩の変法であるため、これを重視した近代按摩は瀉法としてより通用しなくなり、按の推圧のみを用いた按腹図解の系統が指圧の源流になったわけである。ところが現在の指圧は、この按が補法であることを忘れて、小手先の技術で治病効果があるように錯覚しはじめている。按の本態は、素問を読むことで、まさに漢方の切診と軌を一にするものであり、その再認識を正しく行わないと、東洋医学が根底から間違ってくることを筆者はここで強調したいのである。

先にあげたように、切して之を散じ、推して之を按ずることから始まる補法は、外その門を引き、以て其神を閉じ、呼尽きてはじめて鍼を内れ静かに以て久しく留め、気至るを故と為す、とあり、その態度は、貴ぶ所を待ちて、日暮るるを知らず、といった落着いた気持で行ってはじめて、その気もって至り、適して自護る、ことになるのである。

このことは手技に於て、虚したところに手をピタリと当てゝ、安定させたまま按じていると、まさに気が潮の満ちてくるように充実してくることが実感されるのである。その気によって虚が補われると同時に、それまで実してパンパンに張っていた外堅充満の部分が、手を下すことなく緊張がゆるんでしまうことをしばしば実験し、多くの講習生に認識させている。古典の云うように、実を按じて痛みを感じさせてはいけないのであり、また虚を補すことで快然として痛みのとれることも実証されているのである。固いところやコったところを押して治すのだという指圧の考え方は、素人療法なのであって、古典の手技こそ医療に価する方法だと筆者は考えている。

また切し按じる手技は、それ自体が独立した治療法となるよりも、東洋医学の全てに必要とされたところから、切診の技法として漢方四診の極め手に組み込まれてしまい、まさに診断即治療の中枢になっていたのであろうと思われる。現在は切診が西洋医学の触診と似た手法で行われているのは、摩法中心となった按摩術の影響か、西洋医学を経て漢方を学ぶ人々によって歪められたためであろう。それでは傷寒論の腹証を、中国のように自覚症としてでなく切診で確かめるようにした日本独自の古方派の努力も生きてこないだろう。

その東洞が素問など必要でないと断じたことが明治の漢方医から現代にまで伝わり、素問を読むことすら軽視する漢方医の多いことは如何なものであろう。五行思想が入ってきて迷信じみてくると、敢てその内容を理解しようとしないことも、科学者らしい態度と自負されるためかもしれないが、陰陽五行の思想なくして東洋医学は成立しないのである。東洞は敢て素問に捉われる必要がないと云えるだけの素養があったので、それをよいことに現代のように素問を読まずに東洋医学を論じる漢方医があってよいということにはならない。

また素問と傷寒論の相互関係が論じられるのをみていると、その直接的な面だけで関係の有無が検されている。この二書は莫大な東洋医学の書籍の僅かな残冊であるから、その直接の影響など論じても始まらない。その有無がどうであれ、同じ東洋医学の地盤に出現した書物として共通したところがあって当然であり、現在これを研究するには互に他を参考にしなければ、それぞれの特徴もわからないであろう。

素問にはまだ読み落としている多くのことがあるけれども、最後に二、三の感銘受けた文章をあげて、この稿を閉じることにする。

疏五過論七十七、聖人の治病は、必ず天地陰陽四時経紀五臓六府雌雄表裏刺灸砭石毒薬の主どる所を知り……部分を審らかにし病の本始八正九候を知りて診れば必ず副す。是を審らかにせざるを常を失うという、謹しんで此治を守れ。

徴四失論七十八、十全ならざる所以は、精神専ならず、志意理ならず、外内相失う、故に時に疑殆し、診ても陰陽逆従之理を知らず、これ治の一失なり。師を受けて卒ならず、妄りに離術を作し、謬言を道となし、名を更えて自らの功とし、妄りに砭石を用い、後に身の咎を遺す、これ治の二失なり。比類を知らず、足りて以て乱れ、自ら明するに足らず、三失なり。治病に其の始を問わず、憂患飲食の節を失い、起居の過度あるいは毒に傷らる、先にこれを云わず、すぐ寸口をとらば、何の病か能く中らん、妄言して名をなし、麤（そーざつ、そまつなこと）の為に窮せらる、四失なり。

この素問に戒められた四失を、現在も耳に痛くないといえる人があるだろうか。―診るに人事治数の道、従容の平らかさなく、坐して寸口をとる、診て五脈百病の起る所に中らず、始めて以て自ら怨み、師にその咎を遺す、この故に治は理に循うこと能わず、術を市に棄て、妄りに治して時に愈れば、愚心自ら得たりとす、ああなんと道にくらく、遠く離れていることか。

素問に書かれたこの嘆きを、東洋医学を学ぶ者が自らの戒めとすることなしに、果して東洋医学者と広言出来るであろうか。筆者は素問の中に見られる繁雑な理論、迷信じみた五行説すら、病人という複雑な存在を前にして真摯にその治療を考えるときに、決して不必要と断じ切れるものでないと考えている。薬草の処方だけで病人を治そうとする考え方が余りに単純と云えるのではなかろうか。

5. 手技の立場で素問を読む

このように読んでゆくならば、素問は決して単なる古典でなく、現在にもその精神を生かさねばならぬところは多々あるし、柴崎氏のように正しく原典に即して字義を正すと共に、その思想、技術を深く読みとらねばならないことがわかる。それには当時の諸法が一体となった姿、とくに手技がその中心となっていることを理解し、これから解明してゆかないと、漢方の本質を摑むことは不可能であろう。

実用一点ばりの傷寒論の根底には、当然東洋医学独自の思想が流れているのであり、その発見のために同じ基盤の素問を正しく読み直すことが必要ではないかと考えている。急性病の応急処置のために書かれた方法論が、漢方の全てであるような現在の解釈には、手技の立場からみてどうも納得しきれず、自分の狭い経験を通してであるが、素問に見出したものを発表して諸賢の御一考を促した次第である。

参考文献

「漢方の臨床」・柴崎氏論文参照

六、東洋医学のものの考え方

52. 2〜9

1

この題は、大津市民教養大学講座の担当者が私に講演依頼をしてきたときに指定してきたものである。東洋医学関係の有名人は、漢方、鍼灸、薬物関係でも十指に余る程居られるのに、手技の私を選んだことに疑問をもったけれど、この問題に関しては秘かに独自の研究をしていると自負していただけに、早速これに応じて一時間半にまとめる構想を練った。参加者の予備知識をどの程度に考えるかで内容も変ってくるが、当日担当者にただしたところ、私が最近出した「スジとツボの健康法」を読んで私を選んだという事情もわかった。現代医療に不満もあり、薬害、医原病に悩んでいる市民に、俄に関心の高まった東洋医学についてわかり易い話が聞かせてもらえそうだし、ついでにちょっとした家庭療法としての指圧などおり込んでもらえれば、という要請であった。私としては医学関係者の聴衆も考慮して教材を用意したが、話の内容は平易を旨とした概説で了った。もちろん一回の講演で本題に入れる訳はないが、その骨子は一応述べたつもりであり、また用意した教材について更につっこんだ検討の必要も感じている。特に一般の人が東洋医学とひっくるめて考えている漢方、鍼灸に、どこまで共通した考えがあるか、ということは専門家にとっても難しい問題である。両者を併用されている医師も若干知っているが、綜合的な医療手段として活用されているのは数える程もないだろう。もっとも霊枢の中でも岐伯が、「諸方は衆人の方なり、一人の尽く行う所に非ず」と言っているように、そのすべてを知りつくすことは困難である。しかしそこに東洋医学としての共通した「ものの考え方」や、そこから生れた治療法があって、西洋医学とは明確に対比されるだけの相違がある筈である。同じ医療目的をもつのだからと安易に東西併用や融合を行うのでなく、一応画然とした区別を行った上で両者の綜合を考えるのが至当だろう。漢方、鍼灸には門外漢と云える私が手技を通してみたその共通性を述べてみるのも、案外異った観点が得られるのではないかと、そういった問題提起の意味でこれから専門家を相手に論じてみたい。

先ず「証」の問題だが、一応漢方四診という共通手段で患者をみているのに、導かれる結果が、漢方、鍼灸、手技で全く違ってくるということである。西洋医学の「病名」ではなくて、治療法の選択のための診断だから当然のことと云えるかもしれないが、それなら「証」を「患者の症状すべてから判断したもの」というのはおかしい。その前にそれぞれの「ものさし」に従った症状の取捨が行われており、異った視点から患者が見られているからである。また証を鍵と鍵穴にたとえて、ピタリと一致したときに、病気が治るという表現も不適当である。一つの扉をあけるのに幾種かのものさしによる鍵が使えるということになってしまう。

自他覚的症状として表現されたものを「症候群」とみるから、その中の特異症候をとらえて病名診断が行われ、一般症候に注目するとセリエのストレスになる。しかし漢方は、それらを言語的にまたは感覚的に幾つかに分けて表現しているが、一つの症状とみているわけである。一つの証だから一つの治療法が対応するのであって、箇条書きの条件が揃っているから証が当てはまるのではない。

症候群という要素が寄せ集められて証を形成するのではなく、全体としてまとまりのあるゲシュタルト（形態）を構成したのが証である。証は鍵穴の凹凸が鍵とピッタリ合うような固定したものでなく、大小、書体、筆跡などを異にしても、同じパターンをもった字は一つの字として認められるような性格のものである。

鍵と鍵穴はコンピューターが最も得意とする完全一致の方式なのである。自然には最初からこのようなものは存在しないから、コンピューターには約束された一対一対応できるようなデジタル（離散的）なものにして渡してやらないといけない。自然の情報はアナログ（連続的）なもので、それをパターンとして我々が区別して認識しているのである。したがってコンピューターにとっては、このパターン認識が非常に難しいのである。

千変万化するパターンを我々は一つのものに対応させて認識できる。しかもそれは常に全体を呈示されなくてもよいのである。略字や草書になっても同じ特徴が備わっていれば一つの文字として読める。またある部分しか見えなくても、そこに識別できる特徴さえ出ていれば同じようにわかるのである。

証は常に全ての項目を備えていなければ認識できないということはない。二、三の症候だけで十分判断できることがある。むしろ文字通りに完全一致を求めるほうが証を間違うことさえある。時にはかえって細かく詮索するよりも、大ざっぱに一瞥した方がよくわかるというときもある。それだから「望んで之を知るを神という」望診が可能なのである。余り細部を注視しては「鹿を追って山を見ず」ということになって全体を摑み損なうから、漢方は視診でなくて望診が必要なのである。

ところが我々の視覚は主観的で正確な色合が見分けられないから、望診の一つである皮膚の色調を色度計のような機械を使って区別しようという試みをしているグループがある。五色の白はどこからどの範囲までと云っても、黒人の白っぽさと白人の白っぽさを、どうして色度計で合致させるのだろう。白人が腎を患って黒っぽいとき、それは黒人の皮膚ほど黒くなるのだろうか。しかし我々が望診を心がけていると、もともとの肌が白でも黒でも、そこに病的な白っぽさとか黒っぽさの区別はできるのである。だからこそ、それが病的状態の歪みのパターン認識に役立つのである。

また同じ文字を読んでも、漢音と呉音、訓読みで発音が違ってくる。しかしその文字の意味を正しく読んで理解していれば、その文字を認識したことに変りはない。それを古方、後世方、鍼灸手技の証のとり方の違いと考えれば、この場合より適切に理解できるのではなかろうか。

西洋医学では、今個々の患者の情報をたんに集計するのでなく、そこから一つの病像を正しくコンピューターに摑ませるために、情報工学のパターン認識への関心が高まっている。その方向でないと生きた人間の姿を正しく摑めないことがわかってきたからである。そのような時代に東洋医学の人々が逆に「証」をデジタルなものに分解して科学的客観的に認識できる量化を行おうとしている。怖るべき時代錯誤と云わざるを得ない。

2

東西医学の病気に対する考え方の相異を端的に示しているのは「診断法」ではないかと思う。東洋医学は「証」を求め、西洋医学は「病名」を求めるようだから、それは当然のことだと言われるだろう。証と病名の相異も論じ尽された感がありながら、診断法に溯ってその根本的な違いに言及したものは見当らない。この点を十年前に本誌で「漢方四診の検討」においてとり上げ、一応の結論を出しておいた。しかしその後の漢方論説にこのことを自覚されたものは見当らず、かえって両者の接近融合を唱えるものすらある。「証は薬の処方を選ぶことだ」という、湯液だけの狭い見地から考えられるから、この矛盾に気付かれないのだと思う。医道の日本誌の「望診術研究号」には鍼灸師の臨床的な方法がのべられて、さすがその本質を摑んでいる人も見受けられるが、「五色を見て以てその病を知る」という古典の病を、みな近代的な病気と思いこんでいる。望診と視診が同じ視覚を用いる点では同じだと思っているからで、この言葉が東西医学の病の見方の違いを示していることに気付かないからである。

「夜目、遠目、傘の中」という諺があるが、これは女が誰でも美人に見える条件を言っている。望診とはこのような見方を言うので、近よってじっと目をこらして本当に美人かどうかを判定するのが視診である。視診の方が対象認識として正確なことは当然だが、それでも「アバタもエクボ」に見えることがある。惚れたという主観が入ると、こんな錯覚をおこすから、より客観的にするために西洋医学は次第に五官を捨てて、機械器具による検査法に変っていったのである。

古典的な診療法に固執しているのは、漢方が前近代期に構成されたためで、西洋的検査法をとり入れるのが近代化のためには必要だという人もある。いくら直観にすぐれ、神技に達する努力をしたところで、病気を判定する手段として漢方四診が近代医学の水準を超えることはできない。かりにそれが可能だとしても、確かめるために近代医学を頼らねばならないだろう。漢方は病気を治すのでなく、病人を治すのだと言うではないか。それなら漢方四診は病気を知るためでなく、病人を見ることでなければならぬ。すなわち「女をすべて美人と見誤る」方法なのである。

患者がいかに愁訴を述べたとても、西洋医学の検査で病変が認められなければ「あなたは病気でない」と診断を下す。それでも患者が納得しなければ、ノイローゼということで精神安定剤を投与する。身体は悪くないのだから、気をしずめればよいわけである。漢方ではその主訴をそのまま受取るし、言わなければ、わざわざ聞き出して、自覚症を頼りに証診断を行う。それは処方に「問診事項」が記載されているため、これを確かめねばならないからではない。患者が病人である限り、訴えがある筈だと認めるからである。すなわち漢方では「患者はすべて病人だ」と見誤るために、漢方四診を行うのである。

絵を鑑賞するには、遠く離れて絵の全体を眺め、画家の訴えているものを素直に受取る気持になるだろう。その絵が事実を正確に模写しているかどうかを判定する必要はない。画家の表現しているものに共感したときに、その絵の美しさがわかるからである。女はすべて自分を美しく見せたいと思っている。その女心を感じるためには「夜目、遠目、傘の中」が最も適しているのである。近づいても美しいと思うには、アバタもエクボに見るように惚れてかからねばならぬ。近づいても美人は美人だというかもしれないが、そんな美人はすでにこちらに近づきたくなる魅力を与えてしまっている。見るからに病人というのは誰でも一見して病気だとわかるのだが、さてその病人をどうして治すかということになれば、その病人の心を知らねばならない。女性はただ鑑賞されたりコンテストのために美しくするのではない。男を囚にするために女は美しくあらねばならないのであり、男はその美しさにひかれて女の心を知りたいと思うのである。

女を見て美しいと思えば、ひかれて近付きその声音、衣ずれの音もなまめかしく、ただよう香りは胸をときめかせるではないか、これが聞診である。そこで女の方から話しかけてくれるかもしれぬ。いや問わずともその素振りは男を誘うとみてよい。しかしできるならその本心を探り出そうといろいろ話しかけてみるのも当然である、これが問診なのである。そこで間違いなく、こちらに気があるとわかるには、やはり会話の妙を心得ていなければならない、問うて之を知るを工とは、こうした技術のことを指しているのだ。望んで神、聞いて聖とは、ここに至るまでに余りにのぼせすぎて、女とみれば見境いなくというのではしたないから、ある程度冷静に、そして精神的に共感をたかめてゆく段階であって、もちろんそれだけで「あの女は自分に気がある」と見抜ける天才もいるだろうが、やはり互に話し合うことで女心を確かめてゆくのも楽しいものである。どうやらこれは本物とわかってくれば、勇を鼓して相手の手を握りしめる。「先づ脈を」たしかめてと、初診が脈診から始るのは、脈があるかないかという、中国式の謙譲な近づき方を示すものであろう。その点日本人は卒直で優雅さには欠けるが、腹をみせる信頼感を短兵急に求めるところがある。腹診法が日本で発達したというのは、こうした日本人的性格の所産であると思われるが、切診はこうした最も具体的な技巧を必要とするのである。

手を握ればそれでおしまいという男女関係はあるまい。それはたんなる手はじめであって、切とは相手にくいこむほどに深くなるという意味がある。親（深）切といい、切々の情というのはこのことを示している。したがって腹診などで西洋医学のように臓器の表面を触れるのは切診でない。相手の腹の底を読みとるように、ぐっと深くいこんでいかなくてはだめである。まして腹を探るような、なで方をしては、信頼して腹をみせてくれた相手に対して失礼に当るだろう。

切とは接である。相手に接することであって、手へんに妾を書く。妾は語源的には入れ墨をした女のことだが、奴隷の身分で主人につかえ、専ら交接に使われるところから、日本語の「めかけ」になった。目をかける女だからめかけで、関西では手をかけた女という意味で「てかけ」という。妾は本妻でなく側女であるが、その目的は深く相手に没入する行為にあることを示している。かくして女心が初めてわかる。女が美しくありたいのも、ここに目的があるからで、漢方四診の診断も切診によって終了する。しかし診断は実は治療のためにあるのである。

3

男女関係の診断も接することで目的を達するが、それはこれから新しい生活、生の営みを始めるためであった。漢方四診のあり方が、これから行われる漢方の治療を規定していることは当然であり、そこから東洋医学のものの考え方を汲みとるのでないといけない。漢方治療が証に従って施されるのは周知のことであるがその証をもう一度見直してみよう。

病名は固定し、証は流動変化するというが、西洋医学にも時間の概念がないわけではない。早期診断、末期症状ということが、治療の時間的適応を考えた言葉であって、漢方だけの特徴ではない。客観的にその病気の時期を確定することが病名治療には必要であるが、証にはそのような時間を考えているのでなく、刻々の現在だけが問題なのである。病名は客観的存在であるから、その中に始中終の時間があるのだが、証はただ現在の状態だけを見るから、病人の様子が変れば異ったものに形を変えねばならないのである。

汗と無汗では証が異るが、それはずっと汗をかいたか、全く汗をかいていないか、検査をして調べるわけではない。いま汗しているか、汗が無いかということで分れるのである。さらにその汗と無汗をどこで判断するか客観的基準があるわけでない。項が強ばっているのも、筋硬度計で計った固さで決めるのでない。患者が心下につかえた感じがするというから「心下痞」であって、それが本当かどうか、気のせいではないかと確かめて決めるのではないだろう。古方がこうした自覚症を腹証として初診でみることができるのは、患者の身になつてその感じを共感しているからである。

千差万別の病人には、古典に表現された言葉に「ものさし」を当てたようにピタリとした症状があるわけでない。第一その言葉がどんな状態をいうのか、客観的にはきめられないものばかりだし、読む人の解釈によっても異るだろう。それでいて、病人をみていると、まさに古典の示す症状のとおりだと思えてくる。「ものさし」で線を引いた文字が正確なのでなく、上手な字がその意味している内容にピタリと感じるようなものである。

古典の記述が病気の症状だと思いこんでいる人も多い。漢方は病名を問わないというのは、病気を見ていないのだということである。症状を病気だと思い違いしているから、症状がとれたから病気が治った、症状をとれば病気が治るし、それが治療であるという考え違いをするようになる。症状は表現であって、その記述によって病気を説明していることはあっても、その治し方は決して書いてない。「太陽の病たる」というのが説明であり、同じように「病名」としてあげているのもある。そのまま近代的病名にも用いられているから、そのような病気が存仕するように思われるかもしれない。それは概念の上で存在しているのであって、治療を主体とした漢方には、そんな病気そのものはないのである。「太陽病でこれこれの症状ある者は」という所から具体的な治療という行為が存在する。見ているのは病人であって、その病人の表現として症状があるのだ。病人の状態を説明し、その病人がありありと眼前に浮ぶように症状が述べられているのであって、その症状が病気であるとは一言も書いてない。

経絡診断でも同じであって、「肝虚」というのは肝経が虚している状態であって、肝が悪いのではなく、ましてや肝臓が病気だということでは決してない。肝虚のときに、肝の機能が衰え、肝臓障害の症状が現れ、屢々肝臓病が認められるということは当然である。しかし肝虚だから必ずそうだというのでなく、したがってそれは肝臓疾患の診断でもない。薬方の証と同じく、それは肝を補することによって、その病人が治るという診断なのである。治るのだから当然、前記の症状も良くなって肝臓疾患はなくなるだろう。肝を補すことで肝臓疾患が良くなったからといって、それは肝臓を治したのでなく、あくまで「肝虚」を治したのであり、病人の歪みを正したのである。

経絡は虚実によって歪みを表現する。したがって肝虚というときは他の臓腑の実が一方にある筈なのである。しかし鍼治療の場合は屢々一経の虚実だけを診断する。おそらく「脈診」によれば一経のみの変動が強くて、他経にはこれに対応するほどの虚実が認められないためであろう。そして一経の施術だけで歪みが補正されるという治療効果の強さにもかかっているのだろう。尤も鍼灸では五行母子生剋の関係をやかましく言って、その一経の治療に先づ母子関係の補瀉から行うことがあるから、結局二経の偶力を利用するということにもなる。これも強い刺激を直接虚実のある経に与えないという考慮も入れて、間接的な施術効果を与える手段にもなっている。

この頃、鍼灸では病名施術の方が盛んなようで、経絡治療は少数派に属している。それは経絡診断が難しく不安定であるということと、西洋医学的な科学的研究を重んじるという傾向からきているのだろうが、一つには民間療法的な普及のためでもあろう。自ら診断する技術を習得できない鍼灸師のためには、病名によって施術点を決めて、安易に治療が行えるという「はだしの医者」的教育をするのが一番てっとり早い。しかし、「はだしの医者」教育が鍼灸の本道と思うことは間違いである。「坐骨神経痛」は屢々膀胱経の虚実として現れる。したがって膀胱経のツボに刺鍼すれば、坐骨神経痛が治癒することが多いということも事実である。そこで、坐骨神経痛の患者に対し、そのツボに深刺か浅刺を行ってどちらが治癒率が高いかという研究をして、それを鍼治療の科学的研究と称している。それは西洋医学的な研究としては正しいかもしれないが、決して東洋医学の科学化につながるものではない。膀胱経のツボに施術をして坐骨神経痛の症状が消失したから、坐骨神経痛が治ったということもできない、これには西洋医学者の診断と治癒判定が裏付けられない限り、治病効果を云々できない。すなわち自他覚症状には暗示や心理的影響があって、客観的な病変治癒とは言えないからである。

経絡の虚実というのは、いろんな症状を伴って病的状態を表現している。坐骨神経痛の症状がそれに含まれることも当然ある。それが膀胱経の虚実であることも屢々である。しかし坐骨神経痛がすべて膀胱経の虚実に含まれるわけでない。私たちの所見でも他位の虚実が坐骨神経痛症状を呈することは多い。その場合に膀胱経の施術をしても坐骨神経痛は治らない。証に出た経の虚実を補瀉したときに、坐骨神経痛は消失する。それは坐骨神経痛を治したのではなくて、その病人の歪みを治したから、坐骨神経痛がなくなったのである。そして坐骨神経痛だけでなく、冷え症や肩こり、頭痛などというその病人の他の症状も治っている。坐骨神経痛の症状だけが、どのように変化したかをいくら検討しても、それは病人の治療にはならない。病名治療というのは、あくまで西洋医学的発想か、または民間療法的に便宜的に、三里の灸のように普及のために考えられたものであって、決して本来の東洋医学的な経絡治療とは言えない。だから「経絡治療派」が、脈診によって施術経絡を定めたとしても、それが坐骨神経痛の治療のためであったり、胃潰瘍の治療を目的として行うならば、それもおかしなことになる。経絡の虚実を補瀉することで、そうした症状がなくなったという症例研究ならばよいが、それはあくまでその病人についての実例を述べることで、病名の治療法ということはできないのである。

4

ここでどうしても、陰陽虚実の検討に入らねばならないだろう。これが東洋医学独得の概念であることは誰も承知しているし、その解説を抜きにして論をすすめることはできないから、どの東洋医学関係の本をとりあげても一とおりの説明はしてある。「ああそういうことか」と簡単に理解できるように解説してあるので、それ以後の用語に対しても何の疑念もなく、読みすゝむことができるようになっている。そうしなければ一歩も進むことができないから、仕方なくそうしているのか、それとも古代の世界観がそうした単純な原理で構成されたと受取るべきなのか、まずこんなところで躊躇しては始らないのが事実である。

私は一応、易や占いといった面でも陰陽五行に触れていたから、そんな用語にとまどうこともなく、むしろ東洋医学に使用される場合が平易すぎるぐらいに思っていたが、この頃になって本当に自分にその意味がわかっていたのか疑わしくなってきた。西洋の学問をしてきた人は、まずこうした見慣れぬ東洋の言葉にアレルギーをおこして、何となくその非科学的な概念で全体を評価しがちである。東洋人でありながら、この東洋的な考え方がすでに他人のように感じられるという日本の教育のあり方を改めて反省せざるを得ない。

なぜ西洋の考え方がすぐれていて、後進国というか発展途上国の文化が未発達であると断定したのだろうか。西洋の思想が作りあげた自然科学の方法が唯一の価値を有する考え方で、すべて他の思想は自然科学の評価を経なければ安易に承認することはできないと、誰が決めてしまったのだろう。そのことに疑いをもつこと自体が、まず非学問的態度であると感じている人が、東洋医学関係の中でも多数を占めていると考えて間違いあるまい。

実際に私はここで、その根づよい先入見を正しておかねばならないと思う。そうしなければ「陰陽虚実」ということは何一つ解っていないと気付かないのである。その証明をしておかねばなるまい。「西洋の近代科学は分析的で局所的な観方をするが、漢方は全体的、未分析的である」という説が何の疑念もなく了解されている。一見、局所的な病気とみられるものも、全身的、綜合的に診断し治療するのが漢方の特質だとされている。そのためにすべての症状を綿密に診察しなければならないのだというが、果して綿密に詳細に全てを注意深く見ていったら、その全体をわれわれは見ることができるのだろうか。

人類は嘗て「月の表面」より見ることはできなかった。科学の力で、その裏側がはじめて見ることができて、むしろ全体が見えたと言えるのではないか。これが西洋の論理である。漢方の全体観など五官に頼る局所であって、科学的な検査、観察のほうがむしろ全体的である。ところが月の裏側を覗いたことで、「月の心」はむしろ虚しいものとなったと嘆く詩人がいる。同様に機械、器具による医学検査は「病人の心」を無視して行われるのである。「全体を見る」とは、あくまで見えないものがあることを承知している心によってはじめて可能なのである。見る裏側には見えない部分がある。そのことを知ったとき初めて全体が見えるのである。裏側など裏へ回って見れば見えるではないか、そう思うのが科学的な思考である。ウラとは表から見えないという意味であり、表が面なのである。そこでウラは古語で「うら悲し」「うら淋し」といって「心」のことを意味している。心とはシン（芯）でありソコである。一番奥に隠されているからココロなのであって、それは解剖しても、問い訊しても解らないものである。うちあけられて、はじめてそうかと気付くけれど、それはあくまでオモテに出されたもので、真とも嘘とも疑えばキリのないものである。オモテにあらわれた表情によって察するしかないのがココロの真実ではあるまいか。全体とはこのようなココロを含めて、はじめて全体なのであって、ぐるりと回って裏側を見たとて、所詮見えるところはオモテにしかすぎない、それでは絶対に全体とは言えないのである。

未分析とは分けないことである。分けなければ、分らないだろう。すなわち解らないまゝにしておくことが、未分析なのである。未分析では解らないから科学はあくまで分析しようとするのだから、それを未分析にしておくとは、解らないまゝにしておくことになり、漢方が科学に解る筈がないのである。未分析的だと説明して、それで解ったと思うのは自己矛盾にすぎない。要するに全体的、未分析的とは、見えないもの、解らないものを、そのまゝにしておくということである。そのことが相手の人格を尊重するということになるのである。

患者をすっ裸にして手術台に乗せて明るい照明にさらしたとき医者は患者の全てを知り、見えない所はメスで切りひらいても見つけ出すという自由を与えられたのであり、患者は逆に完全に人格を無視されて医者の意のまゝになると観念した姿になったことを明白に知らされたことになる。だから機械、器具という非人格的なものに物体として処理され、その結果は数字のデーター、内部の影像、局部の病変といった非人格的対象が客観的に示される個々の人格という要素が加味されるならば、それは非科学的な不可解な情愛という主観にまどわされたことになってしまうのである。

見るとは見えないもののあることを前提として可能であり、人格とは見えないココロを認めることである。全体は分析しつくしたときにわかると考えているのが科学の楽天主義（オポチュニズム）であって、部分をいくら寄せ集めても全体にならないというゲシュタルト心理学も一つの方法論だと見ている。陰陽という相対的な分類を自然のすべてに当てはめるということは、プラスとマイナス、男と女、昼と夜、日なたと日かげといった現象をみて、「ものにはすべて二面がある」という常識にほかならないと理解する。それで陰陽がわかったと思うのが観念論である。

私は経絡を見る実習の先ず初めに、人体の陰陽を教える。そんなことは当然だという顔を皆している。それでは、その陰陽の境を見て下さい。と言えば不思議な顔をする。陰陽の分れ目がわからなければ、陰陽はわかっていないのである。陽にやけた皮膚と白っぽい部分で、陽と陰それぞれの存在は容易に理解できたように思っている。だからその境目は見えない。白人にも黒人にもその区別があるから、色の濃さではない。境目に眼を近づければ近づくほど、境はわからなくなる。

女といえば、なんだそんなものと男は皆わかった顔をする。しかし目の前の女について男は何もわかっていないのである。その女が永遠に謎であるからこそ、男は絵画に、小説に、映画に女を画きつづけているのである。

臨床とは、このような女一般では片付けられない眼前のこの女に対する具体的な行為を求められているのである。女がわからないということは男にとって、それは自分がわからないということになる。男とは女でないものなのだから、男が女をわからないのも当然かもしれない。それは近づきすぎたから見えなくなったのであって、男と女が存在することは疑いのない事実である。そこで私は皮膚の表側と裏側を同時に見てごらんなさいと教える。表でないところと裏でないところの中間に、陰陽の境が何となく見えてくるのである。ある外人はそう言われて、私の示す境目をなおしげしげと眺めながら「ああ、わかりました。毛の生え方が、そこから違っています」。西洋の科学はこのようにして、見えないものを、いつも見えるものにしてしまうのである。

5

陰陽というのは、決して科学的な分類ではなくて、哲学だということをはっきり認識しておかぬといけない。すべてのものを陰陽に分けるということは、知識ではなくて、行為なのである。だから、ものの性質を言っているのでなくて、われわれの働きかけを前提としている。その点、外国語の名詞の「性」に似ている。外国語を習うときに、とまどうこの分類は、動植物の性別をいうのでなくて、その対象に働きかけるわれわれの態度によって分けられている。だから国民性によって、月は男性にも女性にもなる。科学的には矛盾していても、言葉の中でその性が色合をもち情感を与えるのである。

陰陽五行には矛盾があるから迷信だと単純に否定するのは、哲学とは観念論であって説明のための方便だぐらいにしか考えていないからである。陰陽論を大成した易を知らないで東洋哲学を論じることは不可能であるが、それを大道易者の占い程度に考えて省りみない人が大半である。吉凶と言えば「おみくじ」かと思うかもしれないが、われわれの行為はいつもこの吉か凶かによって価値づけられているのが事実ではなかろうか。ものの客観的な性質には吉も凶もないから、姓名や家相の吉凶と言えば迷信になるだろうが、姓名を使い、家に住むという行為には吉凶が伴うのは当然である。

漢字のなりたちがそうした行為の実用性によっていることをみておく必要がある。陰とは日かげだと説明してわかったように思っているが、文字は、中にこもり含まれた状態を示す系統に属し、暗とか闇と同じ意味をもっている。すなわち「水気がこもってうっとうしい」ことが陰であるが、それは行動しにくゝ見えにくいということなのである。陽はこれと反対に「高くあかるく、日光の当る場所」を意味している。すべてが人間にとってわかりやすく動きやすいのは、この陽であろう。そこで日が当るから陽ができて、その裏側に日かげの陰があると考えがちである。そのほうが理解しやすいし、事実であると思いこむ。光を当てればすべてが明らかになり見やすくなるからである。しかし量子の状態は、光のエネルギーによって拡乱されて、正確に知ることができないという「不確定性原理」を思い出してほしい。

日が当って日かげができたと思いやすいが、日の当る前から、そこには闇が存在している。だからまず陰があって、しかるのちに日の当たるところに陽が生じたのが順序である。すなわち陰によって陽が生じたと言えるわけである。見えたから見えない所ができたのでなく、見えないものの中に、見える部分が生れてきたのである。観念的には陰陽は相対的かもしれないが、行為から言えば、陽を成りたたせたのは陰の力だということになる。

したがって陽を生み出し、陽を成り立たせている力は陰にあるのだけれど、われわれは陽を見ることによって初めて陰の存在を知り、陽のあり方によって陰の作用を察することができるのである。このような力関係が陰陽にあることを、常識的に「陰然たる力」とか「黒幕」「犯罪の蔭に女あり」という言葉で表現してきた。「女ならでは夜の明けぬ国」と言われながら、男が表立って支配し、力を誇示しているが、やはり女は神さんと称し、その見えぬ力を恐れ、いつも奥に収めて大事にしてきたわけである。

この陰陽の対立矛盾から万物が生じるというのが東洋哲学の弁証法である。それは近代になって生れた西欧の弁証法より、はるか以前に易経の中に完成され体系づけられている。陰陽五行説が科学的な眼からみて矛盾し迷信じみているのは当然であり、それ故に現実の法則を表し、人間の動きを摑み、自然を理解することのできる理論になっているのである。

陰中に陰陽あり、陽中に陰陽ありとは弁証法の生成発展から見れば自明のことであるが、科学の単純な二分法からすれば矛盾してみえる。知性にとって連続無限は苦手なために、これを微分し、デジタルにして理解する。それではじめて分ったと思うのだが、解る前に既に直観がその全体をとらえている。直観の働きは陰であって、知性は陽である。科学はこの知性の理解したものだけで成立しているが、哲学は直観を前提としている。その言葉は難解なのは日本語の特殊な造語と文体によるためで、「大和言葉」に近い表現を用いた日本語を使えば、日本人にはよく了解できる事柄なのである。近代の日本人は西欧的な思考に慣らされて、その明析な用語が正しいと思いこんでいるから、日本語のあいまいさのもつ意味がわからない。むしろ漢語を通して、中国的な思考から東洋を理解し直すほうが便利になっている。しかし直観に類する表現は話し言葉のほうがよく通じるのである。

漢方の陰陽虚実は、病態の現れ方を、時間的に陰陽で、空間的に虚実で表現している。根本的な陰陽、すなわち生命の働きとしての陰が、病態となって現れた陽、その陽中の陰陽虚実である。したがって虚実もまた陰陽の働きとして捉えられる。「虚」の語源は丘で四方が高く中央の凹んだ盆地であると藤堂氏が書いておられる。凹んで、うつろな、という意味から何もないのも虚というけれど、虚数のように、そのまゝでは現実の働きをしないというほうがわかりよい。「実」は、中にものがいっぱいになってパンパンになっている状態である。「精気奪われれば虚し、邪気盛んなれば実す」というけれども、これも陰陽と同じ相関性があり、虚の力によって実が生じると見なければならない。「虚から出た実（まこと）」という諺があるが、現実は可能性（虚）の中から生れてくるのである。「虚々実々」は、架空のかけひきでなくて、その可能性から実像を画き出す人間の行為と言えようか。

漢方で症状を「陰陽虚実」に分類するとき、陽だから実だからといって安易に考えてはならない。陽や実が扱いやすいことは事実であるが、それは陰をふまえ、虚を宿した陽実である。一歩誤まれば、陽、実は即座に陰、虚に転化するという可能性を予想して、これに対する覚悟が必要なことを教えている。私はこのことを、いま失われつゝある

「お蔭さまで」という床しい挨拶の言葉に見出すのである。「一将功なりて万卒枯る」ともいうが、己の功を誇らずに、その祝福に対して謙虚に、それは蔭にある多くの力があつたればこそです。という気持が言葉の上だけでもほしいものである。

科学は万人の認め得るものを真理の基準としている。誰にでも見えるものは陽であり実であって、表向きはこうした共通のもので現実を組立ておかねばどうにもならないのである。しかし知る人ぞ知る、たてまえの裏には本音があって、世の中はこのほんねに従っているにもかかわらず、万人を納得させるためのたてまえが通用する、誰もが見えるものでなければ、万人をおさめる法則としては都合が悪いのである。絵画の価値とは、誰でも見ることのできる絵具のぬり方でなく、その奥にある美である。それでは大家が困るので、これを絵の値段として価格をつける。それで万人が安心して絵を鑑賞し、これを売買できることになる。その貨幣にしても、果して金額に値打があるように誰でも考えているが、金額そのものには何ら力はない。その価格のもつ交換価値が万人から保証されているということが、金の力にほかならぬ。見えるものは見えぬものに裏付けられて、その意味があるということを、私たちは改めて陰陽虚実の思想の中に見出すのでないと、東洋医学のものの考え方の根本にある哲学を理解できないのではないかと気付いたのである。

6

陰陽の関係は、ゲシユタルト心理学の知覚理論「図と地」によって説明するとなおよく理解できるように思う。岩波小辞典から引用すると「われわれがある物を見るとき、この物は他の物から浮き上って見え、他の物は背景になっているし、われわれがオーケストラをきくとき、メロディーはとくにきわだってきこえ、伴奏はうしろに退いている。この浮き上ったもの、きわ立つたものは、きまった境界をもち、他から離れたものであって、これを〈図〉といい、背景をなしている、まとまりのない、ぼんやりしたものを〈地〉という」と説明されている、簡単な例をあげれば、黒板に書かれた白墨の字が〈図〉で、黒板は〈地〉である。われわれは字を見ているが、黒板も同時に見えている。しかし字だけを見ているという意識しかなくて黒板はその背景になっている。だが考えてみれば、黒板がなければ字は書けないし、それは字の下にもひろがった全体的存在である。そのことによって字は局部的存在を主張でき、われわれによく見えるのである。（詳細は拙著「臨床心理学序説」参照）

地があって図ができ、地を見ているから図が見えるにもかかわらず、われわれは字だけを見ているように思いこんでいる。そのように図だけが目立つようにすることを「図的効果」という。もし全体がすべて一様であったら、われわれにはかえって何も見えない。図的効果のあるものだけを見るから、見えるのであって、そのため地は見えにくくなっている。地が陰で、図が陽の関係になることは明らかである。そこで病気について考えてみれば、胃が痛むという症状は、われわれに胃が悪いという自覚を与える図である。その図は全身状態の地の上に成立っているのだから、胃だけが悪いというわけではない。しかし胃が痛むことによって、全身状態の変調に気付いたのだから、それで胃が悪いと表現するわけである。

漢方の陰陽虚実は、よく病気という敵との戦斗状態にたとえて説明される。その論拠は漢方から出たものでもないし、外因より内因を重んじるという思想にも矛盾している。外邪という言葉もあるが、邪とは決して敵のことでなく「牙」すなわち「くいちがい」を語源としており「歪（ひずみ）」に近いので、私はこれをストレスに近いものと考えている。陰陽虚実はあくまで病態の分類であって、病気との闘いの様相ではないし、そうした病気を病人と別個に考えないのが漢方の特徴でもある。陽とは症状の図的効果が明確で、局部に判っきり見られる状態である。陰はその症状が全身に及んで、病位の境界が判然としなくなって図地の区別がぼんやりしているのを言うのだと思えばよい。

生体は進化によって分化し、その内部体制も分節化されてゆく。地方行政が中央政権から分化独立してゆくのと同じで、それによって全体の自由度が増大するわけである。子供はその分節化が未完成なので、病気がすぐ全身症状になりやすい。女性は精神構造が未分化で、僅かのことでも全身反応（ヒステリー）をおこしやすい。そこで女子供は扱いにくいということになる。症状が局部にあらわれるというのも分節化のためで、その処理を地方行政に任せることで、つねに中央政権がわずらわされることから免れているわけである。陰とは、その混乱が全体に及んで、全面的な調整を必要とする段階になったことを意味している。

虚実も陰陽の一種であるが、陰陽虚実の陰陽と対応するときは、やはり独自の意味をもっている。虚実は主として体力の充実虚弱で説明されており、それも間違いではないが病態を理解するには適当でない。これも図と地にたとえてみるとわかりやすいと思う。ゲシュタルト学者のルービンによって、反転図形がいろいろと示された。通常の図形でも時として図と地が反転することがある。スターが上手なバック（傍役）によって食われるようなもので、「図にのって」周囲から遊離しても、また図ばかり注目しすぎたときも、このような現象がある。反転図形は特に図と地が反転しやすいように作られたもので、図と地の性格を研究するのに適している。「かくし絵」などもこの一種で、地と思っている所にかくされた絵を気付くと、それが図になって浮かび上ってくる。

実とは、反転のおこりにくい図形のように、症状が局部に固定され他に波及しにくい状態を言う。症状を限界づけて維持でき、そこで処理し得るということは、体力に余裕があり、全身の分節化がしっかりしているということである。この場合は、症状だけを攻め、局部的な処置をしても、その治癒に全身の協力が得やすい。各種の刺激療法が奏効し、局所療法薬物が効き目をあらわすゆえんである。実とは、このように邪が局部に集中し、そこに症状が限局している状態なのである。

虚は、虚弱というような体力が失われて、なよなよした状態であるが、語源的には凹んでみえにくいということである。すなわち目立った、はっきり見えるものがないことで、図になるものをとらえにくいということである。また反転図形のように図が地になり、地が図になるということでもある。症状がいろいろ変化し、全身に及び、一つの症状をおさえると他の症状があらわれ、また相互に矛盾するような処置を必要とする合併症があるといった状態である。こうなると局所療法は効果がないし、薬害を受けやすく、原因もつかみにくい。西洋医学が最も苦手とするタイプである。慢性病というのは体力がありながらこの虚証であることが多いのである。

陰陽はまた時間的状態であって、すべて症状は初めはっきりした局所的な目立つ形であらわれる。この陽の時期がしばらくするとわりに苦痛が気付かれないようになる。症状がやわらいだようにみえるが、自覚されにくゝなっただけで治ったわけではない。これが陰でありいつか治せる時期がくるまで裏にしまいこんであるだけだ。風邪などで寝込むと、こうした抑えられた疾状が一度に出てきて驚くことがある。漢方的な治療をしていて、快方に向うとこのような症状が次々と出てくることもある。これは陰から陽へと逆に転化するためなのだが、よく説明しないと患者はかえって悪化したと思い、治療を中断してしまう。東洞が「瞑眩せざれば治せず」とは、このことを言っているのだが、できれば一気に転化させず、徐々に変化させて患者があまり心配しないよう時間をかけたほうがよいこともある。

虚実はまた空間的な状態であって、実証でも虚証でも、その分節内に虚の部と実の部がある。経絡でいう何経の虚実とはこのことである。鍼灸では一経の虚実でこれを表現することがあるのは、実証で症状部位が局部的にはつきりしているときである。邪という食いちがいは一方的にはおこらない。必ず相互にねぢれて歪むのだから、どんな場合にも全身に多少は異常を見出せるだろう。しかしこれを分節化した中で、邪気盛んなる実の部と精気奪われた虚の部位というふうに分け、この分節を経絡系でみると、十二経絡の虚実として表現できる。経絡は六臓六腑が陰陽対応して六組になっているので、同じ組合せの臓腑はいずれかがより強くはあっても、他に較べれば虚か実のどちらかになっている。そこで六組の虚実で、その臓腑のどちらかを選んで百二十型の経絡虚実を「証」として捉えるのである。その症状は拙著「経絡要図」の付録〈切診の手引〉に詳しく説明してある。要するに経絡とは、解剖的にみた分節ではなくて、発生学的にでき上った、いわば縦割りの分節系統であって、この意味をつづけて検討してみたいと思う。

7

「経絡とは何か」ということは、その否定をも含めて、古来論議の絶えない問題である。どのような諸説があるかは、先には長浜善夫・藤田六朗両氏の著書、近くは丸山昌朗氏の「鍼灸医学と古典の研究」に詳しいから、それを一読されることで、ほぼ全貌が摑めて便利だから、ここでは再論しない。ただその要点を抽出して検討をすすめることにする。

経絡を否定する側にも、いろんな態度がある。真向からその存在を否定して、鍼灸臨床何十年の間、一度も経絡なるものにお目にかかったこともないし、経絡など頼りにしなくても、治療に全く差支えなかった、という勇壮な立論をされている人もある。嘗て、素朴な唯物論者が（私は屍体を隅から隅まで解剖したが、精神はどこにも証明することはできなかった」と堂々と発言したのに似ている。あるいは「私は栄養学などというものを無視して何十年間食事をしてきて一向に差支えなかったし、むしろ栄養学など気にしないほうが食事はおいしくて、身体の為になる」というのに等しい。このような否定論にも一面の真理が含まれていて、「間違った求め方をすれば、どんなに努力してもその存在は見出せない」ということゝ、「定義の仕方の間違ったものはいくら探しても存在しない」ということの証明にほかならないことになる。

そこで「精神」とか「こころ」というものは、身体の存在を確かめる方法では見付けることはできないが、そのような現象は確かにあるのだから、心理学は、心が何かを定義する学問でなく、心的現象を研究するのだ、という傾向に変ってきた。この精神現象の学問と同じように、経絡現象の研究をもって、経絡の構造の存在は問題にしない、という否定論もある。しかし、現象や機能だけがあって、その構造や存在の裏付けのないものがあってもよい、という考えも一種の観念論であろう。神といえども、その働きがあるならば、存在を否定することはできない、ただ、われわれの眼には見えないだけである。

見えないから存在しない、という議論は正しくないし、見えないものを無理に見ようとする必要はない、という思考停止も、妥協にみえるが否定論といえる。ここで否定されているのは、経絡の存在ではなくて、間違った経絡の定義にあることを、はっきりしておかぬといけない。「美」というのは、手にとって所在を確かめることはできないが、その存在を否定することはできない。また「美しさ」は認めるが「美しいもの」などないのだ、といったらおかしいだろう。まして「私は美しさなど一切見えないから、美など存在しない」と証言したら、それはただその人の鑑賞能力を否定しているにすぎないことを万人に認めさすだけである。

経絡の本態を、高度に発達し分節化された構造に求めようとする説が、経絡肯定論の中に多い。自律神経の働きを、古人は経絡と見誤ったのであろう、とか、脈管系の解剖的知識がなかったため、これと混同したのであろう、とか、筋肉系統の動態的観察によったものだろう、などというものである。それらは確かに、経絡現象と重なり合った構造をもっているので、一見妥当のように見えるけれども、東洋医学を科学的に証明しようと考える人達と同様な思考のズレがある。新しい進歩したものによって、古き未開のものを解明し説明すれば、その実態が明確に真正なものになるという信仰がその根底にある。

丸山昌朗氏のようなユニークな経絡研究をされた方にも、こうした思考のズレがみられるのは興味がある。丸山氏と長浜氏の経絡研究は、経絡の存在に学問的裏付けを与えた先駆的業績として讃えるべきものだが、臨床例の少かった点が惜しまれる。それも刺鍼による研究であった点が、丸山氏の限界を示しているのかもしれない。氏の研究は、周知のように特異体質の患者によって、刺鍼から生じた異常感覚の描線を基にしている。それが余りにも古典の記載と一致したことが、経絡を単に経穴をつなぐ線と考えてはいけないという結論に導いた。このため、藤田六郎氏の研究が、岸勤氏という特殊感覚者の指摘する経絡線の上に成立していることにも反論する。古人は、岸氏のように他覚的に経絡を認識したのではなく、刺鍼された患者の自覚的な感覚を頼りに経絡を画いたのだ。その証拠に、「馬経大全」の如き、馬の経絡は、ただ経穴を示すのみで、経絡線を画いていない、これは馬にその感覚を尋ねるわけにゆかないからである、と推測された。その後、馬の毛並に着目されたようだが、白黒テレビで相撲力士の体表に、経絡線の他覚的に見られることを経験されながら、競馬放映で同様のことを馬に試みる発想をもたれなかったことが惜しまれる。(以上前出「鍼灸医学と古典の研究」参照)

馬の場合に、経穴のみを描いて、経絡を古人が示さなかったのは、感覚を問えなかったからでなく、その必要を認めなかったからである。近代になって、経絡図が、たんに経穴をつなぐ直線で経絡を画くようになったのも同じ理由からである。鍼灸治療を行うに当って、自ら経絡診断するのであれば、切脈、切経、候背、腹証と、患者の切診をしなければならないから、当然体表上に画かれた経絡線を承知しておかねばならない。しかし最近のように症状によって施術点が決っているような治療であれば、必要なのは経穴だけであって、経絡はこれを見出すのに便利な系統線で足りるわけである。馬の場合は、それも省略して経穴だけにしておいても不都合はない。現代の鍼灸師のほとんどが、経絡診断を行わず、病名や症状によって特定経穴だけに施術するようになったのは、「はだしの医者」のような速成教育を真似ているので、鍼灸本来の姿ではあるまい。このことが、経絡の認識をほとんどの鍼灸師に困難にした理由であると思われる。

経絡を、高度に発達した組織によって根拠づけるというのは、客観的に認識させる手段としては良さそうに見えるが、そうした明確な構造をもったものは、生命の高次な段階で出現したもので、それだけ高次な活動にのみ関係した組織にすぎない。中枢器官の傷害は、確かに生命体を一気に危険に陥入れるだろう。しかし、そのことと生命維持の根本的な役割を果す働きとは別の関係なのである。高等動物の神経、筋肉、脈管系というのは、敏捷な動作やそのための判断の必要から発達したものであって、それが生体活動に果す役割の範囲で責任をもっているにすぎない。そのことが進化の特徴を備えているという意味で、生命形態の図的役割を担っているのは確かだ。しかし、生命本来の働きは、生命発生からの歴史を包んだ地的機構に委ねられているのである。

十年前に私は「経絡というのは、東洋的な生命感に基く最も根本的な生体調節系統である」と定義した。この考えをもとに、経絡が最も根本的に生命に関係するならば、最も原始的な生命形態に於て、既にその原型がなければならぬと気付いて、専門外の生物学の書物をひらき、細胞やアミーバの生態について独学し「経絡が生命に固有のものと考えるならば、それは細胞にみられる原形質流動の発展したものと考えるのが適当だろう」（医道の日本誌昭49年発表《ツボのとり方》）という結論に到達したのである。

単細胞または植物細胞に見られる「原形質流動」が、経絡の役割を担うのに最もふさわしい構造型態であることがわかってきたからであるが、このことは最近の中国で、実証的な研究から同じ結論を導き出していることが報じられており、私の説の裏付けが得られた。経絡のパターンが、毛並にヒントを得てすすめられたのかもしれない、という丸山氏の発想は、全く逆なのであって、経絡が生命の基本的パターンであったために、毛並がこれに従って方向をもったのである。神経、脈管、筋肉のそれぞれも類似したパターンを示すから、それを経絡と考えたのではなく、経絡のパターンに従って、それらの高等な器官が発達してきたにすぎない。古典はそのことを「分肉の間を走向す」と明記している。経絡は、そうした明確な器官系の図的パターンの蔭になって、地的性格の根本的な役割を保っていることに、気付かねばならないのである。したがって、その認識も、誰にでも見える陽の具体的な構造として捉えられるのでなく、あいまいな、その働きを活かせる人にだけ見えるような、直観によって把握できる陰の地的全体として捉えねばならない。美は、描かれた絵の中に確かにあるのだが、それを認め得るのは、これに共感できる心をもったときに限られる。経絡も人体の構造の中にありながら、それを認識するのは、生命の働きに共感する原始感覚に頼らねばならない。

経絡のこうした研究は、湯液の処方だけを行っていられる方には、興味の薄いことであり、何のためにそうした検討をしなければならぬか不可解とも思われよう。しかし私は、この経絡の認識が、東洋医学のものの考え方の根本にかかわるものであることに気付くことによって、はじめて古方の証との共通性に確信をもつことができたのである。同じ東洋医学でありながら、経絡と古方の証は、全く異った概念と、独自な方法のままで共存していることに疑いをもたぬことが奇異である。だが、その陽的性格からは両者の類似は求められない。まさに、それぞれの手段の裏に、東洋的な陰の部分を直観的に見つめることによって、両者の結合が可能だったのである。

8

「経絡治療」が、患者の訴える症状を除くのに効果的である、という理由だけですすめられるのには疑問がある。病名により施術経穴が決っている現代的な鍼灸は、経絡の確率的な奏効をとりあげた簡便な方法にすぎないことは、先に述べた。その経絡を自ら診断することが、医療として不可欠なことは当然だが、そうして病気の治りが良くなったところで、それが真の病人治療と言えるだろうか。古方の証は、どんな病気でも、その人の訴える症状を全て診断の材料とするから、病人をみているというのも同様である。証の条件は、決して病人のすべてではない。病人の示すパターンの素材にすぎないから、その全てを備えなくても、パターンがよみとれさえすれば十分であると既にいった。湯液には、このような証だけでなく、病名治療もあることを御教示いただいた方がある。本草学の処方がそうだと言われるが、後世方も経絡で処方を決めるわけで、その共通点は用薬の「君臣佐使」にあるようだ。本草の病名は、決して西洋医学の病変の部位を指して、これを治そうとする意味でないことに気付いてほしい。君臣佐使が、その病名のもつ、いくつかのパターンによって変化することが東洋的なのである。

古方の証も君臣佐使も、病気に対して効果を高めるために選ばれるのでなく、その病人の示すパターンに適合することを目標に、考慮されているのである。したがって、経絡も湯液も、病気を治すためでなく、病人の歪みを、正しい形にとり戻すことを目的として、その全体的パターンの把握を診断と考えているのである。経絡も証も病名も、東洋医学の人間治療を目的とする点で共通し、その手段を異にするためにパターンの摑み方が変る。そのように異るパターンのとらえ方をしても、湯液であれば、古方、後世方、本草には共通した用薬が求められるのではないかと思う。私は湯液を知らないから、見当外れの考えかもしれないが、同じ病人に対し薬草を用いる処方が効果を示すとしたら、たとへ理論が異っていても、相似た作用でないとおかしい。鍼灸、指圧が体表治療を行うときも、経絡によるよらぬにかかわらず、また他の手段を使うにせよ、それが同じ方向のものとなるのが当然であろう。

しかし、このことは、同一病人に対しては必ず処方が一致しなければならぬ、という意味ではない。同じ古方派であっても、証のとり方が異る場合があり、経絡の虚実が別のとらえ方になることもある。このことを実験によって確かめると、「だから証や経絡は科学的でない」と広言して、その手段を否定し得たように考える関係者がいる。東洋医学の科学化を唱える人に共通した、誤った考え方である。難経に、経絡の当らぬ下医でも、よく十人中五、六人を治す、とある。虚実を逆にとる中医は七、八人も治るのである。たとえ、証や経絡が完全に一致しなくても、病人が治ることに於て、西洋医学の誤診と同様に考えてはならない。病気という実体の認識が、人によって異っては困るけれど、その病人をどうして治すか、という手段になれば、西洋医学でもその方法に意見が分れて当然である。

東洋医学の治療は、その患者の病変や苦痛を、どうしてとり除くか、といった単純な方法を考えているのではない。患者が病苦から立直って、完全に健康をとり戻す方法を、どのような手段で与えるか、という広範な問題を考えるとき、先ず、湯液か経絡か、その中で得意とする古方、後世、あるいは鍼灸、指圧の技術を通して、病人を眺める、その漢方四診は同じでも、おのずと導かれるものが、自分なりの診断となる、というのが東洋医学のあり方である。

6. 東洋医学のものの考え方

よく人生相談などで、悩みを訴える人に対して、解答者がいろんな指示を与えているのを見かける。人によって随分勝手な解答を与えていると思えることもあるが、それなりに何らかの効果があるとみえて、なかなか盛んである。一つには相談する相手を持たなくなった現代人に、自分の悩みを聞いて考えてくれる人がいるということだろう。次に問題に対する考え方を与えてくれる、ということは、その指示に従う従わぬは別として、心理的な解放感が得られる、ということである。患者が自分の病名を知りたいと願う気持も同様と言えるだろう。更に、一つの解答が、行動へのはずみをつけてくれて、とに角何もしないで考えているよりは、生きる努力をしようと決心させることである。ヒポクラテスはじめ名医の言葉として知られているように、医者や薬が病気を治すのではないが、医者や薬の存在というのは、病人にとって、この人生相談のような役割を果していることは間違いない。

人生相談の診断は、個人の経験が前面に出すぎて、食養、健康法のブームと同様、その人個々の場合に適合するかどうかが疑わしい。医者であるからには、当人の現時点に、必要適切な処置を与えるという判断がないといけない。そのために面接という人間関係、少くとも対談という形式によって、必要な指示が得られるように努めるのである。心理療法、特にカウンセリングでは、悩みの客観的な実体を摑むことよりも、それを来談者が如何にして解決するかという方向に、適切に導いてゆく技術が要求されている。

治療者の意見が主になってすすめてくれる「説得」という方法は、患者を積極的に導いているようにみえて、よほどの情動を伴わないと患者の自発性を促すことができない。西洋医学の客観的診断やその対応療法が奏効するのは、多分にこの「説得的要素」がそこに含まれるからである。そのカリスマ的魔力が失われてくると、いかに正確な診断、強力な薬剤が用いられても、患者の協力が得られなくなって、病気は患者の人格を離れたところで進行してゆく、保険医療には、こうした心理的欠陥をも内包しているのである。

心理療法が、患者中心の精神的分析やカウンセリングに主力を注ぐようになっていることを、医療関係者はもっと検討すべきではなかろうか。たかが精神的苦悩に限られた療法だからと、軽くみていられるかもしれないが、薬や器具、物療などの手段をもたないで、言葉だけを頼りに行われるけれども、医療であることに変りはない。ヒポクラテスが第一にあげた医療の道具、「言葉」だけというデメリットが、かえって医療の人間関係を純粋に扱わせ、これに真剣さを加味させる。そして「説得」よりも「無指示」によって、患者の主体性を認め、彼自身が洞察することで治癒への自発性を促す、という方法が重視されてきている。

西洋の医療は、医師による客観的判断が主体となって、患者を説得する要素が多分に優先するのに対し、東洋医学は患者の主訴を重んじ、その変化する「証」に従って処方を変化させるという方向は、いま述べた「無指示」療法を連想させる。いや、むしろ心理療法が手探りに求めてきた人間治療の理想は、既に東洋医学の中に完成されていた、ということを気付くべきなのではなかろうか。

6. 東洋医学のものの考え方

このようにみてくると、東西医学の診断の相異というのは、たんに「病名」か「証」かといった、求めるものへの差でなく、求めるための主体が、医者の側か、患者の側かといった次元の差になってくるのである。したがって病名によって投薬しても、その主体を患者に置いた用薬であるなら、それを漢方的とするのが当然である。また鍼灸という漢方的手段を用いたとしても、術者が主体になって施術法を決めてゆくとしたら、それは西洋医学の追随にすぎないわけである。このことは何も治療の是非を決めているのでなく、東西医学の態度の違い、ものの考え方の差をはっきりさせるために述べたのである。

患者の主訴、症状及び治癒がすべて、客観的に確かめられねばならないということは、その病気の判断に対しては患者の主体性は全くない、ということである。それなら、患者を主体においた診断は、患者の主訴を全て正しいと認め、病気でないと言い張れば、それも受入れるべきなのか、といえば、そうではない、病人は屡々嘘を言い、欠陥に対して自覚を欠いているのが普通である。正常でないのを、漢方では「邪」といい、邪があるから病人なのである、意識や訴えは患者の一部にすぎず、むしろその邪（ゆがみ）が身体を病気に導いたのであるから、全体の歪みを調整することで、病人を正常に戻さねばならないのである。身心一如の漢方が、心身を分けた病理観を持つことは間違っている、したがって身心医学は決して漢方的ではないのである。ただその方向は、結局漢方に近づくことに違いないけれども。

邪とは、間違いでも害悪でもなく、くい違いである。正常から歪んでいる、という意味では歪（ストレス）であって、不正という語感とは少し異る。歪とは、たわみであるから、それをもたらす力が除かれれば正常に戻るのである。邪は自然の暴威でなく、むしろこれを受取る人間の側に原因があるのだろう。内因を重視するとは、そのような主体性を認めるということである。

歪みの原因が、病人自体に内在するからこそ、これを治癒する力も病人の側にあるわけだ。その病人の示す邪の状態は、その病人が元の正常な姿に戻ろうとする努力、その方向性を受け取らねばならない。そのような邪をどう理解し、これにどう対処するか、そのことを類型的に示したのが「証」である、証がパターン認識である、とよく言われるが、それはこちらのもつ類型に、相手の多様性を分類するということではない。病人がいかに多様な表現をしているようにこちら側に見えたとしても、病人が要求する処置には、生体の反応様式という類型がある。

たとえば、文字には無限の多様性の書き方がある。その文字が正しく書式に合って書かれているかを全ての点にわたって検査するとか、その書式が誰のものかを正しく筆跡鑑定する（最近のコンピューターにはこの機能が開発されている）というパターン認識ではなくて、その文字が意味している内容を正しく読みとってやることが、「証」に当るわけである、その書き方をどうこう言うのでなく書こうとした意味を、パターンの特徴から読みとってやるわけである。

病人がその全身で表現しているもの、その無限な多様性を一々チエックして、これを客観的に分類する必要はないのである。その中から病人がどう扱ってほしいか、というパターンを摑むこと、それは意識的な訴えとは全く逆なこともあり、方向違いのこともある。しかし自然の一員である人間が、自然の正しい方向に戻るパターンは有限であり、その処置を受持つ、経絡や用薬の手段もまたパターンを持っている。したがって、より近似的なパターンを重ね合わせることが、その病人にとっては最適な治療であることは当然である。しかし、このことは決して「一対一対応」の正確な合致を必要としているのではないが、できれば、患者のパターンに、少しでも処方のパターンを近づけようとするのが「匙加減」である。

人間同士が完全な理解に達する、ということは、個性がある限り不可能なことである。人間の理解は、誤解の上に成り立っている、という諺があるが、たとえ誤解であっても、そこに愛とか誠実が認められたら、人間関係はうまくゆくし、社会はそのようにして保たれている。完全な客観的一致を求めて、議論を重ねたところで、そうした認識は、人間社会にどれだけ幸福をもたらすだろうか。

6. 東洋医学のものの考え方

経絡や用薬の有効性を科学的に検討することと、それを治療の場に於て使うこととは、別の次元に属することだと思う。研究というものは、客観的信頼性を求めて厳密に行われねばならないだろう。それが治療手段の裏付けとなって、方法の改善や技術の進歩が進められることは望ましいことである。だが、もしそうした客観的な正確さが高められることで、医療が患者の主体性を奪ってしまい、これによりかかって医者が主導権をもつようになったら、それは東洋医学としての特徴を放棄することになるだろう。そして人間治療というのは、個人の主体性をあくまで中心として、これを理解し受け入れて、その望む方向に導くということを意味するのだと思う。

経絡と用薬が、全く異った処置を手段としてもちながら、同じ東洋医学の方法として、内外から相協力して治療を行えるというのは、こうした治療の方向が一致しているからだと思う。経絡の虚実によってみるか、症状のパターンによって証を決めるかは、理解の仕組みが異るだけで、患者を人間としてみる方向は同じなのである。その細かい検討を、用薬について行うことは私には不可能だが、経絡に関しては、一応基本的なパターンをもって、診断し治療する臨床を、ここ十年間行うことで確信を得てきた。ただ、人間理解という行為は、ここで完成されたという限界を見出すことが困難である。また理解し得たと思うこと自体、それは大それた思いあがりであろう。ところが相手の主体性を認めて、これを理解し、その歪みからの回復に手を差しのべようとすることは、たとえ誤解の上に成りたつ行為であっても、愛と誠実さを受取ってもらえて、患者の自発性を開発する役目を果せるのである。

こうした方法が、東洋医学の本質として、その手段の中に含まれているということを発見したとき、私はなぜ、この古めかしい治療手段が、現代に於て見直されてきたか、という理由を、はっきり摑むことができたのである。東洋医学のものの考え方として、この一文を早急に提出したことを、お許し戴きたいと、最後にお願いする次第である。

七、東洋医学の本質について

1 はじめに
2 気
3 陰陽
4 経絡
5 証

53. 11. 12.

1 はじめに

私はこの小論の中で、既存の漢方・鍼灸の古典や臨床に基づいて、その本質を探ろうとするのでなく、それらに含まれている思想を発展させることで、未来に理想的な医療を樹立することに、東洋医学の本質を探りたいと考えている。すなわち真の東洋医学を現存する医療と考えずに、東洋思想に根ざした理想の医療像と考え、その本質はどうあるべきか、を追求してみたいのである。

したがって古典の考証は、あくまで東洋独自の発想を見出すためであり、臨床の成果はそこに働いた医療の本質を検討するために参考にしたい。つまり古典に書かれている内容をそのまま東洋医学の本質と認めるのではなく、これを手がかりとしてそのあるべき姿を考えたいのであり、治病が成功した事実によってその方法を正当化するのでなく、その手段の中に生かされた生命の姿を抽き出してみたいのである。

言葉はもとより事実を示すための記号である。ある事や物を、他と区別することがその役目であるが、そのために事物の本質の最も特徴的な面をとらえて言葉としている。そのとらえ方の中に、言葉を使う人たちの思想があらわれているのだから、単に使用されている意味だけでなく、使われた本質に立って、言葉を考えることを哲学と云う。使い慣れた意味の上だけで言葉を解釈しても間違いではないが、どのような考えでその言葉を使ったかを考えてみないと、その志向しているものまで捉えることはできない。病気を治すことが医療の目的には違いないが、どのようにして病気を治そうとしたかという考えを検討しなければ、用薬・施術の効果の羅列にすぎなくて、その運用の妙を会得することはできないだろう。こうした意味から、東洋医学で極めてありふれた用語について、私は考察してみることにしたのである。

2　気

使い慣れた言葉ほど、その意味を正確に表現することは難しい。しかし東洋医学の本質はこの「気」の理解の仕方にあるのではないかという気がしてならない。気の言語学的検討だけで黒田源次は「気の研究」という一冊の本を著している。その要約に従って考察するならば、気はもともと既の代用として使われはじめたと云う。「既」は人が跪坐して食事をしている象の文字で、食事を済まして満腹している姿から、食によって充実された勢力であり生命であった。その原義から既が遊離して多義多様となったため、生気としての概念内容を示すため「気」を借りてこれに当てた。「気」は「气」と「米」よりなり、食事を示しているが、その食によって充されて得た生気を、ある把握し難い霊的存在によるものとして「气」―「≋」に重点が移り、食を示す字としては「餼」が作られたという。そこで気は山川の乞である雲の象形に通じ、云（―雲？の回転）と類縁を以って使われて、雲気という自然現象に拡張されてゆく。また体内から鼻口に出る気息に結びつけられて魂とも関係してくる。鬼は気と同音であるが、その呉音ケとも通じて怪にも連る。「もののけ」や「気配（けはい）」という使い方で、気の意味は拡張されてゆく。そこで漢初に於ては生気（生活現象）や天地陰陽の気（自然現象）以外に更に超自然的な運気にも通用する多義的なものに使われながら、そこに一連の合理性を認めねばならないという。中国の思想の特徴は調和にあり折衷にあるから、古い考え方、古い用語をその儘に保留しながら新しい思想に移ってゆくのが常套の手段で、血気を専修する医家といえども、血気以外の気を認めないわけでは勿論なく、天地陰陽の気はもとより運気をさえ薬籠中に取り込んでいるので、これを以て思想の混雑惑乱といってしまうことは行き過ぎであると結論している。

医療の対象となるものを一般に「病気」と呼び慣れてきて、その気については深く考えず、気のもちようで病むことだとか、心身医学の先取りといった解釈にも引かれる位だ。厳密に「疾病」や「病」と「病気」とを区別しているわけではないが、気という文字を使ったところに東洋医学の発想をとりあげてみたい。史記に、扁鵲、見其色、有病気という用例がある。恒公も周囲の者もこれを一笑に附したのは有名だが、扁鵲にはそれがはっきり見えたのである。だからこれは心身の症状や異常のことを指しているのではなく、気の異変を感じたのに違いない。『素問』に「古之治病惟其移精変気、可祝由而已」とは、邪が未だ深入していない時期のことゝ考えてもよい。精や気の移変、祝由によって治病の行える段階が、真に治未病と云えるので、これは毒薬、鍼石では治らないのだと書かれている。

古典の上古、聖人を以て、単なる理想像と考え、今時の凡人愚者に対する法を学ぶことが現実の東洋医学にほかならないとするのはいかがなものであろうか。毒薬・鍼石の法をつくしても効果のあがらないのは、精気についての心づかいがないからだとはっきり書いている（湯液醪醴十四）。しかも上古、聖人の生活について、今時、凡人との違いを具体的に示しているのだから、これを軽視して東洋医学を論じることのほうがおかしい。それも法外な才智修行を要することでなく、たんに陰陽に従い、節度を守るという当り前の生活をするか、しないかの差なのである。冒頭の上古天真一、四気調神二といった篇に始って、これは一貫した精神となっている。四気とは陰陽四時という万物の終始、死生之本を云い、調神とは之に従って苛疾を起さないことなのだ。「百病の生ずるや皆虚実有り。神余有れば、小絡の血を沈せば神気平なり。神足らざれば、虚絡をみて按じてこれを致せば神気平なり。実は外堅充満、之を按ずべからず、之を按ずれば痛む。虚は聶辟気足らず、之を按ずれば気足りて之を温む、故に快然として痛まず（調経六二）』。

漢方四診の神聖工巧が何か特別な秘術を意味するのでないことは、以上の引用例からも明らかであろう。扁鵲が望診によって病気を見たのは、まさに「神去之而病不癒（前出十四）」ではなかったのか。これを告げたにもかかわらず、頭から否定されたときに聞診したのはその聖（すなお）でない恒公の態度であった。もはや工巧の及ぶ所でないと、そのもとを去ったのは、毒薬、鍼石の功なきことを悟ったからである。移精変気はたんに古の治病ではなくて、それがあらゆる病を治する根本であるという考えを「病気」という言葉の中に見出すべきである。

邪気盛則実、精気奪則虚（通評虚実二八）を行い、其病を問うことなく、平になるように元に戻すのだ（三部九候二十）、とあるのをみれば、移—寫、雙—補は共に、元の状態に復させるという意味になる。気が正しい状態からずれてくる、その原因を『素問』では人々の生活の歪みにあると考えている。時代というものが、そうしたストレスを強いるのだということも認めている。「気之盛衰、左右傾移、以上調下以左調右、有餘不足、補写於栄輸。余知之、此旨栄衛之傾移、虚実之所生、非邪気従外入於経也（離合真邪二七）」すなわち医家のみる気は、天地陰陽の気に従ってのみ健全を保てるのであり、その運行に対する配慮なくしては、病を治することもかなわぬとみているわけである。

現代の東洋医学にあっても、湯液は「気血水」の病状を考え、鍼灸は「気血」の流れる経絡を調えるということは周知のことゝ云ってもよい。だが治病に当って、その気を実感として体得して施術していると云えるだろうか。気は日本語の中にも氾濫して何気なく使って解っていると思いこんでいる。だが気—怪の意味するものは、五感では捉えられない生命の根元にあるものである。生体だけでなく、天地自然や超自然的なものまで含んだ気—それをエネルギーと理解してもよいが、実在として摑める手段をもたなければ、それは単なる観念にすぎないではないか。漢方四診は、この気の歪みを把握する手段であって、西洋医学のように官能検査で病態を観察するのでは決してない。そのことを陰陽虚実の中でさらに追求してみたい。

3　陰　陽

陰も陽も造文の主旨を推しつめていうと、日蔭と日向を指すものであることは疑問の余地がない（気の研究）。これが「ものにはすべて二面がある」という相対概念にすぎず、消極、積極や寒熱といった抽象的な関係や女と男、裏と表といった具体的な対立によって、ものを二分するために用いられたと考えられている。常識的に納得することで一応陰陽を解釈しておかないと、一歩も進むことができなくなるので仕方ないと云えばそれまでだが、余りに安易にすぎるように思う。東洋の独得のものの考え方が、この陰陽にはっきり現れていることを、私もこの頃やっと気付いたのである。

陰のつくりは今と云によって作られ、云が气と類縁にあることは既にみてきた。今は時とも葢とも解され、侌は雲に覆われている時の状態とか雲がおさえられたまゝで暗いことだと云う。そこで万物を陰陽に分けたとか気の自己運動の二契機として対立依存し合う関係のことだという考えも、単純に陰陽を二元論とする浅薄な解釈と並んで西洋的な思考法に災されている。日が当って（陽）、日かげ（陰）ができるのは明らかだが、日かげはもとの気のままにおさえられていることを侌が示している。日向ができた後の日陰は、もとのまゝの闇とは違うけれども、根元的な存在をそのまゝ蔵しており、日がなくなれば、陽も含めて元の闇に戻る関係にあるということだ。

生体が出現するまでの自然は無生である。無生であっても生気は充満していたから、その気が凝集して生体が生れたのである。生（陽）が現われて死（陰）も存在する。しかし死は積極的な存在ではなくて、存在の消極的なあり方として存在の消滅を意味する。存在は消滅しても単に無になるのではなくて、生気に戻って次の生体を生む力をもっている。生と死は、西欧的な対立依存ではなくて、相即不離であって、しかも二者である。この死生一如は、また心身にあっても同じで、これは一元とも二元とも呼べない考え方である。高度な生体になると、生を維持することは、同時に内部の死を不断に行うことであり、自然との間に気の交流をつづけることでもある。生体は自然に依存（陰）しながら、これと分離（陽）して自己を維持する。自己が生長するためには、自己を捨てゝ自己でないものを取り入れねばならない。持続（陰）と生長（陽）は矛盾しながら同一であり、個体保存（陰）と種族維持の生殖分裂（陽）は自己否定でありながら自己肯定なのである。

このような陰陽のあり方に、最も近い西欧の思考は、ゲシュタルト心理学が見出した知覚の「図と地の法則」だと云えよう。知覚の素材は一様な刺激であっても、その各刺激の関係によって、ある部分が一つのまとまりになって、きわだってあらわれ（図）他はその背後にこれを支えるような拡がりをもつ（地）対象に分れるのである。絵画の図柄と下地、音楽のメロディーと伴奏のような関係にあるのを、図と地と呼んでいる。個々の刺激の相異ではなく、全体のまとまりとしての形態（ゲシュタルト）が、こうした二つの部分に分けられるのは、素材そのものの性質にあるのではなくて、生体側の条件によることに注目すべきである。このことは隠し絵や反転図形の現象によって、素材に変化はなくても、図と地にきわだった変化がみられることで実証されている。

目立つもの（陽）を図とし、目立たぬもの（陰）を地とするのは、生体が自然を地として現われた図であり、生きてゆくための対象を図として捉える必要があることに基づいている。知覚がこのように生体の存在の仕方を反映して構成されているように、万物を陰陽の二相にみることも、その生存のありようにかかわっていることに気付かないといけない。西欧の名詞が性によって分類されているのは、その文化がそれらのものに対する働きかけを区別する必要があったからだ。日向と日蔭に於ける生物の行動に、陰陽という概念の具体的な意味を考えてみれば、明るく物の区別のはっきりした安易さと暗くて一様な陰の困惑とを区別できる。昼と夜であれば、全く生活様式が異るし、有余と不足では生存の条件が変ってしまう。対象を客観的に眺めて、知的興味から分類するといった西欧の思考ではなくて、生命との直結したかかわり合いで思考が行われていることを、先ず陰陽によって理解しておかないと、医学の東西の相違もはっきり摑めないわけである。

陽的存在である生体は、陽的性格の中に発展を遂げてゆくが、同時に気の本質を維持する陰と対立しながら依存しなければならない。夜の休息は昼の活動を支えながら相反するものであるし、死によって生は意義づけられながら、自己を否定するものとして死に抵抗しなければ生はない。医学に於ても陽は生命活動の盛んな現象のはっきりした意味をもち、陰は生命の本質に迫って重要で困難な意味になる。虚実はそれを更に具体的に気の動きとしてとらえたものと云うことができるだろう。

実は、屋根の下に貫（財貨）がいっぱいになっている象だから、生命活動（陽）に偏りすぎて、生命維持（陰）の働きが衰えていることになる。虚は、丘の上の凹みの象形だから、当然「気不足」の状態であって、生命維持に重点を置いて、生命活動は抑えられている。これを生体の歪みである虚実について考えれば、実は外堅充満で実体的にコリや症状になって現れている部位になるし、虚は聶辟（しわがよる）で力がないので表面からはとらえにくい。虚虚実実とは、あるが如くにしてなく、なきがごとくにしてあるという様で、その無いという存在の仕方が虚なのである。図と地でもわかるように、地は見えにくいものであり、陰（日かげ）は物がはっきり摑めない状態である。マイナスや赤字は対象としてみれば表現できるが、行為の上では不足して現実に無いのだし、借金としては現金が無くなってゆくことだから、虚の深さは予測がつかない。

実は邪気（生活の歪み）が激しいだけで気力はあるが、虚は不足しているのだから気力を充実させねばならない。

生命維持の働きを補うことが必要だから、根本的には虚が補われぬ限り、病気の治癒はないということになる。陰や虚が、気と直接つながるのであって、陽や実はその働きによって現れたもの、という理解がないと東洋医学の治療にはならない。症状や異常として見えるものは、病気の陽や実なのであつて、陰や虚は見えにくゝ測り知れないものだけれども、根本的な治療はこれに働きかけねば十分な効果が期待できない。万人が客観的に観察できる陽動、実体でなくて、見得る人にしか見えない陰静、虚無を捉えることが漢方四診の神聖工巧の働きである。財政の破綻、経営の欠陥を、それが現実の倒産となって現れる前に指摘できなければ、コンサルタントの診断は無意味である。未病を治すためには、未だ現れないものを見る力、陰虚の状態を察知できる能力がないといけない。その具体的な方法を、私は「経絡診断」によって考えてみたい。

4　経　絡

「経絡は生活体の基本になっている気血が体内を循行するルートである、したがって人が生きてゆくための基本になる現象（長浜善夫）」だけでなく、あらゆる生物の活動の根底にあるべきだという仮説を私は立てて、数年前これを細胞の原形質流動の発展したものであると定義した。この説は最近の中国の研究にも見出されるが、その具体的な意味はまだ何人も論証していない。経絡現象を認める人でも、そのルートがなぜ古典の示すような走向をとるのかを誰一人解明していない。これは経絡が鍼灸施術だけを頼りに研究されてきた欠陥のためである。異法方宜論で導引按蹻が中央に位置づけられたのは、漢方諸法が経絡によって体系づけられ、その経絡を認識したのが導引按蹻だったからだと私は推論している。手技なくして経絡治療の行えないことはツボを指先でとらえて施術する方法にも現れており、漢方四診の極め手が切診になっていることからも明らかである。

私は指圧治療の臨床を通して，経絡が手足それぞれに十二経のあることを確認したのみならず，これが全身を連絡し，腹背の臓腑診断とも一致することを検証してきた。この経絡臓腑を同時に刺激する体型を六種考案して「経絡体操」として発表した（スジとツボの健康法）。現在の導引は経絡との関連が薄くなっているので，この経絡体操で古来の導引按蹻の統一をとり戻す考えであった。この段階でも未だ私は経絡を解剖的な実体として推論しようと試み，「分肉の間を伏行する」体液を，原形質流動の発展形式として捉えようとしていたが，単細胞の原形質流動は，動物の多細胞生物になると観察困難となり，人体のルート確認の手段としても不可能と思われた。「営の血は脉中を行き，衛の気は脉外を行く」ことから，脉管外体液通路系を経絡ルートに当てはめた考えは，今にして西洋医学の解剖学がいかに根づよく先入観として働いていたかの良き証左だったと思う。

経絡を六対の臓腑とし，その走向を特徴的に肺（大腸―以下略）を外，脾を前，心を内，腎を後，心包を表，肝を側と捉え，古典が政府の官職に喩えた機能（霊蘭秘典八）を生理系として姿勢にどう現れるか工夫して，肺―外気導入，脾―食物獲得，心―機転開発，腎―発進態勢，心包―表裏栄衛，肝―右顧左眄に要約する段階にまで到達した。全身十二経をこの意味で動かすとき，それが正に気の動きに従って身体を導くことを実感し得たし，導引はこのように経絡を自ら調整するための体操である。深呼吸をすれば，全身の肺（大腸以下略）経はいっせいに緊張し，食物を抱きかかえようとすれば脾経が，沈思黙考すれば心経が，突進準備をすれば腎経が，寒気を防ごうとすれば心包経が，方向に迷えば肝経が夫々に緊張する。我々の身体は神経の刺激や筋肉の緊張で動かされる以前に，何かをしようとする気が働いているのである。見えない陰の気の動きが，見える陽の身体運動となる東洋的思考を，これまで忘れて経絡の意義を考えてきたのであった。

全身十二経を発表してから，古典の手足六経以外にどうしてルートを加えたのか質問されつづけてきた。これに対して臨床的に確かめたからと云う答以外になかった。今はむしろ反論して、「なぜ手を動かす気が同時に足に及ばず、足を動かす気は手に到らないのか」と。古典の云う役割も常に全身の動作として表現されるべきで、解剖的な臓腑に影響を及ぼすルートは神経的には考えられても、気血のルートとはなり得ない。気の動きは全身的表現になってこそ生命的であり統一的である。(気が動くだけで神経、筋は緊張し、気を抜くまでそれは持続する。) そして気の動きが偏ったまゝ、正常な循環を妨げれば当然邪気として身体に実の歪みを作る。そのような気の捉われは、気之不足、すなわちいつまでも満足しない気の持続に原因があり、それが隠された虚を示しているわけである。

経絡診断は、このような気の動きが何かに捉われて、円満な循行を妨げている原因を見出すことである。百病之生、皆有虚実とは、どんな病気であっても、これを経絡の虚実として診断し治療することができるという意味になる。経絡の歪みによって病気になるのだから、経絡の歪みを正したならば病気が治るだけでなく、その病気の原因もわかる。そして病気になる前に、病気を生じようとしている経絡の歪みを見つけたら、未然に病気になるのを予防することができる。これが本当の意味での未病を治す方法である。漢方の診断は病名でなく「証」を決定することだと云われてきた。その証の意味が未だに不明確なのは、このようにして「証」を見出す段階の検討が、真に東洋医学的な思考によらずして、西洋医学の類推から行われてきたためであり、病気に対する見方も解剖的病変を暗黙の前提として科学的検証に従える説明をとろうとしてきた。証を東洋医学的に検討しなくては結局その本質が何かを知ることは出来ないだろう。

5　証

証は、傷寒論に於ては薬方名として明瞭に記載され、これを導く症状の条件も簡潔に挙げられているので、これに準拠して定義される傾向がある。結論として、証を治療方針と理解することは間違いではなかろう。しかし「葛根湯証」を以て、葛根湯によって治る病気であると診断したという意味に理解したとすれば、それは誤りである。また経絡診断で「腎虚証」は腎経を鍼灸で補せば治ることだというのも同様である。病気が薬方や鍼灸だけで治るものでないということは素問（前出）に繰り返し述べられており、現代医学の見解からも明らかである。薬方、鍼灸が生体に作用して、その生体の機能を正しく導いて病気を治すのであって、証はその与え方を指示しているにすぎない。「証が一致すれば治る」という事実があるのだから、それで治ったと云っても差支えないと云われるかもしれない。しかし、その薬や施術をしなくても治る場合もあり、また他の手段で治ることもある。とすれば、それが治すという表現は誤解を招きやすい。難経に「上工は十に九を、中工は八を、下工は六を全うす」とある。上、中、下は診断の的確さによる差であって、上工といえども万全でなく、下工と雖も効は半を越す。薬方に於ても同じことが云える筈である。

西洋医学の病名は、生体の症状や異変をおこした原因に向って集約して命名される。したがって治療もその病因、または症状や異変を除去する方法に集中されるわけである。知能の発達が陽に方向づけられ、特異な個々を区別することが科学の目的でもある。しかし生命は同時に自然と一体化し、相互に交流して融合してゆく陰の方向も持っている。個々の病気の特異的な類別とこれに対応する手段の特殊化という陽の方向とは逆に、生体の陰に於ける自然への融合、即ち気の働きを導入するような方法も可能であり、それを求めているのが東洋医学の本質のような気がする。

経絡は個々の臓器や局部的な異常を、虚実という歪みでとらえる。症状や苦痛という現れた病変（陽）を、全身的に関連づける気血のルートによる偏りとみて、これを元に戻そうとするわけである。歪みのルートが的確で補瀉の作用が適切であれば速やかに正常に復するだろうが、多少はずれていても、結局は一つのつながりになっているから無効ではない。但しその偏りをますます助長させる方向に作用したときは、病気を悪化させることになる。これは局部に捉われたときにおこり易く、全体の気の動きに沿うように努めることが診断の要点であり、漢方四診はその方向づけを与える指針である。病気は陰陽の不調からおこり、生命の発達した段階では陽に傾きがちなことが病因となっている。個々の分裂、一方向への偏移、そうした歪みに、社会的なストレスが加わって病気が多発することを古典も教えている。

安静、栄養を心がけて元気をとり戻すことが治病の根本である。これは陰の生命維持に生体を委ねることである。かといって余りに全てを休止させれば、絶対の陰（死）に陥入する怖れもある。円滑に陰陽の調和を回復するために、孤立した病人と応待して気力をとり戻させるのが医者の役目であろう。移精変気が治病の根本であり、祝由とは言葉による医者と患者の理解（話し合い）と考えてよい。生活の乱れが甚しくなれば、病根は深く偏りもひどい、そこで毒薬、鍼灸は、そのこだわりをほぐす手段として使われるのである。

漢方四診の工とは、穴をあける技術を云う。漢方の問診は、特異症候だけを聞き出す尋問ではなくて、良き人間関係を作り出す問答―話し合いのことである。それによって文字通り医者と患者の間にある壁は穴をあけられて、意気の疏通が行われねばならないと教えているのである。切診はさらに技巧を必要とする。文字通りの「触れ合い」が皮膚を接して行われるわけだから、なまじの人間関係ではなく、お互いの信頼が必要である。先ず「脈をみる」とは、そうした気心があるかどうかを確かめる手段として俗間にも使われている。ついで異常や苦痛を訴える部位を時には「不問診」で指摘して、「手当て」をする。さらに患者の自覚していないところまで「ツボ」にはまった妙所に達する。経穴は単なる点ではなく、穴であり壺である。口が狭く奥へ深く広いもので、実は浅くとらえられても、虚になると底は深く、表面からは見え難い。それを見付けて患者に「ソコ、ソコ」と云わせるようにならねば、切経とは云えない。切経は経絡をなでるのではなく、ツボに切りこみ深く接することである。

腹証は諸証の極め手であり、日本で独特の発達を遂げたにも拘らず、現在の手技は全く切診になっていない。とがった尖端で対象を認知する触覚の文字は、西洋医学の触診にピタリだが、腹証は「腹の底」まで見せる日本人の心意気によって創られたのである。患者の信頼にこたえ、腹の内を見せてもらえる医者冥利を感謝して、温い手を虚の不足に当てがって補す。病人の虚を衝くのでなく、その心のほころびを、かばい覆って当て布を置き縫う、これが「補う」の語源である。

昔の医者は、患者に対し「それでは診せていただきましょう」と挨拶して身体に触れたという（沢潟久敬「医学概論」）。この気持が現代の医者に失われたばかりか、身体に触れてみようとする医者さえ稀になった。それでは患者との人間関係（ふれあい）が口先だけで作れると考えているのだろうか。「証は見るのでなく見えてくるのだ、いや患者がみせてくれるのだ」ということが此頃になって私にはようやくわかってきた。このような実感なくして、証を語ることは東洋医学の先賢に対する冒瀆のような気さえしてくる。証とは、生命がその患者の身体を舞台にして演じてみせてくれる貴重なドラマだといってもよい。その生命の神秘さが、患者の苦痛と医療の依頼を代償として、余すところなく提示されようとしているのである。

このドラマは一定の型式で演じられる。それは生命が人体に与えた役割の組合せで、演ずる役柄がほぼ決っているからである。役者の芸は個々の病人で多少異るが、演目のパターンは類型がある。そこで役者の動きをみて全体の題目が当たれば、大体の筋書きがわかってくる。証とは、どうもこの演題のことのようでもある。僅かの役者や舞台の装置をみただけでもピタリと当ることもあり、またずっと筋を追ってみてゆかないと判っきりしないこともある。やはり数を見慣れるに如くはないが、本質を摑んでいないと末梢の類似に幻惑されて筋をとりちがえることも多い。また題目が当たればそれで良いのではなく、その芝居を楽しみ共感し、かつこの芝居の作者である生命を讃えて、喜びを分ち合うことが目的である。医者は演ずる役者を勇気づけ励まし力を与える通の観客にならねばならないのではなかろうか、それが芝居を成功に導き、中途で幕引になる破目に落ち入らせぬ最良の援助者になれることだ。

証の一つの比喩に筆が走りすぎたが、私の意図するところを理解していただくためにお許し願いたい。要するに、証を単なる病態観察の結論だとか、施療の方針の決定だ位で終っていただきたくない。患者はただ自分の病気が治りさえすればよいと考えているだろう。しかしその患者の貴重な体験、耐え難い苦痛という犠牲を払って、見られたくない腹の底までさらけてくれたということを真に有意義にするのは、それによってなぜ病気になり、どうしてこんな症状や苦痛が与えられ、どうすればそれが治ったか、または治らなかったかという事実の中から本質を摑みとって、再び病気を再発させないようにし、さらに病気の意義を明らかにして生命の謎をとく一つの鍵に生かしてゆくことだと思う。

東洋医学の一分野と考えるインドで、仏典を通して残された医療の教えも多いが、その中に「医の王とは、善く病を知り、善く病の源を知り、病を対治し、その治病を知り、当来再発せしめざるを云う」との言葉がある。私はこの理想を求めるべく医王会を結成したのであるが、思えば「証」の精神は、これを明らかにするところにあるようにも思う。別の言葉で云えば、証とは気の歪みを感じとることであり、そのためには患者の気と通じ合い、自らの気もひらかせて無我になり、そして天地の気と交流する境地へと互いを高めてゆく目標のように思える。

証というパターンを通して、私は東洋医学の本質が、東洋の芸術や宗教とも共通したものを求めているような気がしてならない。気、陰陽などの言葉で表現しようとした生命観が、それらの中に脈々と生きづいているように思えるからである。

7. 東洋医学の本質について

〔参考文献〕

拙　著

指圧療法　創元医学新書　S45
指　圧　医道の日本　S49
スジとツボの健康法　潮文社　S50
臨床心理学序説　邦光書房　S43
経絡指圧診断治療要図（付切診の手引）医王会　S45

八、漢方と神仙術

54. 8～12
55. 2. 6

1

本誌二十五周年の祝賀の席にお招きを受けた上、思いもかけず御列席の漢方界の重鎮の方々の前で御指名を受けて挨拶する機会まで与えられた私は、常日頃本誌が拙文に頁を割いて下さる感謝を先ず述べさせていただくことができた。場違いとも思える小生の東洋医学に対する見解を本誌が取上げて下さったことで、私の研究に鞭撻が与えられ、その一端として海外での講習で彼等の期待に応えられる成果をあげることのできた折のエピソードも添えさせていただいた。最後に、思い切って漢方界への要望を短い時間の中で述べてみたのであるが、その趣意を尽し得なかった気が残った。どなたかの御発言の中で、本誌の良さは、云いたいことを固苦しくなく発表できる漢方界唯一の場であるとお聞きしたことを思出し、筆を執らせていただいた。

たまたまこの会の前々日に、放映されたＮＨＫの中国科学技術史の番組の中で、「不老長寿の術」と題した内容で、講師の藪内博士が引用された文を引合いに出して、その要望を披露するキッカケを得たので、それに関連して私の見解を展開してみたいというのが標題の意味である。気賀編集長のお言葉にうまく乗せられた感もあるのだが、載った一文が何かの役に立たぬでもあるまいと、気軽く筆を執りあげたのは、あの宴での老酒の酔いの名残りであるかもしれない。「上薬は命を養い、中薬は性を養う」という神農本草経集註の一文をとりあげ、この性をいのちと考えて良ければ、命はむしろ天命とみるべきだろう、と古典の大家を前にして懼れ気もなく解説し、したがって漢方の治療は病気を治せばそれでよいというのでなく、治病を通して人間の天命を自覚し、人類の使命達成に役立つことを目標にしていただきたいと、結んでみせた。これは現在の漢方に対する私の多年の秘めた不満であったが、その真意を理解していただくために、藪内博士の発言からとりあげてゆくことにしたい。

この最上の薬が不老長寿のためのものだから、これは現在の我々にはほとんど関係がなく、次に有用な中薬は保健薬で、それには無毒有毒がまざっているので適当に飲まねばならない。もっとも下等な下薬が現在我々がいう薬で、治療薬になり、これは、多毒すなわち副作用が多く、久しく服用してはいけないと書かれているのは、現代の薬害を予言したものとして適切である、と藪内氏は解説された。学者というのは世情にうとい面があるようで、現在の漢方ブームは、西洋薬の薬害が騒がれた反動で、久しく服しても毒がないと思いこまれた結果である。漢方薬は長く続けて服まないと効果がない、という通念を与えたのは、むしろ漢方の専門家の側に責任があり、そのことに反省を促すという意味でこの古典を解説されるべきだったろうと思う。また、こうした薬物の三品分類はすでに葛洪の「抱朴子」にも見えている基本理念で「素問」の陰陽に法るのが養生の根本であり、未病を治す医術の思想が明示されていると、結ばれたにもかかわらず、「不老長寿の術」は薬物学に限定された話で終っている。神仙術という言葉が、「仙薬」を求める方士や練丹術のイメージで語られる傾向に捉われたためではなかろうか。

8. 漢方と神仙術

大塚敬節氏の名著「傷寒論解説」の中に、漢書芸文誌に載せられた医書の紹介があり、その内容の註を読ませていただいた。医書が、医経、経方、房中、神僊の四種に分けられ、私の専攻する「導引按摩」が神僊に含まれることを、これによって知ることができた。この神僊が神仙と同義であるのは明らかだが、註に書かれたことはまさに驚嘆すべき意義と思えるものであった。「神僊は性命の真を保つ所以にして、遊を其の外に求むる者なり」とあり、医書の中で最も漢方の理想とするところを求める方法であることが示されている。ただ「遊を外に求むる」のであるから、その性命の働きをとどこおりなく動かすのを外から与えるというのだから、導引按摩にみられる如く、手技、運動法を指したものと思われる。これが「或る者は専ら以て務と為す、則ち誕欺怪迂の文彌々以て益々多し」という点に着目しなければならない。神僊を専業とする者が出てきて、大げさに広げ、いかつく見せかけて異様な風で、曲りくどい文飾を、だんだん多くつけ加えることで聖王の道からはずれてしまい、これは後世の陰を求め怪を行う神仙術になったため、孔子は之を為さずと云ったのであろう。

これでみると、方士、練丹は神仙術の邪道であって、「意を盪し、心を平にして、死生の域を同じうして、胸中に怵惕なし」という境地こそ、聖王が教えた所であることがわかる。神仙家あるいは仙人といえば、人間離れのした、霞を吸い霧をのんで、雲気に乗って飛んでゆく姿を思い浮べ、漢方家に対してもこれに近い古風蒼然とした容貌を連想する人もまだかなり多いと聞いている。枯木のようになり、物欲を離れて、ただ抜けがらのようになるだけならば救いのないひからびた教えのようだが、それが不老長寿という「無上の楽しみ」を享受できることが神仙術の目的であった、と「漢字と文化」の中で藤堂氏は解説されている。そして仙が後世に作られたもので、原字「僊」についてこの意味を示されているのだが、その点を検討してみたい。

僊は遷と同じく、西を含む文字で、栖や酒とも共通した意味があるという。西は「目のあらいザル の象形」だから、昼間に天地に満ちていた暖かさ、太陽の光などが、ザルを通して水が流れ去るように消えてゆく方向が西（にし）、目のあらい鳥の巣が栖で、ザルに水を通すように洗うのが酒になる。したがって「ザルのようになった人」が僊でザルを通して水が流れるように消え去るのが遷である。都に住んでいた人々は分散して立ち去って、廃墟と化した家々や施設は依然としてあとに残る、そのような移転の仕方を遷都というのだから、僊人とは魂が抜け去り、あとに形骸だけが枯木のように残ったザル状の人間のことで、いわば生気を失ったミイラのような人間なのだと、藤堂氏は云われている。

漢字の形に捉われて解説すると、西のもつザルの象だけが眼に残るのであろうが、この形によって示された真意はむしろ、消え去ってゆくほうにあるのだと思う。酒が洗い流して清めるのはゴミであって、そのためにあとがキレイになるのである。遷都は家々や施設を廃墟にして残してゆくのだが、その目的はそうした建物に未練をもたず捨てさって移ってゆく政治の枢要な機能の移動である。

したがって僊人も、抜けがらになって形骸だけが枯木のように残っている肉体を指すのでなく、そうした肉体に未練をもたず、真の人間たる働きが自由に動いてゆくことに文字の真意を見なければならない。荘子の中には「神人」という名で仙人のイメージが出てくるが、それは「坐忘」と形容し「肢体を堕し、聡明をしりぞけ、形を離れ知を去り、大通に同じくす」る状態だという。霞を吸って軽々と風に乗って天上を飛ぶのは「その神凝れり」とあるが、これを精神が凝固して静止していると解釈してはならないと思う。「枯木のような氷のような冷然と動かないミイラ」が神人で、それが仙境におもむいて神々に仕える夢につながると藤堂氏は云われるが、ヌケガラが仙人の真姿とみるのは当らない。神凝とは、神だけになることで、氷のように動かないことではない。むしろ形をもたないから自由になって天上も飛べるわけである。

これまで重宝していた家々や施設にこだわっていては遷都はできないし、肉体や知恵に捉われては僊人になれない。かといって仙人は決して人間離れした、抜けがらやミイラではないし、空中を飛び、霞だけで生きる超人ではない筈である。神人、真人、聖人というと特殊な人種にまつり上げ、そのために特別の秘法がある如く装ったのが、誕欺怪迂の文にほかならない。

神僊は性命の真を保つことであって、聖王はこれを実践された大いなる人に違いない。遊は走着することなく動いてゆくという字だが、ただ水上にただようのでなく、これに旗の流れが加わって一定の方向にゆくから、遊泳となる。遊はそのように歩くことだから、ただブラブラするのでなく、「遊ぶに必ず方あり」と考えるべきだ。ただ遊学も遊山も、一つことや一つところに定着しないで自由に動き回ることに特徴があるので、遊も同じく、どこにも停滞せず、循り動く流れを意味するとみたい。何がそのように動けば、性命の真を保てるかといえば、それは当然、漢方の根本思想である「気」を指して云っているとみるべきではなかろうか。

2

漢方の「気」は、英語ではそのまま Ki(Chi)energy と訳して使っている。物理化学的なエネルギーとは異った一種の生命エネルギーと捉えているところが面白い。電気なども嘗ては目に見えぬ神秘な力と考えられていたものが、科学の発達によってその実体が明らかになるにつれて、これを人間は利用し役立ててきた。空気、磁気などにもそうした働きがあるように、霊気、神気と名づけたものも、次第に解明されてゆくものかもしれない。しかしそれらに共通して、「目に見えない働き」というものを「気」として認めてきたと言えるのではなかろうか。

真を保つために、一定の方向に滞りなく循り動く気のルートを、漢方では「経絡」と名付けているわけである。真の字は、もとは人をさかさにして穴に入れ埋めた象形である、地鎮祭などで、人身を犠牲にして埋めたり、殉死者を墓の周囲の穴に充塡したことから、空虚な穴に物をつめこみ埋め、中を充実させることで、仮空の所のないことを真実と言い、精気の充実した人を真人という、と藤堂氏は説かれる。だから精気の充実した真の状態を保つためには、気が滞りなく動いていないといけないことがわかる。生きていることは、あくまで動的平衡を保っていなければならないのであって、とどまることは死につながる。通常の動きができなくなることを、日本語ではやむ(病)というが、闇（やみ）止（やみ）も共に動きの不自由な同意の状態であろう。

病気という語を、気のせいで病むのだ、と安易な心身医学的解説にとどまらせてはいりない。気が生命の根元であるとき、それが「病」の状態にあることを示している。病の意味は、丙に由来する。丙は、両股を張り拡げた形で、方と近似して左右にピンと張っていることだという。妨や防は、行手をさえぎって自由な動きを止めるのだが、それによって一定の方向が生れる。道具の取手が左右にピンと張り出ているのを柄という。疾（急性病）が加わって両股が硬直してピンと張ることを病という。匚（わく）の中で両足をピンと張っているのを陋（せまい）というように、動きのとれないことが病で、動かぬようしっかりおさえるものが柄の意とすれば、硬直して動けないを原義と考えたほうがよい。身体が勿論そうなったのをみているわけだが、それを気によるものとしたから「病気」と名付けたわけである。

真を保たないために病気になる、ということは、仮空が生じて気の停滞がおきていることである。気不足を虚といい、邪気充満するのを実というのだから、百病の生ずるや、皆虚実であり（調経論）ということになる、気のとどこおりが、身体を硬直させるのであって、凝りは筋肉自体が固いことではない。仕事をするためには、一定の筋肉が硬直しなくてはならないが、仕事がすめば元の柔軟な状態に戻る。神経の刺激だけで筋肉が収縮するのならば、その刺激がなくなれば弛緩するはずである。しかしいくら意識的にゆるませようとしても凝りはとれない。神経ではなくて、気が張ったままだから、筋肉がゆるまないのであって、気を抜いてやればよいのである。しかしその気の充満は、実は「気不足」の虚によって生じたものである。仕事は、虚の仮空を充すために、一定の所に気を集めて行われる。そして不足が充足された気にならぬ限り、集めた気を抜くわけにはゆかないのである。仕事は不足があるために落されるので、これが充足されゝば仕事から解放されて満足した状態になる。常に満足して、仮空を作らぬことが真を保つ所以であるけれども、俗人は常に欲に追われて、不足を追い廻している。生きてゆくためには欲があり、そのために仕事をするのだが、いつも欲から離れられずに下界をさ迷うのが俗人というわけだろう。

虚実があるのは生きている証拠である。不足があるから働き、働きによって満足を得る。満足だけであれば、何をする必要もないし、ただジッとしているだけであろう。動物は腹一杯になったら眠っているが、人間は生理的な満腹だけでは満足しないところに存在価値がある。ただいつも不足を感じて虚実の歪みのままに居るか、満足を意識して、円満な姿を保つようにするか、というところに違いが生じてくるように思う。欲について離れられないから俗人であって、常にその欲を満足させることができ、精気を充実させた真を保って超然とされたら仙人になれるのではなかろうか。古人なら当然、それが容易にできたにもかかわらず、今時の人には仲々困難になってきた、そこで神仙術なるものが生れてきたわけであろう。

気の循るルートは、三陰三陽の位置に別かれ、手足にそれぞれ属する組をもつので、合計十二経が臓腑の名柄で呼ばれている。これは通常の走向であって、異常のときは満溢した気を放れさせる奇経があり、八奇脈と呼ばれている。古典に画かれたこれら経絡の走向が、なぜそのようなルートを通るのか、という説明はないし、また走向の順序にどのような意味があるのかも記されていない。古典の記載が臨床的に捉えられたものとして、これを治療上に応用して誤りがないことを確認してきただけで、実験的には長浜、丸山両氏が刺鍼に特異な反応を示した患者で実証した以外は、これといった研究をしていないと思う。鍼灸という限定された立場だけで経絡をみてきたから、気血の流れるルートというのも何か特殊な用語と考えたのかもしれない。手の経は足に及ばず、足の経は手に至らぬということも、古典の通り受けとって何ら疑問をもってこなかったのである。

経絡を人体か高等動物に限ってある働き、ときめてかかることもおかしい。気が生命的エネルギーとするならば、これはすべての生物に共通したものであり、最も原始的で単純な単細胞にもみられるものでないといけない、という前提のもとに生物学の書物を調べて、単細胞動物や植物細胞にみられる「原形質流動」にその原型を見出したのは十年近くも前のことだつた。この研究発表は日本の鍼灸界で無視されつづけたが、中国で同じ意見が発表されるに及んで、これを誠に大胆なる仮設として受け入れている。情報、エネルギーの細胞内伝達機構としての原形質流動は、まさに経絡の原始的様相を明確に示している。しかし、原形質流動がそのまゝ経絡の実体ではないのであって、中国の研究が示唆するように、これを発生学的に追求して経絡の実態が判明するとは思えない。ただ原形質流動には、アメーバの気の動きが、実に明瞭にあらわれている、ということができる。

アメーバが移動するときは、その尖端に於て原形質はゲル化して足場となり、ゾル状の原形質が流動して前方に偽足をのばしてゆく、そして役目の終った足場のゲルは再びゾルに戻って、尖端のゲル化を助けるというようにして進むのである。捕食するときは、餌物に向って偽足がのび、その尖端がゲル化して捉えて体内にとりこむと、ゲル状の偽足はゾル化して消滅する。このゾルからゲル、ゲルからゾルへの変化は遙変性と呼ばれ、まことに流動的であって、アメーバの生命活動を支える重要な機構になっている。それはまさに、アメーバの気の動きを、そのまゝ表現しているようにみえる。このような原形質流動のエネルギーは、筋肉の収縮に必要なATPによっているということは誠に象徴的であると共に、そのATPをアメーバに注射したとき、これと対称的な方向で動きが強められるということが興味深い、即ち尾部に注射すると移動速度が増進し、頭部に入れゝば動きが逆方向におこり、側面のときは反対側に、中央にすれば、四方八方に偽足を出して、結局動きがとれなくなる、ということである。動きの方向でゲル化して固まるというのは実になることで、そのエネルギーは反対側からくる、ということはそこが虚になる、ということである。むしろ虚が生じることで、実の動きがおこり、仕事をする、とみたほうがよい。

このアミーバに高圧をかけるか、あるいはガラス針の尖端で刺激を与えると、原形質のゲル化も流動もなくなって、たんなるブラウン運動のみが細胞内にみられ、アミーバの動きは消失するという。このことは、鍼灸や指圧刺激が、凝りほぐし、経絡の流れを一時解消することで、正常な流動をとり戻す効果がある、ということの生物学的裏付けとなるのではないか、と思われる、また生物が進化すると、原形質の多様な働きは、それぞれ専属機構に分担され、その構造の隙間に流通路をもつようになるが、気を伝達する最も中心的な役割はそこに残されているだろう。それは古典の示すような線でなくて、運河のような、あるいは管壁をもたぬ溝のような姿になって、その機能を果しているわけである、そして大切なことは、ある気を実現しようとするときは、丁度アメーバの全身運動のように、身体全体が一つの気に向って動作を行うはずで、決して手と足がバラバラになって動くことはない、ということである。

3

奇脈の放水路としての役割も、当然生物の複雑化によって、ルートがせばめられ、一定の方向をとらねばならなくなった為に、ゾル・ゲル遙変性を速かに維持する手段として、十二正経をそれぞれ結ぶものとして出現したに違いない。正経が気血の動きによって虚実の歪を作って仕事をしたあと、これを円滑に平に復する役目を与えられているわけである。このようにみてくると、任、督は、それぞれ、陰、陽の二系統を調節し、左右のバランスを保つ特別の統制を行い、他の六奇脈はツボをもたずに、各正経の連結による調整を行なう機構と考えることができる。したがって、これも正経同様、古典の示す単純な線と考えてはならないのだが共に鍼灸施術の便宜上、簡略化されて指導に便なるように、模式図にされたとみるのが順当である。

経絡の古典図が「はだしの医者」的初心者の指導に便宜を与え、ツボもその確率的に有効な刺激的に限定して、模式化されたものだということが理解されたなら、十二正経がそれぞれ手足に分割された理由も明らかになる。本来の気血のルートとして、生命活動の三陰三陽的機能を表現するものであるなら、それが手と足に分離しているはずがない。生物が何かをしようとして気を動かすとき、それが半身だけの動きとなって実現されるということはあり得ないのである。

経絡は、もともと内臓の治療に役立つルートとして存在しているのではない。素問では、その各々の役割を「政府の官」に喩えて説明している。「心者君主官也、神明出レ焉」ということは、心は人体にとって君主の如き役割を果し、精神の明智がここから出る、という意味になるが、心経はその君主の動きを実現する動作、すなわち「考えこむ」ときに、気が全身の姿勢をつくるルートになっている。肺者相伝之官、治節出レ焉とは、宰相の役割となって、全体の調節を行うのであるから、呼吸が生命活動の基調になり、その動作を演ずる姿勢に働くルートが肺経である、とみることができる。考えこむときは、手の小指側が緊張し、胸部をかかえるように腕組みして、心経のルートに気が凝るし、呼吸するときに拇指と示指が外にのび、両腕を広げて胸筋をひらく気の動きが必要である。

腎者作強之官、伎功出レ焉とは、各機能の働きを促進して、その実現を腎督という内分泌の機能で、やる気を起すものとして腰から足に充実感を与えるし、脾胃者倉廩之官、五味出レ焉は、食糧庁が五穀を貯わえるような役目だが、それを果すには馳走といって足を使って集めねばなるまい。こうした十二蔵の相使貴賤は、全身機能の役割を分担した国の官の如きものに喩えられ、政府の名称を与えられている。一国の政府は国民に奉仕するのが、君主以下各官の義務である、と中国では考えられ、国民のためになるから、その命令に協力する主権在民の政治である。蔵の病気を治すために手足の経絡が存在するのでなく、蔵の果たすべき官に協力すべく、気が手足の経絡を流れているのである。

心経に気が動くような姿勢をつくると、それは「考え込む」動作になり、肺経では「息を吸い込む」動作、腎経では、「駈け出そうとする」動作、脾胃経では「食物を摑える」動作になることが、自らの経絡を導引して判明した。手の六経に属するものは、手からその動作が始まり、足の六経に属するものは、足からその動作がおこる、そこで十二経が手足に分けられた理由も納得できたのである。しかし動作としては、全身の気が動いて完了するので、手足それだけに止まってはおかしい。私の全身十二経の発想は、指圧の臨床から生れたもので、古典にない手と足に加えられた、それぞれの経絡の根拠を問われたとき、以前はその反応の実証しかなかったが、ここにきて、むしろ気血のルートなら全身に及んでいなければ不自然であると反論できることになった。政府の官が、国民の半分づつにしか役立たぬ仕事をしたとしたら、かえっておかしいので、全土の国民が、それぞれの系統で代り合って協力する態勢になっているはずである。また官の失政が、その機能の正常を失ったとき、その系統の国民の一部の責任者（ツボ）に責を負わせて、鍼灸の刺激を与えるという考え方は良くない。官が異常を感じたなら、その施政が行き届かず、気の伝達の阻害された部門（ツボ）に、協力を求めるための依頼であるからできるだけ苦痛を与えず、少範囲に限定して効果をあげるのが、政治の要諦であろう。

西洋医学的な臓器の疾患に対し、経絡上の各点を杓子定規に刺激をすれば、確率的にどの程度治癒するかを調べることが、鍼灸の科学化であると考えられたとき、この施術はまさに官僚化された日本の政治に似た試行錯誤で国民に犠牲を強いる方向に進んでゆくことになるだろう。聖人不レ治二已病一、治二未病一、不レ治二已乱一、治二未乱一という政治は、統計化できるような確証の上に成立つのでなくて、形をなすまでの民意の動きを明察し、予めその要点（ツボ）を促えて、施策を立てることが必要であろう。即ち、気の動きを自ら察知する診断を行って、生体の歪みが、まだ十分形を成さない前に、その対策を建てることが「証の本質」であるべきだと思う。

生体の気の動きが、気構えとなり、それが態度となって姿勢をつくる、この姿勢から生命活動の基本的な方向（六臓系十二経絡）が次々と果されていくことを、気血が経絡のルートを順調に流れるといい、それが健康につながるわけである。神経が命じ、血液が循環し、筋肉が収縮して、生体の動きが得られると思うのは、高等動物の解剖的知識を根底にして眺めるからで、そうした構造物をもたない単細胞（アメーバ）でも、ちゃんと生命活動を行う姿勢を作ってゆく。神経や血液、筋肉の働きというのは、気の動きに応じて、ゾルゲル変換をした原形質の流動を、分担し能率的に遂行するために出現した、いわば代行機関であって、生命活動の本質的な器官ではない。気血こそが生命の動きを作るのでそのルートに従って、この動きを助ける筋肉、骨格、血管、神経が発達してきたのであって、それを逆にみて、経絡を、筋肉や血管系、神経系の働きによるとみるのは、本末転倒であろう。

生命活動は、秩序をもって次々に果してゆかねばならず、またその動きがどこかで停滞してもいけない。このことが経絡の走向が、六臓系十二経絡の順序として、基本的にはアメーバから、高等動物まで一貫して保たれているわけである。生体壁を通しての気の内外交流（肺・大腸系）が、まず第一に生体を成立させる基礎であり、その壁の内外の落差を維持するために消費された気（エネルギー）を食物として摂取し（脾、胃系）、ついでこれを生体特有の形態に転換し（心、小腸系）、それを生命活動の様相に応じて構成し（腎、膀胱系）、できた要素を体内に循環させ（心包、三焦系）、それによって行動を起こす（肝、胆系）、かくして一巡して、生体の調節に再び気の交流を行う肺、大腸系に戻るわけである。これらがとどこおりなく行なわれるならば、生体は健全であるが、どこかにこだわりが生じ、これに固執し、いつまでも気がかりとなって、凝りが生じると、生体は歪みを生じ気血の流れがとどこおって、病気になる、というのが、東洋の疾病観である。

なぜ、このような停滞が一部の経絡系におこるのだろうか。それは果たすべき機能が順調に行われず、気を充実させて、そこにエネルギーを集めて構成した姿勢の役目が終わらなかったからである。仕事をし残した人には、その仕事をする姿勢に気を残したまゝでいるから、外見はその仕事をしていないようでも、気の凝りが姿勢の歪みを保っているわけである。「肩が凝る」人は、肩の凝る仕事が、まだ仕残されて、その気を他へ移さずにいるために肩が凝っているのである。そうして正しいルートに乗らない気を「邪気」というので、邪がくいちがい「互」、すなわち正しく嚙み合わないで歯車を動かさぬ気にほかならない。「非三常気従レ外入二於経一也」（離合真邪論）を正しく読まないと、百病の生じる所以を理解できないだろう。邪気盛則実、精気奪則虚（通詳虚実論）であるが、よく考えてみれば、気が凝ってはじめて仕事はできるのであり、気の充実が生体活動に他ならないのに、それがなぜ邪気となるか。それは気不足の虚こそ、活動を支配する根源であることを、仕事は虚の仮空を充すために、実を作って行われているのだということを思い出してほしい。空腹という胃袋の虚が、手足に命じて食物をとり口に運び、これを嚙みくだいて食べるという仕事をさせるのであって、空虚な胃袋自らは、空腹による仕事を直接するわけではない。また胃袋を充すということは、胃袋自体のためにするのではなくて、体内に栄養が不足したという虚の情報が、胃を充たすことを要求するのだから、もし他に気をとられていれば、たとえ胃は空でも、それを充たそうという気はおこらないわけである。

4

老子に、有は無より生じ、虚によって起る、という言葉がある。有だけを扱う西洋の科学には、その有の全ての創り主である神の思想が背景にあった。老子のいう虚無とは、この神に近いものであろう。西洋では唯一神と考えたが、その一は全体を覆うものである。その全体から捉えるならば、これを「空」とよんでも同じことになる。いずれにしろ、有だけが存在でなく、有を成り立たせる虚無があって、はじめて全体になり、空といえる実体になるわけである。ところが有であるところの人間は、その有だけに捉われる傾向が強くなり、有を成立たしめる虚無を無視しがちになった。これが人間に病気を生ぜしめた原因のように思えるのである。

一見、神秘思想とみえる老子の言葉は、有（存在）というものを卒直に捉えるならば、何ら不思議ではない。有が生じるまでは無であり、有の起る場所は実でなく虚でなければならない。ところが、有たる人間の感覚は、有のみを捉えやすくできており、無や虚は見えない、のである。無という字は、遮ぎられて見えないことで、虚は大いなる丘の凹みのことである、ところが人間は、見えないものは存在しないし、凹んだところには何もない、と考える。そしてこうした虚無に、むしろ恐怖を感じ、考えることを否定してしまうのである。

死は生がなくなることであり、見えない世界にゆくことである。孔子は「死」について問われたとき、われ生を知らず、いずくんぞ死を知らん、と答えた。しかし、私の生は、私の存在がなかったから、生じ得たのであり、私を容れる余地（虚）があったから起り得たのである。そこで当然、私の生の否定される死のあることが、私の生の根底にあるわけである。その虚無の世界は、ただ生を以ては計り知れないから、霊と名付けたわけである。零は確かに数えることはできないが、数の中に厳然として存在する。むしろ零を見出したことで、数学の世界は豊富になった。人生もただ生存するものだけでなく、霊の存在を認めることで、宗教や芸術の華も咲いたのである。

健康な人は、健康について余り気にしない。健康は病気がないことだと思っているからである。そこで、いったん病気になると、その病気のなくなることが、健康になることだと思いこむ。病気は、ふつう不快な症状・苦痛、または異常な存在や変化、として捉えられるから、それをなくそうと努めるのは当然かもしれない。しかも、その病気が、自分の生を否定する死につながるとして恐れられる。だが、考えてみると、病気はむしろ死なないために存在しているとみるほうが正しい。病気の苦痛は、死への抵抗としてあらわれるのである。病気の多様さは、その抵抗の仕方によって異るので、全ての死は一様で、虚無になることである。

病気をしている間は、決して死なない。癌で死んだとか、結核で死んだと考えるが、症状のある間は死んでいない。「癌で亡くなった」とは「癌で無くなったから亡くなった」のである。だから症状を無くすことが、健康になることだと思ってはいけない。症状の有に捉われる限り、人間の有と対立して、闘病という考えに陥る。症状は病気という全体の中の有であり、病気は生命という全体の中の有であり、生はまた虚無あるいは死の世界の中の有である。有だけをとり出して考えても有の意味はわからない。有という部分を、集めつくしても全体にはならない。有を生じ、有をなり立たした全体、そうした虚無を前提としたときに、有の意味が明らかになるのである。

陰陽は、ものの成り立つ二面をとらえたものとして広く知られている。陽が日なたで陰が日かげであるから、ものがこの二面でできている、と考えても間違いではない。しかし日が当るまでは、日なたも日かげもない虚無があったことは確かであり、その全体の姿は、陽として明らかに認めやすい面よりは、むしろ陰の暗く見にくい面に近いのである。陽によって有はその姿をみせてくれるが、その目立たぬ陰に、むしろ有を成立たせる全体、虚無に近い姿を感じとらねばならない。

黒板に白墨で書かれた字を見ているとすれば、白い部分を見るから字が読めるのは当然である。しかしその白は、黒板の上に書かれているから見えるので、白い紙の上に書かれては読めないし存在しないことになる。だから白い部分を見て字を読むのであるが、同時に黒板も見ていることになる。白墨の字は、そのような黒板によって有となり得たわけである。その文字も、全体の文章の中の一字であって、その一字一字を見てゆかないと、文章を読むことはできないが、一度に全部を読むことはできない。全体の文章の中の一字、その一字ずつを認めてゆくことで、全体の意味が理解される。同時に今読む一字が、その文字であることは、それ以外の文字を全て背景として、その否定として、一文字であり得るわけである。その全体の文字―その見えない存在・虚無の上に立って、今見ている文字―陽と、既にみて、またこれから読む文字―陰とが、この文章を理解するための存在と認めることができるだろう。

病気の症状を、今の現象に限って捉えていけないのは、これと全く同じである。それは病気という一つの経過―文章の意味を理解するための一文字である。その一文字を読むためには、既にあらわれ、またこれからあらわれる文字と合せなければ、正しくないことは当然である。さらにそれ以外の文字全体を背景として、読むことが、この文章の特徴を知るためにも必要である。病人にとっては、現在の症状だけが問題であり、その文字だけが全てであるという状態にある。気がそこに止まって動けない、だから病気であるとも言えるのだろう。医者はその症状が経過を辿るものであり、他の病気と較べてその特徴を知っているから、これに正しい処置がとれる。病気を、患者の見えない全体から判断して、症状に対応してゆくことが、その役目とも言えるわけである。

ここで、もう一度最初の三品分類に戻って、その意味を検討してみることにする。下薬一百二十五種、為佐使、主治病、以応地、多毒不可久服、欲除寒熱邪気、破積聚・愈疾者、本下経。下品の薬の性能は病を排除する働きが主で、作用の激烈な力が中和を毀損するから常用的に服することはよくない、と陶弘景が注に述べているが、これが現在言う治療薬である、というY博士の解説は当らないと思う。上、中、下の薬品の分類は、薬物の各々に就いては行われ、それが単独に用いられることは殆んどないからである。周知のように漢方の処方は数種の薬物の配合によって行われ、下薬はその中の「佐使」に当ると先ず示されているからである。地に応じるとは「地の体たるや収殺にある」と陶注にあるが、直接病に対して働く、ということであろう。下経に本づく、というのも、症状のある経絡に作用を及ぼす、という意味に考えた方がよい。最近の科学的な薬効の検証でも、漢方薬の中に、このような症状を排除する成分の含まれていることを発見して、それが漢方薬の学問的裏付けとなるような発言をされる向もあるが、それは漢方の思想と全く逆であることをこの表現からも知ることができる。

これは鍼灸などの経絡治療に於ても、胃の症状を胃経のツボでとったり、膀胱経の疼痛を承扶の刺鍼でとれる実験をして、それが鍼灸の科学化であると考えるのと同じ傾向である。こうした症状をとるために薬効を利用したり、鍼灸治療を行うことが、久しく用いれば毒になると注意されているのである。風邪をひいたから、風邪を治すために漢方薬を飲む、頭痛がするから、頭痛をとる鍼灸治療をする、ということが、西洋薬のように副作用がなく、また効果があるというだけで重宝されるのであれば、それは漢方思想とは全くかけ離れたもので、たんに西洋医学的治療の材料に草根木皮を用い、物理療法を行うというのと何ら変りないことであろう。

たとえ体質に応じ、個々の症状に応じた証治療を行うところが異るといっても、その結果に於ては同じことである。なぜなら、その治療は主として病を治することにあって、性を養い、命を養うといった考えが全くないからである。私がこうした発言をしたとき、「症状を治して何が悪いか」と詰問されたことがある。確かに治療は先ず症状を除くことを第一に考えるべきであろう。しかしそれは下薬の役目であって、治療の全てではない。風邪が漢方薬ですぐ治る。頭痛が鍼灸ですぐ治ったとしたら、その病人は果して、風邪をひかないよう、頭痛をおこさないような養生の努力をしようと考えるだろうか。その効果が大きければ、大きい程、その治療に頼って自らの養生を怠るようになるのが人情ではなかろうか。

「人は好んで病になろうとすることはないから、そんな心配は無用だ」と言われるかもしれない。しかし、病のつらさがあるからこそ、病にかゝらぬように努め、養生をするのだし、病にかゝった経験を反省して、なぜそんな病になったかを確かめておかなければ、再三その病にかゝる結果になるのではないか。現在の西洋医薬の方向が、まさに患者の苦痛をとり去ることにばかり専心して、安易に患者を甘やかせて治療をすゝめた結果が、医薬行政を破綻に導くばかりか、患者自身をますます難病に赴かせることになり、大規模な医療を必要とするということになったのではないか。毒とはたんに薬害だけを意味するのでなく、こうした医療に頼らねばならぬ病人を、ふやしつづけていることも含んでいるのである。

中薬一百二十種、為臣、主養生、以広人、無毒有毒、斟酌其宜、欲過病補虚羸者本中経。中薬は保健薬だというが、陶注はむしろ、疾患を除く方が速かで、齢を延べる方に後だとしている。人の性情に応ずるもので、毒でなかったり、毒になったりする、ということで、無毒有毒がまざっているということではあるまい。適当に飲まなくてはならないのでなく、その適当な与え方を加減する必要があるということだ。病を遏め虚を補おうとしたならば、中経に本づく、というのだから、再び病むことなく、その人の虚を補ってゆく、経絡に作用しなければならない。症状のある経絡が概ね実であるのに対し、これを根本から治すのは虚の経である。実は外見充満だからわかりやすく、手にとって確かめられる経絡になるが、虚はあるが如くして無いのだから摑みにくい。気不足という、足りないものでマイナスである。不足とかマイナスは文字でみれば簡単だが、そのものをみて、不足かマイナスかを見極めることはできない。全体からみたときに、はじめてそれとわかるのである。大きな丘の凹みは、その中に入っては見えないので、遠くから丘全体をみたときに、あゝあそこが凹んでいるとわかるので、それが虚というものである。中経とは経にあたると読んでもよい。虚の診断は極めて難しいのであるが、症状ではなくて、その人全体からみると、あらわれてくるのである。

虚実補瀉と一言で言うけれども、実を瀉すことは下薬で行えるので易しいが、虚を補す中薬が性を養うのに必要で、鍼でもその難しさを黄帝が岐伯に問うている。現在の症状や病名に本ずく施術は、虚の意味を何か知ろうともしないし、虚を補すことさえ疎かにしている。病から縁を切り、体力を充実させる養生のためであっても、無毒有毒であって、その宜しきを斟酌せよ、というのだから、いかに虚を捉えるかが大切である。

「養生は薬によらず、尋常の身持心のうちにこそあれ」という古歌があるが、これは薬に頼って日常生活の心がけをないがしろにすることを戒めたもので、薬を飲むな、ということではない。ものにとらわれて、心を忘れたならば、それは人に応じたものと言えないことになるわけである。

ここで君主たる上薬の、命を養い以て天に応じる所以を検討する必要がある。最上の薬は不老長寿のためのもので、これは現在の我々にはほとんど関係はない、と言うY博士の言が適当でないことは明らかであろう。現に上薬一百二十種に含まれる薬物は、慣用されている処方の中心をなすもので、これによって漢方治療が何を目指しているのかを理解しなくては、東洋思想と何の関りもなくなってしまう。毒無し、多く服し久しく服するも人を傷らず。身を軽くし気を益し不老延年を欲するものは上経に本づく。この文を読めば、漢方の目的が、まさに神仙となることを目指していることが明らかになってくる。陶注はこれを「今按ずるに上品の薬の性能も亦能く疾を去る効力はあるのだが、ただその勢力が和厚にして速効を為さぬのである。歳月に亘って常に服すれば必ず健康増進上大なる効果があり、病も癒ゆると同時に寿命も亦十分延長される。天道の徳は仁育するにある。故に天に応ずるというのであって、万物生栄の時に法の意味であろう」と解して、命を単に生命とみなしている。これは薬物だけを扱う医者の共通の盲点と言うべきもので、私の発言はまさにその点の追求にあったのである。「命はむしろ天命とみるべきだろう」と言ったことは、この上薬の説明にも主養命、以応天とあるのだから当然かもしれないが、肝心なのはその「命」の理解の仕方にあるのだ。

「命は生命なり」と、神農本経名例の注にある。これに対し「性は生の質、性善性悪の如し」とあるが、生命は性命とも書くし、上薬は命を養い、中薬は性を養うとした、その意味に適した解釈でないといけない。生命を日本語では「いのち」と読み、生も命も夫々いのちと言うから、これを同じものとみなしやすい。同じ意の語を重ねて熟語とすることもあるので、日本人は莫然と両者を混同している。そのアイマイさが日本語の特徴でもあるが、上薬と中薬にわざわざ分けられた点に注目する必要がある。藪内氏のTVを見たとき、「この命は天命のことだ」と直観した。命だけをとりあげるときは、命令、使命、運命などの意味に使われることが多いからでもあろうが、その後に「以て天に応じる」と読まれたことを無意識にとり入れていたからかもしれない。しかし、この勘は藤堂氏の辞典を調べることで、明確に実証された。

命は、令と口からできた字で、令は△—集合と、言—人のひざまづいた形からなる、そこで「人々を集めて口で何かをいいつけ明らかにする」ことが命の語源であるという。同音の名、冥、鳴、明に共通しているのが、くらい見えにくい中で、何かを告げるという意味であるから、「言いつける」という命令に本来の姿がある。天から言いつけられた「おつげ」として天命となり、そのように天から授かったものとして運命があり、寿命がある。そこで「おきて」と「いのち」が派生してくるわけである。

これに対し、「生」は、土の上にまで伸びでた芽の象形であって、個体的な生育の姿であり、生き生きした具体的な形をもったものから、なまの生身をあらわし、その生れつきの心として性、性質であり、男性女性であり、セックスといった意味をもってくる。生とは、このように個々の形をもったものに認められる自発的な「いのち」であるのに対し、「命」はそのような生あるものに共通した、姿のない、法則に基くあり方によって、何かを実現しようとする働き、とみることができる。日本で八百万神の名を「命—みこと」と呼び、その働きをあらわしているが、個々の人間もそうした神から分け与えられた「わけみたま」をもって生れてきたと考えている。そうしたいのちをこの命の中に見ないといけないと思う。

生命という熟語になり、その各々も同じいのちと読むから、同じ意味だと単純に受取ることが大きな誤りのもとである。河川は同じ「かわ」からなる熟語だが、河と川とは意味が異る。これが「接触」という、もののふれ方の異いにもあることをおろそかにみているから、接（切）診と触診を同じ意味にとり違えて、切診は触診の一種であるという重大なミスを漢方の大家が犯しているのである。接も切も、相手にくいこむようにするふれ方で、その心（芯）に達する意味があるから、触のように先のするどいもの（触角）で表面をなでて探るふれ方と全く反した行為である。後者の西洋医学の触診は、人の手よりも鋭敏な機械器具の診療器にとって代られ、患者の肌に触れてもみない医者がふえたから、今更患者とのふれ合い（人間関係）を重視せよと呼びかけねばならなくなったのである。漢方の切診を、たんに患者の病状を調べることだと考えるならば、それは触診の一種になってしまうだろう。切脈が、経絡の虚実をみるにしろ、証の条件を揃えるためであれ、これを患者の病状の一つを診ていると思うことは間違いである。

病人が医者に脈をとってもらう、ということは、自分のいのちを任せたという信頼のあらわれであり、その処置に服従するという心の表現である。脈はたんなる循環器の症状を示すのでなく、患者の命脈を伝えるもので、治る脈があるかないか、そうした微妙な動きをとらえることに切脈の役目があるのだ。親切といい、切々の情という気持が医者の指先にあってこそ、患者の心にくい入る切診ができるのだといえよう、接続は表面だけがつながっているのでないし、接待はうわべだけのもてなしであってはならない。尤も最近の接待は、こちらの要求に応えてくれそうな脈をみて、心は別の所に動きかけているのだが。

このような『切診と触診』の相異を本誌に発表して十年近くなる。この考え方をもとにして『漢方四診の検討』を行い、診療法の相異にこそ、東西医学の根本的な懸隔のあることをつづいて本誌に訴えたが、未だに漢方紹介の冊子に、「望診は視診の一種」といった解説が堂々と行われている。望と視では、「ものの見方」が全く違うのである。望診で見る患者の顔貌・色艶・舌証などは、視診でもみていることだから、同じことのようにみえるのである。しかし視診のほうは、異常のある部位を詳しく注視するのに対し、望診はその見えるところを手がかりにして、見えないものを察しる見方で行うのである。視診でなら、色帯表と対照して、この色は何の異常である、という判断はできるかもしれないが、望診の五色で、白っぽいとか黒っぽい感じが、肺や腎を意味するのは、決してその絶対的な色度のことではない。地肌の黒い人は、色白の人が腎で黒ずんだときよりも、白っぽくても尚黒いかもしれない。それでも顔色を通して経絡の変動を感じられるのが医者の眼である。望とは、かくれて見えないものを待ち望む意だから、こちらから覗きみるのでなく、あらわれてくるのを待って見る態度でないと見えてこないのである。

生と命にも、このような違いがあると考えねばならない。生とは、具体的な、個々の、生活するいのちであって、命は、その生に含まれて、その生を規則づけ、ある使命に向って、見えない何かをわからせようとしている働きなのである。中薬は、この個体的な生の根本を養うことを目的として使用されるが、それは漢方にあって医の役目にすぎない。命を養って、天に応じる上薬こそ、中心となる命の役目をもって与えられねばならないのである。「身を軽くし、気を益し、不老延年を欲するものは上経に本く」とあるのだから、この上薬の働く経絡は、上経でないといけない。上経が何を意味するかは改めて検討するとして、中経に本づいて作用した中薬は、「病を遏《や》め虚ルイを補う、とある。下薬のように、たんに疾（症状）を治すというに止まらず、病にかゝらぬようにして、虚した気を補い、やせた体力を補給する、という働きが中薬にはあるので、これも正しく経絡にもとづいて作用させねばならないことになる。

下薬によって症状を除き疾を癒す作用を期待するけれども、その効果を久しきにわたって用いてはならないのであって、病気にかゝらぬように、その人の生活力を養い、虚を補い体力をつけることを、中薬によって求めないといけないわけである。その中薬にも、無毒有毒があるから、適宜斟酌しないといけないのだが、それは医としての限界をわきまえて使えということでもあろう。個体的な生が健全なことは、人としては十分であるかもしれないが、天に応じるための命を養うことを忘れてはならない、ということではないか。

経絡治療を行う立場から言えば、症状のある経絡、たとえば胃痛を胃経の症状とみたとき、胃経のツボでその症状を除くことは、その人を全体からみたときの虚の経を補い、体力をつける手段を与えて、再び病気にならぬ状態にする。という条件の下で、はじめて価値があると言えるわけである。補の治療は難しいと黄帝が岐伯に問うているように、焦って早く治そうという気構えではいけないので、久しく留めて、貴ぶところを待ちて、日の暮るゝを知らざる如き態度で、患者に接しないといけない。患者は症状を治しにくるのだから、症状にこだわるのは当然であろう。しかし医薬を与える者はそのような「地」にだけ捉われては真の治病はできないので、その「人」全体の体質、生活にまで目を向けて、病にかゝらぬ方向に導いてゆくのでないと、性を養うとはいえないことになる。それでも未だ完全といえないのは、上薬の命を養うことが、医薬の本来の「天」の目的である、と示されているからである。

われわれの日常生活は、いつも目先のことに追われて、自分の身体のことなど気を配る余裕がない。しかし病気になると俄に健康の有難さに気付くのであるが、その健康は、この苦痛、症状がなくなりさえすれば得られるのだと思いがちである。そこで身軽に医薬を求めて疾を癒したくなるわけだが、その効果が顕著であればあるほど、副作用の危険が多くなってきたのは、最近の薬害でも明らかになった。漢方生薬といえども、その使い方によっては同じ弊のあることが、古典に明記されているわけである。漢方の特徴は、その働きを佐使として、性を養うことを更に考え、人の全体から病を見ることにある、その綜合治療であると言われている。しかしこれも医にすぎなくて、君たるものは命を養うことである。病気になって健康に留意し、養生をして日常生活を反省してゆくだけでは不十分なのである。

現代の医療をみていると、悪い所、障害のある局部を取除くことが治療だという態度で、手っとり早い手術が主流になってきているが、漢方は温和な全体治療で、内科的に処理するという患者サイドの傾向が好まれてきた、という事情もある。その要望に応えることが漢方の使命であるように、貴重な生薬を浪費しはじめている懸念も出てきた。漢方の処方には周知のように、上薬とされている多くの薬物が含まれて、はじめて的確な配合となっているのが殆んどである。これらを、はっきり「養命」の目的で使っているかどうか、そのことを漢方界は反省してみる必要があるのではなかろうか。

病を得て死生の域をさ迷い、苦闘の果てに良医にめぐりあい、奇蹟的に命をとりとめた人は、よくこんなことを言う。「私の生はもうあのときに尽きていたと思う。だから残された生涯はもう私のものでないから、世の中に役立つ働きを使命と考えて生きてゆくつもりです」と。そのような気持がつづくのは、たいてい数年にすぎず、またぞろ以前の生活に戻った人のほうが多いけれども、中にはその言葉どおりに、奉仕の生活を続ける人もある。もしこういう人のためにだけ、貴重な生薬が使われたとしたら、それが命を養い、以て天に応じたことになるのではなかろうか。

漢方治療は、湯液に限らず、鍼灸、手技も共に、一人の患者に費す時間は、西洋医学の診察と較べものにならぬ程長くなるし、その使われる手段も大量生産では賄えないものである。このような治療で、ただ自分さえ健康になればよい、と考える患者の病気を治すのは余りに勿体ないような気がする。勿論、病人を無くするということは、人類全体のためを考えても大切なことである。そのことに努力することが無意味とは思わないが、ただ病気を治そうとする態度で行ってきた医療の発達が、かえって医療に依頼しなければ健康も保てない人たちを殖やし、医療にかゝる負担をますます全人類に対し大きくしてゆき、さらに個人の健康だけに汲々とする社会を作っているとしたら、その目的がどこにあったのか反省してみることも必要なのではないか。

病気になる、ということは、個人の苦痛にとどまらず、家族に負担をかけ、さらに社会へも大きな迷惑をかけることになる。だから国家としても、これに莫大な予算を割き、医療行政に力を注ぎ、大勢の医療従事者を養成し、保護し、利益を与えてきたのであろう。病気になった責任が、個人の側であれ、社会であれ、そのために苦しむ当人と、被害を受ける社会共々、その損失の大きさは測り知れない。こうした経験をただ、元に復帰させるという結果だけに終るとしたら、収支は赤字だけである。これを病気にならない予防医学のために利用できれば、新たな損失を防いだことになる。病気になったことで、病気になる原因、それが治る理由、または治らぬ理由も検討できたら、これは人類の財産として利用価値を再生産したことになる。一人一人の病人に対し、ただ治すことだけを考えないで、これを生命自体が行っている貴重な人体実験と考えたならば、治すための努力は即ち生命そのものを理解するため反応試験とみることもできる。治らないことも、それなりの資料的価値があり、症例研究は決して成功例だけをとりあげるべきでないと思う。だから一例報告と雖も、そこに働いた成否の理由を検討することは、生命法則を学ぶ貴重な資料だからただ治ったから参考になるという意味でみては申訳ないことになる。

湯液の場合、患者の症状をどのような証として理解したか—即ちこの処方を選んだ理由を示して、その結果どういう治り方をした、ということが中心になる。しかし手技による治療をしていると、施術者と患者の心理的な反応が大きく影響するし、そこに患者の性格や日常生活、環境といった要素、食事のとり方やものの考え方といったものまで複雑に作用し合って、治癒機転の成否に大きく影響することが無視できないのを痛感するのである。心理療法では、それらをどのように体系づけて理論化するか、を模索中の段階と言えるけれども、東洋の心身一如からすれば、これらをすべて「経絡理論」の中に体系づけて検討してゆくことが可能なのである。私は薬物の「帰経」に対しても、このような観点から再評価してよいのではないかと考えている。

6

神僊（仙）について書かれた「漢書芸文誌」の医書の目録をもう一度検討してみる。原典では「方技」の項目になっていて、「方技者、皆生生之具、王宮之一守也。太古有岐伯、兪折、中世有扁鵲、秦和。蓋論病以及国、原診以知政。漢興有倉公。今其技術晻昧。故論其書、以序方技為四種。」とまとめられている。医がたんに身体の病を診るためでなく、国医と呼ばれるものと相通じ、診断はまた政治の枢要を会得するコツであると説いている。その技術は今やわかりにくく、はっきりしなくなっているので、その書物を論ずるにあたって、順序づけて方技を四種とするということである。してみると、医経、経方、房中、神僊という分類は、種別ではなくて、順序をもったものと理解しないといけない。

医経者、原人血脈経絡骨髄陰陽表裏、以起百病之本、死生之分、而用度箴石湯火所施、調百薬臍和之所宜。ということだから、人体の生理を基礎として、百病の原因や死生の分れるところをはっきりさせて、これによって鍼灸治療の施術を定めて、百薬がきちんとよく合うように調えておく、という方法である。いわは投薬の準備をすることになるわけである。

経方者、本草石之寒温、量疾病之深浅、仮薬味之滋、因気感之宜、弁五苦六辛、致水火之斉、以通閉解結、反之於平。と示されたように草石の気味を、疾病の深浅に当てはめてその働きを助長するように用いて、気血の閉塞を通じさせ、結塊を解きほぐすようにして、虚実の歪みを平に戻す方法である。素問の三部九候論に「以調其気之虚実、実則写之、虚則調之、必先去其血脈而調之。無問其病、以平為期」と同じような意味と思える。

房中者、情性之極、至道之際。とあるけれども、これは医経、経方によって、歪みのない平穏な心身状態にしておかねば、子孫の繁栄にも差支えるだろうし、楽而有節、則和平寿考というわけにもゆくまい。それでも及迷者弗顧、以生疾而随生命。という危険がある。そこで最後の段階として、神仙術が必要になってくる。

「聯以盛意平心、同死生之域、而無怵惕於胸中。」即ち医経、経方によって平に反した心身をそのまゝに保つように心がけて、死生の域を同じくしなければならない。医経に於て「百病之本、死生の分を起したことは、ここでは最早やそれにかかわらず、こだわりのないところまでにならないといけないのである。

この順序を正に逆に見た形が、素問の移精変気論になるのではなかろうか。古の治病が移精変気だけで治せたということは、精気の游をその外に求むることで、性命の真を保てたということであろう。しかし今の世は、毒薬治㆓其内㆒、鍼石治㆓其外㆒、或愈不癒何也。という状態になっている。これは往古の人が、自然に則って生活し、内無㆓眷慕之累㆒、外無㆓伸官之形㆒、此恬怛之世、邪不㆑能㆓深入㆒也。故に毒薬、鍼石は必要でない。ところが今之世不㆑然、自然に逆った生活で、虚邪は内外から傷めつけているから、小病必甚、大病必死。毒薬、鍼石を以てしても、確実に治すというわけにゆかないのだ、と述べている。この古と今も、時代というより、医の順序として受取らねば、移精変気は無意味になってしまう。

病は、毒薬、鍼石だけで治すのでなく、その病人の生活態度を古の状態にまでもってくるようにしなければ、確実に治るというわけにゆかないと教えている。毒薬、鍼石を施しながら生活を改めてゆくならば、その後は、移精変気によって延命長寿を期待できるということである。即ち「神仙術」を実行させる段階まで導かなければ、確実に病を治すということにはならない、と解釈すべきところではなかろうか。

順序ということを、さらに追求してみると、漢書芸文誌は「方技」の前に「数術」の書物、百九十家二千五百二十巻をあげている。これは亀卜、周易、占夢、家相、方位など、以序教術六種となっている。現代の漢方医は、陰陽・五行さえ迷信臭いと排撃しているが、その理由は、自分でその意味を十分理解し得ないためではなかろうか。西欧の賢人の言に「人は己の所有しないものは、屢々低く評価しがちである」とあるのを知って、私自身も愕然とした覚えがあるのだが、一体このような東洋思想の根底をなすものと、漢方を切離すことができることなのだろうか。そしてまた純粋な学問というものに興味を示さず、人間のための実学のみを目指した中国人にとって、易占により人間を理解しようという技術—術数を、理由なくして医書の前にあげているとは思えない。尤も医書と同じく、その技術が漢代に既に衰微してきたことは、「難有其書而無其人、易日苟非其人・道不虚行」と述べられていることからも伺われるが、「蓋有因而成易、無因成難」として、全ての事柄の因を求めることの重要性が強調されている。

易占と云えば「当るも八卦、当らぬも八卦」という俗諺を想起し、その思想を頭から否定することが知識人たるの証左と心得ている人が多い。東洋医学を学ぶ人にも、その根底にある東洋の思想を顧みず、東洞にならって内経さえ読むに及ばずと、ただ実証的に薬効だけを求めて、これを漢方と称するのはいかがなものであろうか。「生薬の組みあわせを決まっているものとし、症状に応じて処方を組み立てず、ただ直観的に処方をえらぶことは、もう医学とはいいがたい」と批判された一例に〝はっと思いついた処方でなおった〟という漢方医の実践例がある。症状をみてそれと対比させる処方を、鍵穴に唯一の鍵を合わせるように選ぶことが「証」であると考えるなら、当らぬ限り何回もこの方法を試みることになるだろう。

易占を、ただ当てることに意味があり、その根拠はとるに足りないものだと考えるならば、当てることに直観をつみ重ねて修行する漢方とは、原典の差にすぎないことになる。しかし「易経」は、孔子が緯編三度断つ、という程に読み返しても猶その意を理解し尽せぬと嘆いた古典である。四書五経とまでは当代の私達には無理としても、その中の易経は多くの格言にもとりあげられていることを忘れてはなるまい。

易の文辞を含めて三八四型を人事百般の事象に対応して当てはめることは、五〇〇方にみたない「傷寒論」の既有処方構成で万病に対処してゆくのと似ているとは云えまいか。易占はたとえ当らぬ判断をしても、直接生命に関わることは稀であろうが、病人に対する処方を誤ることは重大な結果となるであろう。前掲の自身の経験のように効果のはっきりしない処方を服薬した挙句、〝はっと思いついた処方を得て治った〟からよいようなものの、これが病人相手の投薬であったら、どういうことになるのであろうか。

「当らぬも八卦」などと易占を笑ってはすませぬのではないか。むしろ易占が、その僅かの手がかりから、いかにして当る判断に到達するかの方式を、まず学んでみることが必要なのではないか。人間の処世の方針を、易占から得るために中国人が作りあげた易占の世界には、近々数百年の科学史がもたらした世界観では及びもつかぬ「人間理解の方法」をその中に蔵していることを知らねばなるまい。「君子素より窮す、小人窮すれば乱る」という孔子の言は、あの易経の思想から生れた彼の窮地に於ける実践から生まれたものである。

易占についてあまり研究もせずに、「当てずっぽうな判断」をする迷信だと軽蔑しながら、漢方は病名がわからなくても、証がピタリと一致さえすれば、すばらしい効果が得られるのだと、その的中率をあげることのみに腐心されているのではなかろうか。これが「日本の漢方が傷寒論に終始し、実践面を重視して方剤本位に整理された使用技術に捉われて、薬物と病気の知識について顧みようとしない」と批判される所以であろう。

ところでこのような発言をされている中国系の筆者が云うには「中国医学の良さは、推察で得られた情報だけを採用し、解釈を加えないところにある」との定義を出している。先の批判は一応肯けるとしても、この台湾出身の張明澄氏の展開する漢方論義も、少し平板すぎる気がする。陰陽や寒熱を、中央の太枢から左右に分け、その偏向の大小によって健病死をみるとか、病候群パターンによって病人のタイプを決めて、これに対応する薬物を与えるとよい、といった明快で論理を示している。その多くの引用を高橋晄正氏の書物によっていることをみても、その理解が外面的な形から行われている傾向がある。「補薬でなおるのが虚証、瀉薬で治るのが実証」といった定義の仕方、易をX・Y・Zの3数の組合せで立体立間の線路を表現したり、これに関数概念を導入して変化を定式したものと解決し、「西洋医学の診断はコンピューターを使っても、かならず最後の判定をする医師が必要であるが、中国医学なら、コンピューターで最後の判定ができ、そればかりでなく、処方箋まできちんと出る」という断定は、あまりにも単純な見解というべきだろう。

最後に易占にもコンピューターが用いられて、それなりにある程度の確率で的中していると面白がられている。そのような方法を間違っていると頭からきめてかゝっているのではない。そこに出てきたのは確率的な人間像であって、たとえばある年令の人の平均余命などもその一つである。体質や性格もそうした面から捉えることができる。経験や学問も、そうした過去のデータの累積やその推計学的な処理によってできあがってはいる。だから「中国医学が医師の感覚器方で測られる官能テストの情報で診断を行ってきた質の低さは、どうにもならない」ことなのだろうか。

生命のもつ不確かさ、あいまいさ、遙変性といったものに目を向けてみよう。生と死の分れる瞬間、その持続力、生と無生の境界、どれをとりあげても、確実、絶対、明瞭な分析のできるものはない。そして統計的に実験的に客観的に、生命を操作できると信じた者は、その生命に対して傲慢に対処できるけれども、果して自分自身の生命に対しても、同じ態度がとれるかどうか、私は疑わしいと思う。見えたものだけを手がかりにして、全てが見えたと考えてくれる人たちは幸いかもしれない。その人にとっては、見えている生だけが問題であって、その生が出現する以前も、その生が消滅してからの世界も問題ではないのだろう。いうならば「個体的な生」だけが全てであって「与えられた命」が何であるかを問おうともしないのであろう。

易占が、「架空の運命」を想像した迷信であり、それは生に対する学問的な研究がすゝんでいなかった古代の残映である、と云えるのであろうか。その素材とするものは、偶然とも思える現象、外見的な相似、単純な数量の組み合せ、といったものを、過去の経験に照らして判断しているかもしれない。そこには「歴史は繰返す」という法則が適用されている。それでいて、時間は決して同じ軌跡を通ってはいない、のであって、このこともまた歴史に於ける真実である。

「当てずっぽうにやっても、半分は正しい答が出る」と笑うかもしれないし、「過去は当っても、未来はわからないから」と考えられるが、そんな理論だけで何千年の歴史を維持できるはずがない。漢方の効用も同様に云えるだろう。ある素材からの判断が、過去に対する的中、未知の事実の指摘を、ある程度の確度で示したときに、その占は未来に対しても有効さを期待できるはずである。漢方の「証」も同様に、たんにその示す処方で病気が治ることゝ当てるためにあるのでなくて、その証によって、患者の過去の生活やその発病の原因となったであろう未知の事実について、ある程度の確度で判断が、そこから導き出されることで、その患者を治癒に導き得る確信となることが望ましいのではなかろうか。

医薬の目的は「治病」にあると単純に理解している人は、易占もただ当てるためにあると考えているに違いない。そこで「当るも八卦、当らぬも八卦」という言葉を軽蔑的な意味で使っている。もし東洋医学に携わるものがそんな考えでいるとしたら、それは「当るも証、当らぬも証」という風に弾ね返ってくるのではなかろうか。易占にとって当ることは必要である。それは証が患者の症状にピタリと適合して治病を行うのと同様の意味に於て、下薬の佐使となるべき役割である。証をとらえるという努力をしないで、ただ症状をみて、それに合いそうな処方を用いてみる。といった「薬局漢方」を邪道だと評される向もあるが、証と処方の根本的な相異はどこにあるか。

処方は、薬の配合または施術の方法であって、それを病に当てはめる方向で判断をするのだから、中心となるのは症状であって病人ではない。当てるための易占がみているのは、事柄の一致であって、当人の人柄ではないのと同じである。生れ月日が人の運命を支配する、とか、姓名、家相で人の吉凶が決る、といって、その適中した事例をあげて正当性を誇っている。それは、ある年令の人の余命が何年、ある病気の致死率が何%というのと同じであって、確かに数字的に、または確率以上に当るかもしれない。科学的な根拠がないからといって、その適中を否定することはできない。未知の理由によって、そこに正当な判断の基準がないとは云えないからである。漢方の処方にしても、なぜそのような症状に対して、それが奏効するかという科学的な根拠は、まだ殆んど未知と云えるのである。

「必ず当るのなら信用もするが、当らぬこともあるから偶然かもしれない」という考えは、西洋医が漢方に抱いている偏見とも通じている。証というものが何を意味するのか、未だ定義づけられないで、証が合ったから治ったという事実だけを大きくとり上げているように見えるからである。

もし易占の的中率が、本当に疑えない程に未知の事柄を捉えてくれるとしたら、どうなるだろう。事実はそうなのだが、信じない人が多いから、その心配はない、と易占家は云うかもしれない。株の買売にしても、上ると確定しているものを売る人はあるまい。多数は上ると信じて買うときに、下ると予見した人が売って儲かるのである。癌の致命率は疑うべくもない、だから癌と云われゝば絶望するし、医者もその宣告を避けるのではないか。確実に病を治す処方があり、コンピューターで誰でもその証が得られる、となったら、誰が養生をし、健康法を実行しようと努力するだろうか。

こうしてみると、病を治す下薬が多毒で久しく服する可からずという言葉は、また異った意味にみえてくる。寒熱邪気を除き、積聚を除き、疾を愈やさんと欲する者は、下経に本づいて下薬を服するのであって、それは一時的な方便だということである。疾というのは、あくまで現在の具体的な結果であって、いわゆる現象である。それは生起する理由があり、またその現象が意味している背景は、個々の人間に就いて観察しなければ、明らかにできないものである。漢方は病名治療でなくて、病人治療であると定義する理由は何か。それは病名のもつ現象の、統計的な把握を対象とするのではなくて、その症状をもつ人間の歴史的な意味を問う処置を要求されている、ということではないか。

中国の文章は、たんに現在の表現だけから理解するのでなく、その故事来歴、また前後の文章に溯って、その意味を汲みとらねばならない、傷寒論の語句もその観点がないと正しい解釈はできない、と長沢氏は書いておられる。条文の現象ではなくて、その時間的背景が問題になるのは、東洋医学が自然科学ではなく、人間理解の手段だからと云えるのではなかろうか。

易占は当らなければ価値はないが、当らなくてもよい場合がある、または当らないこともあるという要素を含むことで、易占の意味があると私は理解している。それは下薬によって直ちに疾が愈やされなくても、中薬の虚羸を補うという作用によって、体力をつけてゆくという服用期間を必要とする場合である。ある程度の症状緩解があったならば、病人はその服用をつづけながら養生に努めるであろう。その人の心掛けによって中薬の作用は異ってくるから、無毒有毒ということにもなる。こうした病人への配慮を斟酌するところに、人に応じる、医たる働を認めないといけない。

もし易占が当りすぎたら、必ずこれを悪用する者が出てくるのである。自分だけが利益を得ようとか、他人をおどし、人を不幸にするために、その適中を誇るようになれば、易占は当るが故に有害なものになってしまう。現に中国の童話で、「算術」は数によって人の運命を支配できる魔力をもっていたのだが、これを悪用する人がでてきたので、単なる数計算だけが残されて伝わったのだというのを読んだ記憶がある。だから易占は必ず当ってはいけないのである。その人の心掛けによって、よく当ったり、当らなかったりする。神社のおみくじやトランプ占いでも、真剣に念じてやるときは、必ずその時に必要な指針がピタリと出るし、いい加減な気持で、どうせお遊びさといった気持でやると、本当にでたらめなものが出てくるのである。超心理学でも、こうした事を実験的に試みて、そこにどうしても「念」の作用を認めぬわけにはゆかない」と云っている。

効能書を読んでみて、大体自分の症状はこれに当りそうだから飲んでみようか、というのと、ちゃんとした医師の診断を経て、この薬を飲みなさいと云われて与えられたものと、たとえ結果は同じ処方であったとしても、その効果に差のあることを誰でも認めるであろう。心理作用、暗示効果とこれを考え、薬剤の検定にはこれを排除せねばならないと、プラシボーによる二重盲検をやることが科学的と考えられているが、プラシボーにさえ効果があるという事実をなぜ棄却してしまうのだろう。ムンテラ(口先医療)を軽蔑する人は、あの大量製産のカプセル入り薬剤が、たとえ同じ薬剤の配合であっても、窓口で患者の顔を見ながら調剤してもらえた頃との、効果の相異を考えてみられたことがあるだろうか。

人に応じるためには、現象面だけをとらえてその事柄だけを基準に判断したのでは、それはコンピューターでも代用できることだが、一面しか摑めていないという理解がないといけない。易占も初めの間は、そうした書物に書かれたことを並べてみて、当った当らぬとやっているが、とるに足りぬ現象の一部から、その人間の虚がみえてきたとき、はじめて易占の深さに気付くのである。傷寒論という偉大な医書を残した中国人を尊敬するならば、その同じ土壌で、あれだけの情熱をもって育てられてきた易占の世界を一顧だにせずにすますことができようか。現象をいくら集めても見えないけれど、その現象を通して見えてくる虚無の世界を知ったとき、これは易占にも医術にも共通した中国人の知恵に触れた気がしてくるのである。

その中国人が一番問題にしているのが「天」ではなかろうか。あの実利的で人間主義とも思える思想体系に、この天がいつも厳然として支配している。それはただ「人々の、人々による、人々のための」という考えは、決して本当に人間を幸福にするものでない、という実用性をふまえたものとみることもできるかもしれない。天子によって国を治めさせ、それが人々のためにならないと、さっさと革命に走るというのをみるとそんな気がしないでもないが、医薬に於ても、この天に応じて命を養うことを最上の目的において使おうとすることは、やはり日本人とは桁外れの大きな世界を作った背景を思わずにおれない。その天命によって、身を軽くし気を益し不老延年を欲するという、欲の深さにも驚嘆する。あきらめのよい日本人は、散りぎわこそ潔ぎよく、さっぱりしたお茶漬の味を好むが、あの中国料理に盛られた情熱に学ばねばならぬところも多い。あれだけ濃厚なカロリーを多食していながら、肥満が少いというのも、上薬による「多く服し久しく服するも人を傷らず、身を軽くし気を益す」ことを心得ているからだと云えるのではないか。

傷寒論の処方にも、この上薬が殆んどの場合、一種または数種配合されている、ということの意義を、これまで考えてみられたことがあるだろうか。配合の中で上薬は必ずしも君だけでなく、臣として働くこともある、その理由は何であろうか。中薬下薬だけで処方が構成されるのは、どういう場合か。そうしたことの専門的な検討に入る前に、易占をこの上薬の立場から考えたらどうなるかを述べてみたい。易占は勿論、この命を知ることを目的としているのは明らかである。近頃の占いや健康法は、ただ自分が長生きする、幸福になるということのために行われているような気がする。漢方薬ブームもどうやら、そんな向に歓迎されているようで、進んで中国の思想まで学ぼうという気配はあまり見られない。孔子様でも「天命を知る」までには、やはり苦労をされたのであろうから、凡人の身で容易なことではあるまいが、易占を「運命判断」とも呼ぶところに、命を抜きにした占いはない。命が個人のいのちや境遇を意味するのでないことは、その語源からも明らかにした。養とは中国人にとって大切な羊を扱うことであり、延とは最後の線までゆっくり歩くことである。運もやはり、車にのせて運んでゆくという、命と結合された文字にも、自発的な生とは異って、与えられた使命といった意味が濃い。その命を完全に果せたときに寿命と云えるのであろう。他面に於て、命には、はっきりしない、莫然としたという語感がある。すべてが明らかな現象とは異った次元の、人間の理解を超えたものを含む、そこに命の意義があるように思う。

個体的な生に於ても、我を成り立たせる虚無を背景に置き、これを補うことで、養うことができるのである。実と虚の関係は、嘗てゲシュタルトの図と地に似ていると書いたことがある。実ばかりを追って虚を忘れると、図に乗って地に着かぬ存在になってしまう。個人の存在は社会の「お蔭さま」で支えられているのに、そんな言葉すら失われてゆく現代である。個人の自由が優先する考えでは、命など気がつくはずがない。命には「ひざまづいて聞く」という姿勢が必要である。人間の理知の発達が全てを解決するといった、思いあがった態度では、その意味を理解できないし、これを大事に扱って体得してゆくこともできない。聖人とは、耳がすなおに聞きとる人というのが本来の意味だから、そこで天命も知ることができた。しかし、漢方四診では、聞いて之を知るを聖と云う、のだから、この姿勢をとらぬ限り、正しい診断はできないのである。望んでこれを知るを神という、即ち、神仙となるための修業は、証診断に必須のことになるわけである。

易占の中に、よく「神占」という言葉が使われる。神様のお告げと俗にとられるが、望診をする人は神様ではない。真すぐに、何の媒介もなく、到達するのが神で、我々の神経もそのような働きをもつ。先入見や我が邪魔しては得られないし、眼を凝らして物を視ては見えないから、望というので、直観とはそうした表在するものを突き通して深底に達した見方である。占うときに、我欲が混ると、絶対に正しい判断はできない。この心の修行を積んで、はじめて占いが当るのである。それは直接生命に関わることは稀で、決断は占う相手の行動に任されるから、共同責任とも云えるものである。証の場合は、一方的に医者の判断に任される。それだけに「患者の身になってみる」無我の立場が医者に要求されるわけである。

神仙術は、生命の真を保つために、人としての命を受けた以上、意をつくし心を平にして、その境地に達せねばならないのだが、漢方四診を行うものは、一人一人の患者を前にして、常にこの神仙たることを、正しい証診断を得るために要求されているのである。

（未完）

第三部　随　想　（医道の日本）

1　本末顛倒・指ばりについて　昭和四一、八
2　古典雑感――（漢方の臨床）　〃四三、一〇
3　民間療法と医学　〃四四、二
4　東洋医学の本質　〃四四、六
5　経絡指圧要図と奇経　〃四五、七
6　経絡は見えている　〃四七、一一
7　望診の心　〃四八、二
8　科学による偏見　〃四八、五
9　木下晴都氏にお答えする　〃四八、一一
10　医療制度改善への一歩　〃五〇、四
11　第一次世界手技療法学術大会　〃五〇、七
12　全身十二経の発見　〃五〇、八
13　患者に接する心構え・注意事項　〃五一、一二
14　備えおくべき現代医学参考書　〃五一、一二
15　藤林良伯著「按摩手引」解説　〃五二、五

1　本末顛倒・指ばりについて

現在経絡治療といえば鍼灸の別称と考えられるほど、その研究活用がほとんど鍼灸師の手によってなされていることは確かな事実である。東洋医学の中で手技療法が全く軽視されてきたのも、手技による経絡の文献や研究発表になんら見るべきものがないという理由からであろう。しかし、手技療法と経絡の関係は、鍼灸のそれに勝るとも劣らぬものがあることは、いろいろな点から証明することが出来るのである。

その第一は、素問の異法方宜論に漢方諸法を五行に配当して分類し、手技（導引按蹻）を中央に位置づけていることである。他の四方は毒薬、鍼、灸、砭石をそれぞれ伝来した方位に割当てゝいるので、若干五行的構成にこだわっているようだが、歴史的根拠によって正当性の認められているものもあるので、単なる伝説としては扱えないのである。しかし、重要な点は、五行配当からくる正当性よりも、中華思想によって本来の漢方と認められているのが手技であって他の諸法はすべて外来のものとしていることである。そこに東夷、南蛮、西戎、北狄といわれた野蛮人の中で発生したものと異り、精神労働に従事する都市文化の中央より出づと称するだけの意義が、手技療法にあったことが推察される。おそらく環境、生活から経験的に自然発生した医療が、中央に来て手技により漢方として体系づけられたということなのであろう。

この推測を裏付けることにもなるのが第二の理由である。すなわち漢方四診のうち、決定的な診断の要素となるのは、望問聞でなく切診ではなかろうか。この切診は西洋医学の触診とは異り、医者と患者との完全な交切のもとに行われるところに意義がある。切診とは、柴崎保三氏によれば「術者がその指を患者の身体にピッタリとひっつけ患者の身体から離さぬようにして診察する方法である」というから、物を知る判別性感覚としての触覚ではなく、生命的な原始感覚によって患者の異常を直感する方法だと思う。このことは東洋医学の手技法が、西洋医学のマッサージなどと根本的に異った作用機転をもつ理由にもなる。切診はまた診察法の中核であるとともに治療手段であったことは、医療の語源が「手当て」という表現をもつことからも明かであろう。しかし漢方で中央に置かれた手技は、原始的本能的な手当てではなくて、診察法とともに生態病理学として構成された陰陽虚実、経絡を組織づける手段としてより重要な存在だったのである。これが第三の理由である。

すなわち生体の陰陽虚実、経絡は、やはり生体である手指によって一番的確に感じとられたはずである。「徳川時代の医者は人体の構造や経絡を体得するために特に導引（按摩術）の修行をしたと伝えられるくらいであるから、按摩を行っていると指先の感覚も訓練されて、急所（経穴）もよくわかるようになる」と長浜博士が「鍼灸の医学」で述べておられる。経絡を認識するために手指が必要だということは、経絡が手技なくしては構成されなかったにちがいない、ということである。この経絡現象が現在いろいろな客観的な観察によって実証されているが、術者の主観的認識については余り語られたことがない。これは鍼灸の場合、経穴は施術の対象として経験しているが、経絡については古典の解説に頼ったり、患者の臨床体験にのみ依存しているためであろう。このため経穴の特効的治療効果の研究は詳しいが、全体的な経絡の虚実による病態認識は現在余りなされていないようである。

こうした欠陥の主たる原因は、按摩術の辿った墜落の道程にあると断言出来る。江戸時代にすでに医術と認められぬ地位にあった按摩を復興しようとした努力が当時の文献からもうかがえるが、大勢は盲人による慰安娯楽の術として、いたずらに治病効果の少ない虚技曲手を重んじ、ギルド的な保身法に汲々としていたのである。太田晋斎は「按腹図解」に、こうした傾向をなげいて素人でも出来る単純な推圧で、治病効果をあげるように奨励している。厚生省教本ではこれら古法按摩の文献を根拠に「現行あん摩も漢方医術の一科、補瀉療術として虚実を候い、督任脈を主に十四経脈の流れにそうて施術する全身的綜合療術である」ことを主張しながら、その大半を明治になって結合したマッサージ術の研究に依存している。もはや按摩手技には経絡を認識し得る技術がなく、漢方的な療術としての意義がほとんど失われるような傾向になったので、病気を治すことを標榜して、指圧療法が按摩術から分派したのである。その原流が「按腹図解」にあることは、現在の指圧の技法と対照すると明らかであり、経絡の思想がここから指圧のスジやツボに姿をかえて流れてきたことがわかるのである。

もちろん、指圧には柔道活法・整体や西洋からのカイロプラクテイツク・オステオパシーなどが混合され、複雑な法的合流もあって、その業態は統一されていない。そのため指圧といえば力まかせに患部を押すのだとか、痛い刺激を与えて治すストレス療術?だなどという誤解を生じており、業者自身にもそうした間違った指圧をする人も多いのである。経絡按法とか指ばりという新語を作る必要を感じられたこともまさにそうした事態に責任があると思う。しかしこのような名称を使われると、古法按摩や正しい指圧まで、経絡に無関心に療術を行ってきたように見られてしまうだろう。私たちは、手技が活療術であることは、それが東洋医学的な意味においてのみ成立し、東洋医学的診断と治療を行うことによって可能であり、そこでは経絡的な病態認識と経絡による施術を実行することでこれを主張しているのであるが、こうした努力も全く無視されてしまうことになる。

1. 本末顛倒・指ばりについて

樫波氏は、経験的に経絡治療をしている手技療法家を認めておられるが、指圧療法はこれを体系づけることではじめて、按摩術から分派した意義も、東洋医学の一員たる理由も明らかに出来ると考えている。筆者はその所信を「指圧療法原理」「指圧療法臨床」の二冊の編集出版によって最近発表する機会を得た。そこで第十七回日本東洋医学会に於て「東洋医学に於ける指圧療法の立場」と題してその一端を研究発表したのであるが、たまたま本誌で樫波氏の文章をよみ、手技療法家の怠慢からかゝる事態をまねいた責を果さんとこの一文をものした。筆者の意図することは、正しい指圧を習得することで、経絡が容易に認識出来るものであることを知っていただき、施術の上で本当の経絡治療に活用していたゞきたい点にある。これについては、稿をあらためて詳述してみたいのだが、ここに述べたことはまさにその導入部に当るようになっている。そして参考文献として先にあげた「原理」「臨床」の二冊を利用していただ くと理解に役立ち、活用にも便利であると信じる。手技からみた経絡観を知っていただくだけでも意義があると思う。

ついでながら6月号の代田氏「鍼灸臨床ノート⑨」に、治療を受けたあとの寒気を、交感神経緊張のためと解しておられるが、交感緊張の寒気は〝武者ぶるい〟の場合であって、まさか治療刺激でこんな効果を期待されるとは思えない。またそれが事実なら神経過敏な人に瀉法が強すぎると云える。普通施術後は副交感緊張の効果で皮膚血流が増加し、体温が奪われやすくなる結果で、ちょうど睡眠時と似た状態になる寒気で休息的効果があるからだと考えられる。このような施術でないと病人には有害だと思われるがどうであろうか。この点についての詳細は、「漢方の臨床」誌に「補写についての一考察」として発表することになっているので、これを参考にしていただくと、この稿とも関連があるので良いのではないかと付け加えさせていただいた。

〔参考文献〕

日本指圧学校編「指圧療法原理」昭38　第一出版社刊
〃　「指圧療法臨床」昭40　〃

2　古典雑感（柴崎氏に答う）この項は「漢方の臨床」四三年十月号に掲載

本年四月号に、柴崎氏の「増永氏の補瀉に関する一考察を読みて」という堂々たる論文が9頁にわたって掲載された。その対象となった私の論文は昨年七・八・九月の三カ月にわたるものであったから、おそらく私の弱点が余す所なく指摘されたものと心おどらせながら読ませていただいた。ところがその内容はほとんど御自分の古典観を披瀝されたものであって、私に対する批判はわずか二点にすぎない。そのことをこゝに明らかにして、御指名による御批判に答えると共に、古典の考え方についていさゝか私見を述べてみたい。

一つは「邪は歪（ストレス）と同じで」という邪に対する批判である。私の言葉が足りずに誤解された点もあるだろうが、文章はもう少し前後をよく読んでいただきたい。私が二千年前の邪を、ストレスそのものだというわけがないのは、補瀉即ち自律神経の作用と云っていないという柴崎氏と全く同じである。しかしストレスには、これを起す外邪に似たストレーンを含めることによって、邪と共通した面のあることはたしかである。ストレスそのものでないのは当然であるが、それを全く邪を理解していない解釈として指摘されたのは、どういうものであろうか。

それを論証するかのように、この批判に入る前にわざわざ推と腕などの従来間違ってきた解釈を長々とのべ、あたかも私自身の論文にそうした誤訳を多々犯してあるような印象を与えてから、邪に及ぶという巧妙なトリックのようにも思える。原典をよむ正しい姿勢を強調されるのなら、その文章も他人に誤解を与えやすい表現はつつしんでほしい。果してそのような誤りのにおいがかなり強いものかどうか、柴崎氏自身のその後の論文から判断してほしいと思うのである。

七月号の「未央の意義と…」いう論文の中で柴崎氏は「チグハグな喰い違った刺激を生体に及ぼす、そのひずみを邪。と称するのである」と述べ、「そのひずみの波及を途中にて抑止し、少しも早くアンバランスを解消するのが東洋医学の治療の眼目である」と強調している。さらに「邪の奥深く侵入する前に於てそのストレスを解消することが治療の本則である」とまで書いてある。

四月には「この邪を他にうつすとすれば体外に出すより他に方法はありますまい。増永氏のいわれる如くこの邪を体内の他の部分にうつすとしたら其の結果はどういうことになるのであろうか。何を根拠に、かく述べられているのであろうか」とまで極言されたことをいつ忘れてしまわれたのか。八月号になると「邪気の概念」と題して巻頭を飾られた論文には「邪とは今日のコトバを以てすれば一種のひずみであり「アンバランス」である。又之をストレスともいう」と自らの発見でもあるかのように、先の反論のことなど一言の断りもなく堂々と述べられるに至った経緯を是非お聞かせいただきたい。

邪は語源的にみて「くいちがい」のことだと再三述べておられる。そのくいちがいに働いている気は、ストレスのように過剰防衛的な作用として、生体にアンバランスをおこすのである。体内にこのような邪をおこす原因を、わざわざ外邪と呼んでいるので、風・湿・熱がそのまま体内に入ってくるわけではない。素問にも「非邪気従外入於経也」とある。腠理密ならざるときに、邪は先ず皮毛に舎し、ついで絡脈から臓腑に及ぶというのは、細菌のことでないのは当然としても、外邪がそのまゝのこのこと体内に入ることでないのは明らかな筈だ。それを体外へ出すより方法がない、とは東洋医学をどこまで理解した人の言か疑わしい。これを駆逐するのに最も効果的な方法が鍼灸であるということは、どうしてつじつまが合うのか、少しも明らかになっていない。おそらく邪気は、鍼や灸の刺激におどろいて、あわてゝ体外かどこかへ駆逐されてしまうのであろう。このような解釈を私は古典的解釈と称するのである。

「大気皆出ず」と古典に書いてあるから、邪気が皆外に出てしまうのだと論証し、あたかも邪というものが出たり入ったりすると説いて、東洋医学の病理と治療法を現代人に納得させられると考えているのだろうか。古典は鍼灸の効果をそのように理解していたかもしれない。その考えを古典を正しく読んで解釈したから、それは真理である、ということにはならないだろう。古典に従って正しく施術して効果があった。だから古典の理論は正しいということにもならない。いくら正しく古典を読んでも、現代人がこれを理解するには余りに環境が違いすぎる。外国語がいかに正しくほん訳されたからといつて、それで外国人の真意を掴めると考えるのは浅墓である。勿論誤訳はつとめて避けねばならぬが、ほん訳は意訳によって、表現された事実に近づくことの方が大切である。古典の場合も、大切なのはその文字でなく、それが表現しようとしていた事実なのである。この点は間中氏の「古典に帰れと云うけれど」という随筆を読まれるとよく理解出来ると思う。

私の文章が邪気をそのまま虚に移すように読まれたようだが、それはやはり邪を実体のように考えていることからくる誤りである。柴崎氏もいうように邪とはくいちがいであり、ゆがみだから、そのゆがみは行きすぎた方を戻し、足らぬ方をすすめねばならぬ。邪は決して生体に侵入した異物ではないのであり、むしろ生体の防衛機能が働きすぎているためと理解した方がよいのである。そこでは余分な力が働き過ぎているから、その気を抑えて、不足の虚を補うということになるのだが、それを直接補瀉の施術で行うのでなく、邪を適当な所へ移せば、その処理はあくまで生体の働き（気）によって行われるわけである。鍼灸の作用がそのまゝ邪に働きかけることにあるように柴崎氏が考えている点を私は注意したのである。

2. 古典雑感

その誤解が反論の二つめに当る「補瀉と自律神経の関係」につながっている。私はここでも補瀉を自律神経に関係づけることを正しくないとは一言も云っていない。このことは間中氏の「補瀉についての一考察」という文のあることに気付き、そこにはっきり書かれていることも知ったので、柴崎氏の発見でないことは確かである。私はその作用が交感・副交感を逆の関係で補瀉に結びつけられている誤りを指摘したのである。それは結局、鍼灸の補瀉が、直接生体のゆがみを直す働きになるような考え方に裏付けられて出てくるものである。ゆがみを作る原因は、内外ともに種々あることは古典をみても、現代医学からも明らかであるが、その一方的な力に押されて生体がゆがむのではなくて、生体の働きの偏りがゆがみを生じるのである。この考え方がストレスを従来の西洋医学的病因論と決別させた大切な点である。このストレスの理解も柴崎氏は極めて表面的にしか捉えていない。過剰防衛反応という言葉は、生体に有利な抵抗力、すなわち自然治癒能力が過度に働いて病気になるのだという東洋的な病理観に近い、ストレスの考え方から出たものである。ただ治療法になると、ストレスの解消に自律神経遮断や刺激からの隔離、または環境や気分の転換といった程度になっていることは、歴史の浅さに由来するのだろう。

この点、日本の鍼灸や手技がストレス学者から注目を受けていることは意義深いことである。しかし単に皮膚刺激の方法としてでなく、虚実補瀉の概念を理解しやすいように解説しなくてはならない。これを補が外から与えるのでないように、瀉は外へ奪い去ることでないと解釈することは、そのまま現代に通じる表現である。邪は、侵襲刺激（ストレーン）とそれによっておこる主体の歪（ストレス）の両方に混同されて使われているが、それはストレスの理解に於ても屢々行われていることだから大した間違いではない。当てがう補、移す瀉のいずれも、要は生体の働きの結果がそう受取るのであり、生体の被刺激性を考慮しない即ち虚実を前提としない補瀉は、その作用の本質を誤ることになるのである。

柴崎氏が古典の字句を、最近の漢語学（主として藤堂氏）の研究成果を基に、正しく解釈してゆかれた功績は偉大である。それだけに、ここから出発した同氏の推論が誤りを犯したときの害毒はまた大きいことを充分考慮していただきたい。古典を、よくつぢつまが合っているから正しいとする説などまさに噴飯もので、歴史上いかにそのような自分勝手なつぢつまで学問や社会が毒されてきたかを反省すべきであろう。古典の意義は、それがいかに事実と適合しているかという点にかかっているのであり、現代人の限られた視野から見失われている事実の一部を、明らかにしてくれることにその価値を見出すのでなければ、危険な復古主義につながると云えよう。これけ古典を現代の自分の限られた視野の中で早急に解釈してしまおうとする誤りと共に、くれぐれも気をつけねばならぬことだと思うのである。私のこのような考えは、「補瀉の一考察」以来、本誌上の数々の論文で明らかにしてきたことで、柴崎氏に対する間接的なお答えにもなっていると思うので、それらを熟読の上、御批判をいただけるなら幸いである。

〔参考文献〕

間中喜雄著「随筆鍼・灸・漢方」医道の日本社

3　民間療法と医学

かつて食養を研究する医師や鍼灸師の集りに出席したとき、その一人が「一体食養は食餌療法とよぶのに価するかどうか」という提言があった。私は第三者的立場からであったが次のような発言をした。

「どのような医療行為でも、その病人について診断行為を行って治療を施したときは、医学的治療法と呼ぶことが出来るが、どんなに効果のあるものでも、病気の診断をしないものは全て民間療法と呼ぶべきでしょう」。ここでいう診断が、西洋医学的な病名診断だけを意味するのでないことは当然で、東洋医学の諸法はみなそれぞれの証体系をもっている。かつて漢方をはじめ東洋医学全体が民間療法と考えられた時代があった。それは薬理作用や治病効果の科学的証明ができていないという見解からのようだったが、西洋医学の治病機転も学問的に解明されたとはいえない不確かなものである。しかし一つの治療法の適用に当っては、出来るだけ等しい条件の対象に、同じように（これも可能な限り）作用させ、結果を推計学的に処理してその有効度を確認するという方法をとっている。実はこのような手続をとっていないことが、東洋医学に未だ迷信に近いような観念を、合理的教育をうけた医学者の大半に与えている大きな理由である。この点、鍼灸の推計学的研究を試みようとされる出端氏関係諸賢の努力は有意義なことである。

しかし、その処理が診断の一致度ということで、もたもたして反論また駁論と騒いでおられることは、第三者の眼から極めて奇妙な感がする。鍼灸界の科学派と経絡派は、研究の方向こそ違え、共に学問的に鍼灸を確立するに欠かせぬ立場である。その方向の違いこそ互に尊重せねばならないのに、これを争点として泥試合をしている根拠をよく反省してほしい。争点の「診断」という用語が東医と西医で全く違うということを互いに確認しないで、論点はあらぬ感情論に波及しているからである。出端氏のいう「診断の不一致」は、西洋の病名診断なら確かに問題である。したがって沖中氏の誤診率十何％が、素人はその多さに、医者仲間は少なさに驚くといったことになるのである。科学的治療の第一歩である診断ですでにこの誤差があれば、その結果である治癒率に更に大きな誤差の生じることは明らかである。当代の名医にしてこうなのだから、かけ出しの医者がどんな診断をしているか寒気を覚えるが、それだけに診断にとりくむ医学の検査器具とその大がかりな手続に、素人はうんざりしても、必要欠くべからざる繁雑さと真剣さがみられるのである。

こういうことは百も承知の人が、主観的な五感による東洋の診察法の、その脈診だけをとり上げて、その不一致を推計学的に論証したとしても、それによって診断そのものの不確かさということにつながるとするのは、全く見当違いの科学的検討であったといえる。経絡診断は決して病名診断でなく、あくまで証診断である。したがってその当否は、同一病人の各術者による一致度によって証明されるのでなく、その病人の治癒によって立証されるものである。治療術式や技倆の相異する術者が、いかに同じ診断をしても施術の結果が異なれば何の意味もない。このことを考えれば東洋医学の推計学的研究が、いかに困難な条件を抱えているか明らかなことで、脈診だけをとりあげて云々することの早計さも反省出来るであろう。

だからといって推計学的方法は全く東洋医学の研究にふさわしくないと反論する古い頭の人達も、当然お叱りを受けてよい。彼らが「効いた、治った」というその根拠になっている経験なるものが、頭脳というあやふやな計算機の、主観的推計処理による結果であるということを気づいていないからである。経験の主観的歪みは、その人の行動に対しては価値があっても、万人の財産となる知識としては弊害をもたらしやすい。そこで客観的な推計によつて、より安全な確率度の高いものにしなければならないのである。どんな治療法も万人に有効ということはあり得ない。ある治療をする人にかかった病人が、全部治ったとしても、それで全ての病気が治るといえることの危険率は、どんな条件でどの程度の数を処理したかで決ってくる。その条件の一つを客観的に明らかにするのが診断である。

病名診断には、これを決定する診察・検査の項目が決っており、これを電子計算機にプログラミングしておけば、名医より的中率が高いということは高橋晄正氏が実証しておられる。「証」も診察事項が揃えば診断出来るように体系づけられているが、その診察事項が五感による主観的色彩の濃いものであるところに問題がある。これを客観性の高いものにしようとする方向で、皮電計や圧痛計が鍼灸で使用されているのは周知のことである。しかし漢方四診の凡てを、西洋診断のように客観度を高めたら、治療効果が正確になってゆくかどうかは別問題である。漢方の治療は、病気一般に対する効果でなく、個々の病人の治癒を条件としている。そこに複雑な人間関係とこれを処理する術者の人間性と技倆が問題になってくる。即ち証診断の価値は、その結果でなく、その過程に意味があるということである（この詳細は「漢方の臨床」誌42年度掲載、拙文「漢方四診の検討」参照）。

したがってその診断過程を明らかにする治験例または事例報告の記載は、治療を客観的に評価する重要な因子であり、その客観的資料を整理することで東洋医学が学問的価値をもってくるわけである。古典の簡単な証診断の条件が、現在なお活用出来るゆえんもそこにある。それは個々の症候の一致でなく、病人の全体像として、他の証と類型的に比較弁別されていることを忘れてはならぬ。たとえば五色で顔色を青と診察するのは、それが色度計の青に一番近いからでなく、他の赤・白黒・黄に入れるより、青の類型に最も適して見えるという理由による。全てがこうした類型観の把握によって行われるから確かに主観的ではあるが、これに対応する治療術式の会得によって治癒の条件は一致してくることが証診断の特徴なのである。

皮電計や圧痛計にひきずられて治療法を決めるということは、既に人間治療としての東洋医学的特色を捨てたものである。機械器具にかかわれぬ人間同士の接触に命をかけてはじめて、その人間を治療する技術が習得出来るのである。そうした知識と技術を、たんに名人芸として賞讃するのでなく、万人共有の財産にまで整理表現することが、学問としての価値である。民間療法は、このような働きかける相手と働きかけ方の類型化が行われていない方法であって、誰でも治るという表現と同じ危険率を含んでいる。もっとも民間療法としての伝承が、ある程度の危険率を陶汰しているので、過激な作用をもつものは除外されている。しかしその有効性を学問的に高めるには、適用対象を類型化する証診断の条件を検討してゆかねばならぬ。確かに効果があったから歴史的に伝承されたのではあろうが、その裏には必ず無効例または有害例があった筈である。これを明らかにしないことは、安易な計器の使用と同様、東洋医学の学問的立場をかえって害することになろう。

樫波氏が推奨された「家伝灸」(本誌四十二年十一月号参照)にしてもその無効・有害条件を明らかにしてゆかない限り、伝承された民間療法としては大切であっても、学問的研究としての価値が少いわけである。

われわれとしては、こうした民族が長年の経験のもとに伝承してきた貴重な民間療法を、学問的研究の場に於て大いに検討してゆかねばならないと思うのである。その場合に東洋医学の独自な思考法を十分理解してかからないと、折角の特徴がすっかり失われてしまうことになる。たんに生薬であるからといって、漢方的効果をうたい、これまでの合成薬のように混ぜ合せて製剤したものに、どの程度医学的価値があるといえるだろう。このような傾向が東洋医学のあらゆる面に見られるようになった現状を憂えて、敢てこの一文を書いた次第である。

4 東洋医学の本質

——出端氏に答えて——

医道の日本誌44年4月号に小生に寄せられた質問状は、鍼灸界の革新を目指して研究発表をされている出端氏からのものであるだけに、東洋医学の根本的な問題を掘りおこして寄せられていることに感謝する次第である。しかし結論を先に申し上げるならば、かつて「漢方の臨床」誌に載せられた「新しい東洋医学への考察」によって危惧していた東洋医学否定の方向がこの質問状に端的に表明されている、ということである。東洋医学を古典のまゝ尊重する人は論外として、その科学化を試みることは、これを学ぶものにとっての当然の要求であろう。しかしその多くが西洋医学のとった自然科学的方法の安易な追随にあることは、心あるものにとってはかえって憂うべき現象であった。

出端氏のとられた研究方法が、まさにこれを徹底された形で行われているだけに東洋医学界にとってはよき反対教師として、その努力を認めるべきであったろう。ところが鍼灸界の論争は、出端氏の指摘されたように、全く見当違いの点で、はがゆいやりとりとなっていたため、第三者として小生の発言を許していただいたのである。

現在の東洋医学界の研究はほとんど東洋医学自体の否定の方向でなされている。という観点から私はこれまでの発言をあえて菲才を顧みず行なってきたが、出端氏はまさにその典型を示されたということである。その理由は質問状に逐条おこたえすることで明らかにすべきであろう。

1　証について

証を簡潔な命題にまとめてほしい、ということであるが、その証について昭42年の日本東洋医学会がシンポジウムを開き、一流の先生方がそれぞれに定義を下して論義されたことは御承知のことゝ思う。「漢方の臨床」誌創刊号も証特集号にされていることから、証が東洋医学独自の思想を表現していることは疑う余地がない。だから証の定義は、その人が東洋医学をどのように理解しているかの表明にほかならず、小生も「漢方四診の検討」(漢方の臨床誌)でその追求をしている。これを了解されたものとして「証とは治療法である」ということが、その全てに共通した定義になると思う。

証と病名の違いが、東西医学の最も根本的な相違点であることは、誰もが強調されていることで、最も経絡に否定的立場と思われる代田文誌氏でさえ、「たとえ病名を用いても治療判定の立場から、症候群を綜合統一して治療の指示としているので、一種の〝随証療法〟である」と言明している。それを「経絡診断は証診断でなく病名診断である」という断定がどのような理由で出てくるのであろうか。古い漢方や古典的病名には、症候名が多く用いられているが、これらは次第に現代医学の病名から除外されてゆく傾向にある。たとえば木下晴都氏が治療の型をきめるためにあげられた坐骨神経痛とか腰痛症は、明らかに症候名であって、その中から病変部の細胞病理的な原因疾患による病名を分類しなければ、現代医学の治療は行なえない。

2　実験目的について

医学教育の努力の大半が、病名診断の正確さのため払われていることを知るならば、漢方四診のような手段で、自然科学的な認識が可能と考えること自体が滑稽である。経絡をそうした病名として行った出端氏の実験結果が、否定的な成績に終ることは当然である。経絡や症候名による類型が、病名でなく、証すなわち「治療の指示」であるから、確率的にかなり有意な、すなわち危険率の低い治癒成績を得られることで満足してよいのである。病名はその実体との誤差で誤診率を云々されるが、証は診断者相互の一致率や再現率で評価されるものでなく、病人の治癒がその判定基準になる。

古方のような急性疾患に適用する薬方では、証はある程度厳密に示されるが、鍼灸のように技術差を含めて治療法に許容範囲の広いものは、証があいまいに考えられてきたのは当然である。しかし共に漢方四診による診断を必要とし、またそれが官能検査といわれる手段に固執する理由も証の本質からきている。治癒の条件は、その病気自体よりも、その病人に、そして東洋医学で最も重視してきた仁術、すなわちその病人と医者との人間関係にさらに左右されることは周知のことである。

3　病気と病人

病気は現象であり、病人はその現象のおきる場である。西洋医学が目的としているのは認識対象としての病気であり、このためには電子計算機による診断が理想とされる。漢方は同じ手段で病人を認識しようとするのではない。病気という歪をおこした場に働きかけて、その歪を正す手段（証）を選ぼうとするだけである。用いる手段が有限個である限り、無限個の情報は必要でないし、より多くの情報によって実在に近い病像を認識することも不要である。認識できる対象が病気であるからこそ、西洋医学はそのためあらゆる手段を用いて多くの正確な情報を得ようとするのである。その病気を治すのは病人の生命力以外にないのだから、これに働きかける東洋医学は、有効性の有無で証を体系づけていることを理解してほしい。病名診断の危険率は、無駄な、さらに有害な治療を含むことになるが、証診断の場合は誤治、逆治に対する処置で救い得るし、多くは無視し得る効果差の範囲にとどまる。漢方四診が不確かな（汗の有無などの）類型で組み立てられている理由でもある。

4　治療効果

病気が治ればよいという理由で、西洋医学はより強力な薬剤、即効的手術の方向に重点をおいてきている。人間的な思惑や費用などは、むしろ度外視することが医師の使命感と思われる。裁判などもコンピューターで処理した方が正確迅速であろう。しかし裁判は、人間が誤りを犯す前提のもとに時間をかけているので、社会全体がその裁判を通して、自らの歪みを訂正することができる。

たとえその病気が治っても、病人の歪みがそのまゝならば、再発か姿をかえた発病がその人の運命である。東洋医学が病人を治す方法は、発病の場全体から歪みを訂正すること、すなわち虚実補瀉を手段としている。「社会の中の医学」にならねば、人間を無視した医療の横行しうることを高橋晄正氏が指摘しておられる。病人は、リウマチの痛みに効果的なコーチゾン系の薬剤に一度味をしめれば、もはや離脱しにくゝなることがよく知られている。医者はムーンフエイスから死に到る薬剤を、症状に効果的という理由だけでその病人を無視して使うだろうか。

医療は目前の効果だけが問題になるのではない。病人の主体性とこれを支える医者の人間観を抜きにして、東洋医学の特色は一体どこに求めるべきなのだろうか。近く小生はこれらの問題をまとめた一冊の本を出版することになっているので、その中で詳細に検討された上で、再度質問していただけたらと念願する次第である。

5 経絡指圧要図と奇経

かつて樫波氏が経絡按法（指はり）の名称を唱えられて、針の代りに指で補瀉迎随するといわれたのは、本末転倒ではないかと抗議したとき、説明の足りないため大変お叱りを受けたことがある。鍼灸を学ぶ前に、経絡を按摩によって習うのをみても、経絡治療は指が本で、鍼灸はその代りをつとめて発達したのが歴史的に見て正しいのではないか、という意見であって、手技が経絡治療を忘れていることへの警告のつもりでもあった。

今の按摩がその経絡を活用出来ないのは、曲手にこだわりすぎて、経絡の実感をもてないからで、指圧の手技が無意識に漢方の切診の技法を真似て経絡効果をあげていることを知ったためである。経絡指圧の実際を研究発表しろと云われて数年が過ぎ、やっとその一端を示す機会を得た。

経絡の体表へのあらわれ方は、鍼灸の経穴を直線で結んだ古典の図とは異ったところがあると長浜氏も一例の実験によって示されたが、指圧を経絡的に行なっていると多くの患者によってそのことが実感される。「指圧はただ押せばよいのだ」という指圧師が殆んどであるときに、漢方的な虚実補瀉が必要だと主張する裏付けのためにも、この経験を体系づける必要があった。鍼灸は体表の点を施術対象とすればよいのだが、手技は体表を線から面として捉えて施術しないと経絡効果をあげることが難しい。このために私は両手を陰陽補瀉に分けて行なう指圧を、経絡指圧として提唱している。

このことは本誌に「経絡の認識」と題して発表したが、その方法で多くの術者が実際に体験したものをまとめて経絡図としたので、これは決して岸勤氏のような特殊な感覚によるものではない。正しい切診の手法を会得すれば、万人が感得されるのであるが、現在切診を行なえる漢方医すら少数である。切診は決して、西洋医学の触診と類似したものでなく、本質的に異っていることが理解されていない。似ているのは東洋医学と西洋医学が同じ医学であるという程度であって、その相異がわからないから切診と触診の根本的な点が摑めないのである。切脈が西洋の脈診と複雑さの程度で較べられるように考えているのもこのような誤解からである。

患者の経絡のひびきが術者に伝わり、経絡が実感されるといっても、それを妄想か霊感の一種としか考えられない人が多い。まして虚実というのは体表面はもちろん、着衣の上からでも経絡的に把握できるものだと云えば何と云われるだろうか。しかし漢方の望診というのは、そのように明があってはじめて見えてくるものであることを古典は教えている。心ここにあらざれば、見れども見えず、というのが正に経絡の場合にも当てはまるのである。しかし経絡は見えなくても、その虚実にしたがって補瀉すれば効果は十分あげることが出来る。補瀉ができず、ただ経絡を刺激するだけでも、生体はこれを経絡治療に転化してくれている。これは経絡を無視した鍼灸でも効果があるのと同じ理由である。ただ病的なときほど、その許容範囲が狭くなるから、やはり虚実をみて補瀉の技法を的確に用い分けないといけない。

私の経絡図には足に大腸、三焦、小腸の経絡が画かれているのは何故か、という質問をよこされる方が多い。実際に指圧をしてみて下腹内臓に関係の深いこれら陽経が、足に作用を及ぼさない方が不思議なくらいである。臨床的にはまさにこのように現れているのだが、それでは古典にないものを勝手につくったと非難される方もあろう。私はこれは奇経のどれかに当るのではないかという考え方をもっている。一般に奇経を臨床的に使われる鍼灸師は少ないようだが、十四経の気血が異常な流通路として奇経を持つことが古典に示されているのだから、病的な場合は特にこれを重視すべきだろう。少なくとも足には四経の走向が認められるけれども、臨床の効用からこれを手の陽経に限って当てはめ、正経の三陰三陽に対応させてみたわけである。このような形で奇経を応用したならば、さらに陰経として残りも包括できるかもしれないが当面その必要は認めていない。

古典の走向と病症を参考にすれば、私の唱える足の大陽経は陽蹻脈、小腸経は衝脈、三焦経は陽維脈に当りそうである。このように古典にとらわれるのでなく、臨床を第一として古典にてらしながら、治療効果をあげるように努めるのが私の方針であって、古典とくいちがう時は、これを納得し活用できるまで保留するだけの勇断があってよいと信じている。

手技の東洋的治療に専心して、体系づけたこの経絡図は、経絡を認識する上で、また鍼灸治療の実際に於ても、必ず役立つものと敢て広言するものである。

6 経絡は見えている

47年8月号の「経絡をみる」の研究発表は貴重な実験結果を示すと共に、東西医学の違いを見せる好材料ではないかと思う。一頃鍼灸界を騒がしたボンハン学説の、その後の成果が見られないのは、経絡の解剖的研究の限界を示しているように思える。それに対し、鍼麻酔法に現れた経絡の可視的現象は、鍼のヒビキという自覚的な現象より客観的であり、電気的抵抗よりも視覚的であるという点で優れており、生体的な傷害度も少いと思う。

もともと治療法の研究として、鍼麻酔の実験を始められたと思う前田氏が、患者から「目つきが悪くなった」と評せられたことを、どのような気持で聞かれたか、そのことが私にこの文を書かせた第一の理由である。素直な患者の眼は、治療者としての前田氏が、いつか実験者に態度を変化させてきたことを見抜いたのである。

治療の実験をしていて経絡を見たのと、経絡を見るために実験するのとでは、同じ刺鍼を本人はしているつもりでも、その眼つきが変ってしまうのである。前者は患者を見ているが、後者は患部しか見ていない。この相異がまさに、東西医学の本質的な区別になっていることを強調したい。望診の眼のちがいであり、漢方四診と古典的診療法の差なのである。

同じ号に代田先生が、鍼灸治療の客観化のために、心理的効果や自然治癒力をしめ出せるだろうか、またその考えが正しい科学的思考であろうかと疑問を呈しておられる。経絡が眼に見える現象であることを証明しようという態度は確かに正しいことだろう。しかしその為に患者を被験者にしてはならないのである。中国のように自らすすんで鍼麻酔の実験に身体を提供することはよいが、治療にきた患者に、経絡を見ようと刺鍼することは、不遜な生体実験に通じるものである。

このように夢中になって経絡を如何に如実に実現させようとする心理は何だろうか。経絡を客観化して、万人の認め得る真理とすることが、最終的に経絡治療に貢験すると信じるからであろう。医学のすべての実験がそのようにして行われ、何百人の過誤による犠牲をつくって一人前の外科医になることが肯定されている。この思想が科学の暴走に、原子爆弾の出現にまでつながっているのである。

真理を明らかにすること、それは万人が認め得る客観化によって達成されるというのが西洋的な思考である。ものの世界は確かにそのように示し得るようになるだろう。しかし生命がそのような確実な姿をみせると考えるのは一種の迷妄ではなかろうか。生命の本質は、時間的な流れであり、変化であり、持続である。意識的に捉え得るのは、その空間化された軌跡であり、形骸であり、パターンにすぎない。

経絡はまさしく生命現象であるがゆえに、解剖的実体や固定化した映像は、その素材とはなっても、本質を示すものとはならない。愛情がダイヤモンドで表現されることはあっても、ダイヤモンドは愛情そのものではない。しかし不確かな愛情というものを、何かしっかりした形で摑みたいと願うのも人情である。「形なし」と云われると三焦は実体がないのだと即断されるが、これといって取り出して見せられない臓器、すなわち全身にひろがる漿膜、末梢循環系を意味するので、三焦を形なしと古人は表現したものと思う。

臓器という形あるもので表現される経絡も、実質は体表を流れ、よどみ、相互に連関しつつ動くものである。これを確認できるのは、決して意識的な感覚器ではない。われわれは客観化できないとすぐ存在しないと考える傾向があるが、愛情はどのようにして客観化できるか。生きていることの客観化がいかに難しいかは、その死の判定のときに現われる。

生命の客観化は難しくても、われわれにはわかり、感じることができる。生きているとは常に不確かなものである。一瞬の死によっていつでも失われるものであり、確認できるのはいつも過去の形骸化されたものについてである。生命はこれを共にするものによって、わかり、感じ、確かめつゝ生きてゆけるのである。古人はそのようにして経絡を見ていたのである。東洋医学とは生命を共にするもの（仁）の術といわれるゆえんであり、解剖に立脚する近代西洋医学とは本質的に異るのである。

この古人の心（仁）をもって東洋医学を学べば、経絡は現在でも見ることができる。しかし万人の認め得る客観化は困難であろう。生命をみる心を忘れた冷静な科学者にとって、患者はたんなる被験者である。病人をみて、その病苦を救いたいという心、その心で病人をわかり、感じ、確かめてゆくとき、経絡の虚実をはっきり、体表に認めることができるようになる。この方法が「漢方四診」にほかならない。

これまで鍼灸師は、経穴だけを対象にし、刺鍼に経絡そのものをみる必要がなかった。だから経絡と称しても、それは経穴を連ねた直線で画かれて、流れを表現したものでないのが、これまでの図になっている。見る必要がないものは、何十年やっていても見えないのが当然である。このことは私が指圧を通して経絡を実感したときに、はっきりわかったのである。そのことはかって「医道の日本」誌に〝経絡の認識〟と題して発表した。「鍼灸の日本」に投稿しなかったのは多忙にまぎれたためだが、その研究は「経絡指圧診断治療要図」として出版してある。この図は決して観念的に画かれたものでなく、実際の患者の体表に、眼で見、指でふれて確認したものであって、今もわれわれはこの図のような、経絡を見て指圧を行っているのである。そのため従来の経絡図にないようなものを書き加えているし、この研究はさらに新しい経絡線の発見にまで進展しつゝある。

経絡をカラー写真にとるという研究は確かに貴重なものである。しかしそのために患者に刺鍼をしてはならないと思う。私たちは治療をするために経絡をみるのであって、他人に誇示するために経絡を見せようとしてはならないと思うのである。

7　望診の心

漢方四診についてかって「漢方の臨床」誌に発表し、創元医学新書「指圧療法」にも詳述しているが、鍼灸家の眼に留ることが稀と思われるので、この際一言しておきたい。

「望んで知るを神という」の言葉を神様と誤訳されたまゝ、望診の本質は視診を精密にしたものという錯覚に陥入っていることに気付いていない。望んでみる神とは精神であり、ものを注視することでけない。絵の心は遠くから望んで感じるもので、近よって色の使い方や筆のタッチをみてわかるのではない。病人を診るとき、経絡を見るにしても、五行の判定にしても、身体を客観的な対象と考えては、神をつかむことはできない。人間をみるとは心を感じることである。顔色に示された病人の心、姿勢に表現される苦しさ、舌、爪、目にあらわれている生々しい気を感じとらずに望診などできるものか。漢方は病人治療、全体治療だと云いながら、やはり機械・器具による科学的な診療も必要だという最近の風潮は、客観化され、一般化された基準を与えられないと自信のなくなった治療技術への不信感に裏付けられている。

望診の眼ざしは、病人を受け入れ、その心を感じる温かさをもっていなくてはならぬ。病人はその罪の深さ（過去の不摂生）を隠して、医者に憐みを求めてくるのであるから、その罪をあばきたて、過去の傷をえぐり出すような刑事や検察官の鋭い眼で眺められては、打ちあけたい心もすくんでしまう。この欄に関心もたれる方々に、このことだけは、はつきりと銘記していただきたいと思う。

8　科学による偏見

科学とは、自然または社会の事象について、ある条件のもとに成立する法則を追求する学問であろう。条件の設定の仕方によって、その法則の通用する範囲は限定され、また修正・訂正されて、より包括的な真理が求められてゆく。ところが科学はしばしばその範囲をのりこえて、未知の領域にまで大胆な推測を押しつけてくることがある。もちろん科学自身でなく、これを妄信する人々の手によってである。

現象論も本体論も、その条件の一つにすぎないのであって、そのことから非現象論が誤りであるときめつける論拠はどこにもない。坐骨神経痛に推間板ヘルニアが多く占めることは、京大の手術による確認比率に限らず、多くの専門家の発言にみられ、特発性と思われるものが次第に減少していることは周知のことである。さらに他の医師によって坐骨神経痛として専門医に送られてきた患者に多くの類似疾患が含まれているという報告もある。このように不安定な症候群を、承知の上でまとめて集団とすることを現象論と考え、その圧痛量とラセーグ角度の改善値をもって、坐骨神経痛に対する鍼灸の効果の研究と断定してはばからない実験態度が果して科学なのかと問いかけているのである。

もともと私の感想文というだけで読む意欲もなかったのを、自分の論文の批判がでているといわれてよまれたのだから、それが「漢方の認識」についてでなく、中央公論所載の論文を項目別に討論したことに気付かれなかったであろう。木下論文それ自体を批判したのでなくて、高橋氏のとり上げ方について述べた文章が大へんお気に障られたらしい。この点は改めて弁解させていただく。漢方の認識には、もう少し丁寧にあげられていたので、これをもとに、非現象論の立場から再び発言してみたい。

坐骨神経痛の原因は、手術で確認された（根性といわれた）例数のほかにも、大半が椎間板ヘルニアなどの脊椎の異常または神経炎によるものであることが専門医の研究として発表されており、その診断にはこれらの原因を探すことに大部分の努力が傾けられるのは、原因に対する適当な治療をしておかないと再発しやすいからである。したがってラセーグ症候や圧通点は確かに坐骨神経痛に特有の症状ではあるが、その減少や消失をもって、直ちに、坐骨神経痛に対する治療効果の判定とすることはできない筈である。

東洋医学の現象論は、決して症状だけをみたり、症状を病気とみることではない。病は体表にあらわれるというのは、体表の症状から病の証を摑めるということである。証は病の実体を予想はしているが、それは決して解剖的実体でなく、機能的な内臓に根ざしたものと古典にも書いてある。これを治すのが本治であり、症状だけを貼うのは標治と区別していることは、漢方では常識の筈である。

いくら方法論的に、科学の仮面を着せて数学的に処理しても、たんなる現象のよせ集めからは、正しい結論は得られない、そのことは高橋氏も、神経痛という病気は原因論的に複雑であるのでと指摘しておられることである。さらに、浅刺と深刺の比較にしても、前者は五㎜で、後者は二〇〜三〇㎜というように規定してある。A法・B法共に治療的に有効と確信されたものの比較だと思うが、なぜ前者が五㎜と限定され、後者には一〇㎜の幅をもたせてあるのだろうか。一般に浅刺といわれるときは五㎜位のことで、深刺はそれ位幅をもたせてやっておられるのだろうが、統計的に両者を規定されると意味は異ってくる。有効と思われる手ごたえが、浅刺では五㎜前後、深刺で一〇〜二〇㎜であったと統計的に得られたことと、逆に五㎜を浅刺、一〇〜二〇㎜を深刺として統計的実験を行うこととは統計的手法が問題の前後にある典型的な例である。前者は治療的手ごたえが数値を決定し、後者は数値が実験的手技を限定している。

浅刺を五㎜と決められて刺すときに、五㎜の長さを意識しないで刺せるだろうか。それにくらべ一〇㎜の幅をもたせた深刺の場合は、治療的手技に手かげんを許容してくれる余裕がある。とすればこれはたんに浅刺と深刺の比較でなく実験的手技と治療的手技という要素が加わってきていることを考慮しなければならないだろう。

また置針とすぐ抜きとる場合との比較にしても、これほどきれいなデータが出るということは、臨床的にその効果が既に確かめられていたものをわざわざ実験したのではないかという疑念ももたれる。そうした予測が実験前から施術者の頭にあったとすれば、これもただ刺針方法の比較といえなくなるのではなかろうか。

高橋氏も、この形式では二重盲検の条件が満たされていないと断っておられるように、科学的な実験条件を充たすことは、木下氏が十一月紙上に述べられたほど簡単なことではない。例としてあげられた坐骨神経痛の解析以前に問題があるのだから、この結論が正しい研究方法によったものとは云えない。東洋医学の場合は、こうした数値を出す以前に、もっとしなければならないことがあるので、その点西洋医学の証明法を早急に適用しようと焦ることはどうかと思う。まして中央審議委員になられて、このような研究方法をもたぬ治療は、有効であるかどうか疑わしいというような科学的偏見を示されては困るのである。現象論はたしかに有用な方法であっても、ただ現象を集めて推計学的に処理すれば正しい結論がでるというものでもあるまい。実体論がグロンサンの研究で誤りを犯したといっても、それは実体論のせいでなく、その適用法を誤ったことにあるにすぎない。現象論が目下のところよい方法であったとしても、だから非現象論は誤りであるという論証にもなるまい。

ことのついでに医療に於ける確信の問題を、大東亜戦争の敗戦と結びつけて、それが確信のゆえに敗けたような結論づけをして、私の考え方を爆砕したような印象づけを行っておられる点を注意しておきたい。医療を戦争と結びつけることは、皮相な医学論によく出てくるが、それを同質とみることは東洋医学に全く反している。さらに敗戦は事実であるが、その原因が勝つという確信にあったという証拠がどこにあり、また誰が確信して戦争を行ったというのだろうか。敗戦が事実だけに、この結論はいかにも真理らしくきこえ、木下論文はこれによって、ファンの喝采をはくされたかもしれないが、こうした比喩は決して科学的推論の証明にならないことを御承知願いたい。

科学的に確率何%の成功率しかないと云われる手術でも、それを実施する医者はその成功を確信してメスをとるであろう。その確信は決して科学的確率に盲目になることではない。むしろ危険が多いことを承知しているからこそ、その成功の方にかけて手術にふみ切るのであって、そうでなければ患者に救いはない。まして東洋医学は、木下氏の云われるように生命存続に危険や病状を悪化させる虞れの少い治療法であるけれども、患者となって同じ療法を受けるのなら科学的に良心的な術者よりも、治るという確信をもってやってくれる術者に、かかりたいと思うのが、偽りのない心情である。そうした患者の信頼が、治療に有効であるのは、あくまで心理効果であるから科学的治療からは排除すべきであると、木下氏は確信しておられるのだろうか。漢方の証が五つに分れても、一つの証以外は誤治ということにはならない。浅刺・深刺も共に坐骨神経痛に効果があると推測されて試験をされたのであろうが、漢方の証は効果を試験してみるためでなく、あくまで治すために出されるものである。両者の差は既に述べたように明らかであって、そこに人間治療としての東洋医学の価値があることを強調しておきたい。科学的検証を無視するのではないが、毛語録を信ずることが鍼麻酔を有効にするなら、その心理効果を利用して薬物より有利な鍼麻酔を研究すべきで、そのことは決して科学的にいい加減だという証拠にはならない。（日本の学者の中でそのような発言をされていたので）併せて木下氏への反論のしめくくりとしておく。

9　木下晴都氏にお答えする

東洋医学が古来現象論的な追究方法により臨床を行い、これに自然哲学を当てはめて説明したものという認識は、木下氏自身がなされたものでなく、高橋晄正博士のものを借用されたと思うが、これに対し実体論的な研究から生れたグロンサンの欠陥によって、現象論の真実性を裏付けるというのも、高橋論法の常套手段である。医学のこうした単純な二分類によって現象論こそ真理なりと教えこまれた頭で、「増永氏の非現象論」と表題されたものと思う。東洋医学が現象論であるというのは「傷寒論」の実証的治療医学に関する限り適切にみえるが、その背景に素問の病因論があり、中国の病理論に基いて三陰三陽が展開されている医哲学を理解しなければならないことを相見三郎博士も指摘しておられる。その点、高橋博士の「漢方の認識」は極めて皮相なもので貫かれているが、現象論は現象を推計学的に処理したから科学になるのでなく、その現象を具体的に分析・考察することによって事実を主張できるのである。（質問一）

坐骨神経痛の症状の消失が治療効果の判定に直ちにつながらないのは、高血圧が降下剤で治癒されたと云えないのと同じである。その後の再発率がきわめて低いといわれるなら、その数字を発表すべきであって、浅刺と深刺の比較実験で、直後の症状改善率で両者の坐骨神経痛に対する効果の如き発表の仕方が正しい現象論ではあるまいと私は発言しているのである。降圧剤が直ちに大巾な効果をみせて、かえって生体に悪影響を及ぼした例にみられる如く、病態が症状と共に維持しているホメオスタシスを急激に乱すことは決して好ましいことではない。そこに東洋医学が生体全体からの改善による治療法をとりつづけた叡智があるといえよう。（質問二）

これに関連して、実験群と対照群には証をとりちがえた無効例が同様に含まれるから、治療効果の推定の誤差は解消されると云われたことに一言したい。霊枢官鍼篇第七に「不得其用病、能移、疾深鍼浅内傷良肉皮膚為癰、病深鍼浅病気不写支為大膿………」とあるように証に応じて浅刺、深刺その他を使いわけよとある。坐骨神経痛の症状に浅刺、深刺の即効例が等分に含まれているのならよいが、深刺即効例が全般に多いとすれば、この二グループの比較実験で深刺の方が有利になるのは当然であろう。そして深刺が坐骨神経痛に対して効果が大きいという結論にはならないのである。

患者は症状によって病気を知り医者の所へ来るし、医者も症状を手がかりとして診断し、症状のとれるような治療をするだろう。素問「湯液醪醴第十四」に「病為本、工為標、標本不得、邪気不服」とあるように、ただ症状をとるのが医療でなく、それが本たる病根に合致するのでなければ、治病とはならないのである。病に標本ありとは同じく「標本病伝第六十五」にもみられるところである。標とは、軽く上がるもの、表に出る、木のこずえであり、高くかかげた標識、目印のことであれば、これが症状を意味することは当然であろう。本は、木の下であり、根の太い所であるから病の根を示すのも明白である。「病発而有余、本而標之、先治其本、後治其標、病発而不足、標而本之、先治其標、後治其本」とあるのは、病気が実証で余裕があれば根本から治して症状は後でとれば良いし、もし虚して余裕がなければ症状をおさえてから、根本の治療をするとよいということで、「故知逆与従正行、無問知標本者、万挙万当」とあるし、これは霊枢の「病本第二十五」にくり返し述べられ「謹詳察間甚、以意調之、問者並行」とある。本間祥白氏は「後ナレバ本ヲ先ニシ、急ナレバ標ヲ先ニス」と書かれていたようだったし、長浜善夫博士の「東洋医学概説」にもそう解説してあるので、漢方の常識と思い込んでいたのは科学派の人には通じなかつたのであろうか（質問四）。症状へのアプローチを貼の字で狙う（これは獲物の意が強いので）と読ましたのは行きすぎだったかもしれないが。

さて証を機能的な内臓に根ざしたものという表現をひどく気にされたようだが、素問の病理論から当然の帰結として、「金匱真言第四」の「八風発邪以為経、風触五蔵、邪気発病」とか、「陰陽応象第五」の「治病必求於本」という語句をよみ、経絡の虚実という歪み（邪）を病の本とみて、虚実と補瀉するための診断が証と考えていたのだが、木下氏は素問の何を読んでこられたのだろうか。「三部九候第二十」には「必先度其形肥瘦、以調其気之虚実、実則写之、虚則補之、必先其血脈而後調、無問其病、以平為期」とは素問の診断と治療の根本、すなわち証を示したもの

と云えないだろうか。（質問三）

証の記載は、傷寒・金匱には明確に用薬の方で示され、難経六十一難の「其ノ寸口ヲ診シテ其ノ虚実ヲ視テ以テ其ノ病何レノ臓腑ニ在ルコトヲ知ル」によって、経絡の虚実とみるのが通説と思われる。この証の解釈は多くの漢方学者によって行われ、高橋博士もいろいろと批判しておられるが、私はそのすべてに誤解があると思う。嘗て出端氏からの質問に簡潔にとあったから「治療法」と答えたところ、これを同じ誤解の上で論じられたので、少し表現を変えて「治病方針」と明記することにしたい。（質問五）

そこで再び誤解をくりかえされないように証に対する見解を少し述べさせていただく。先ず証を客観的な患者の病態、すなわち情報とすることの誤りを指摘したい。情報はもともと受取り手の主体性によって価値をもつのであって、情報量ばかり多くて全く主体性を失った現代にはその弊害の方が目立っている。西洋医学の情報量の多さが、漢方の個の尊重を上まわっているという高橋氏の発言などは、この情報過多の世相を代表されたようなものである。余計な情報を得るために患者がいかに傷つけられ多額の費用と時間の浪費が行われているか、医療の貧困と共に現代の荒廃の根源である。証は情報量によって客観的な映像を作り上げるのでなく、医療の主体性を生命的に表現したものである。愛が言葉の多さでなく、その心によって確認されるように、証はまさに医者と患者の信頼関係を示すものである。

薬方は「之を主る」または「宜し」と表現し、手技は経絡の虚実とする「証」なるものは、たんに患者の客観的な病状に留っていない。薬方によって患者を治そうとし、虚実を補瀉してその平を期そうとする医者の決意がある。すなわち「治療方針の診断」である。それは病名のように、患者を客観的に固定的に概念化したのではなく、生命的に時間的空間的にかかわりあってゆく存在としての人間関係を示している。薬だけが患者を治すのでなく、また技術だけが治療ではない。患者の生命との触れ合いが証として表現されるとき、患者がこれを信頼して受け入れて治療になることを医者は期待している。「随証治療」とはこのような意味に受けとるべきである。この出典を示せと云われても困るが、素問霊枢、傷寒金匱を通読して私は古典の精神をこのように摑んだのである。

個々に心を持つ人間は、数字のように単純明快ではない。ユダヤ人はこれを「全会一致は不承認」と規定しているという。A・B共に有効とされる方法で実験されたものが、はっきり優劣差を統計的に示すということは、個々の人間の姿でなく、期待効果をもつ一人の存在を示していることにはならないか。（質問六）

二重盲検というのは、薬という物質の作用を客観的に検証する方法であって、決して治療の効果を実証してはくれないだろう。医療が人間関係によって行われる限り、特に技術に関する実験には不適当である。歴史的社会的な承認が、アリナミンで無価値なことを暴露されたというけれど、たかが数年の時間と日本の閉鎖社会の中で宣伝の力による歪曲が一般化されたにすぎないのではなかったか。大衆保険薬は多くの医者が本当に信頼して使っていたのなら救い難いことであるが、そうでもあるまいし、臨床試験の証明を待つまでもなく、心ある人は感づいていたことである。科学的に不十分といわれても、人間の姿は歴史と同じく、地味であっても個々の正確な事例研究の積み重ねの上に示されてゆくべきではなかろうか。（質問七）

成功率が極めて低ければ、この患者を科学的良心的に確実に救えるとは云えない。たとえ成功率が高くても、人間の未来に絶対という保証はない。確実なのは数字であって、個人の運命ではないからだ。真に人間を知る科学者は神を信じる。その意味でこの患者への行為に確信をもって当らねばならないのである。指揮官は危険を承知でも成功を確信して命令を下すだろう。それは自分のためでなく部下の命をあずかつているからである。歎異抄にある「よき人の仰せに従いて地獄におちるとも悔あるべからず」という信頼がそこから生れる。自然治癒、心理効果、偶然誤差を除いたとき、人間は一個の肉塊になってしまう。これに作用する数字を医療の根拠として、確実な治療が行えると考えられる人を科学的良心的といってもよい。一体医療というものがそれらを除いて成立すると考えるほど、私達は生命に対し傲慢になってよいものか。(質問八・九)

治療を受けにきた患者に対し、効果があり安全性がある方法を用いるにしろ、患者を治すことが目的でなく、治療法を検証する目的で行うということは、明らかに背信行為である。実験ならば、はっきり実験であることを表明し、了解を得た上で行うべきだろう。しかもその治療法に確信を持つことは科学的に危険な思想であるといわれるのだから、一体患者の信頼をどう考えておられるのか。(質問十一)

残余の質問は以上の回答に既に含まれていると思うので省略させていただくが、「漢方の臨床」誌の確信について重ねて付記したい。同一の病人に証決定の成績が長く掲載され、その多くの証がまちまちであったから、漢方医の確信は誤治を犯す危険な思想であると評されていた。一体「漢方の臨床」誌が、そのような危険な思想を長らく連載して恥とせず、読者もそのような評価でこれを読まれたのであろうか。難経には逆治を行うのは中工であると書かれており、全く経絡の当らぬ下工すら、十人中六人を治すとあった。木下氏も浅刺と深刺や置鍼と即抜は共に坐骨神経痛に対して効果があると推測されて臨床試験に移された筈である。試験の結果をみて優劣こそあれ、誤治を行ったことにはならなかったとすれば、証のまちまちがはたして誤治と評価してよいのだろうか。

西洋医学の危険な誤診と異って、東洋医学は誤治・逆治の場合の方法でさえ、あらかじめ明記されているように、治療に許容される体のものである。いくつかの証も優劣の差こそあれ、経験的伝承的に効果の推測されるものだから、これを誌上で討議する値打があるのだと思う。しかも試験的にではなく、治療として証という治療手段をそれぞれ確信もって出された回答を、危険な思想と広言されたことは、あの討論に参加された多数の漢方医の真執な学問的態度に対する冒瀆であると思う。高橋氏の解説を鵜呑みにされず、湯液の証についても少しは自ら勉強されることをお願いして一先ず回答を終りたい。

10　医療制度改善への一歩

私は一介の指圧師であるが、日常の治療を行いながら、いつも国民全体の医療のあり方に関心を持たざるを得ない情況にある。その原因の一つは、現在医療制度の矛盾にあることは当然である。理想としては東洋医学に対する国民の認識がもっと高まり、東西医療の長所が活用されて真に国民の医療となるべき制度が国によって採用されることである。

「医道の日本」という名称もおそらくそんな情況を目指して名づけられたものに違いなく、その理想のために努力しておられるものと信じている。そんな理想論だけでは現実が一気に動いてくれないのも事実であって、どこからか一歩一歩理想への筋道を見つけて進まねばならないのは当然である。私自身そんなつもりで指圧の理論と実技の研究をすすめて努力しているのである。

したがって指圧にだけ眼を向けておればよいようなものだが、医療の矛盾に対する改善策がどこかにないものか、国の健保抜本対策のまだるっこい紛糾ぶり、医師優遇税制改善の見送りなど、一向前進を見せないのを眺めていると、日本の医療改革など革命でもおこらぬ限り不可能ではないかという思いまでしてくるのである。

門外漢の私がこんな意見を発表したところで、誰もとりあげてはくれないかもしれないが、もし「医道の日本」の読者の中に有力な医療制度に関する権威がおられて、この案は確かに一理あると生かせてもらえればと考えて、この貴重な紙面をいただくことにした。

問題は医師税制の考え方から始めるが、控除率が高すぎることが平等を欠くという論である。私は医療の全てが真に国民の健康のために行われているのなら、政治献金同様に無税であっても差支えないと思っている。したがって将来、東洋医学が健康保険で行われるようになった場合も同じ扱いにしてもらうのが理想である。医者の儲けすぎは数でこなす乱診にあるよりも、欧米水準に比較してはるかに高い薬剤使用にかかっている。医療の半分を占めるこの薬物が正当に使われているとしたら、今に病人の大半は薬害による医原病で占められてくる筈である。現実は欧米なみの使用に止まるとすれば、貴重な資材と国費がムダにドブに捨てられていることになる。これを節約すれば健保の赤字は一挙に解決し、医療行為に対する支払が優遇されて乱診の必要もなくなる。

この明らかなことが実行できないのは、医療収入の大半が薬価の利ザヤに頼っているという一事に原因がある。これを援助するのは薬業資本の利益のために薬剤浪費をすすめる体制である。この諸悪の根源はそう簡単になおせないが、ここに実行可能な名案がある。

税制を保険診療全体に対して改正するのでなく、薬剤収益に対してだけ高率の課税をすればよいのである。診療行為の収入には今まで通り優遇して、薬剤収入はこれを商行為とみなして高率税額を負担させるのである。もちろん欧米並みの使用基準に対しては免税でよいが、それ以上の使用は医療のためでなく製薬会社のセールス行為に当るのだから当然であろう。

このようにすれば、薬を少量使って病気を治せる名医の収入はふえ、薬を大量使い過剰検査をしなければ病人を集められぬ庸医との技術差も正当に評価されるし、国庫と資財の浪費も抑制され、医薬分業も推進されるのではないか。一率に税率改正には猛反対の医師会も、この二本立改正案を提出すれば、幹部は名医の集りだから当然受諾されるものと思われる。

清新をうたわれる三木内閣が、この改善策を採用されたら、長年の健保抜本改正と税制改正が一挙に解決され、医療制度のヘドロも掃除されて、新しい日本の医道への途がひらかれるのではないかと考える。よろしく諸賢の御協力をお願いする次第である。

11 第一次世界手技療法学術大会

桜、れんぎょ、つつじなどが一斉に満開となった好天のソウルで、三百余名の参加者（日本からは五十名）を集めて、初めて開かれた国際手技大会は、内容的に十分とは云えないのは当然だが、一応七ヶ国の人たちがその理論と実技を披露するという形で行われた。開会式と第一日は朝鮮ホテル、第二・三日は慶熙大学図書館講堂であったが、通訳と資料の準備に問題があり予定の消化に難はあったが、各手技が一同に会したことは日本内部でも行われていない現状からみれば、世界をうたう第一歩としての功績は大きいだろう。次のような決議文も採択したが、要はこれをどのように実現してゆくか、日本手技療法界の一致協力こそ、その鍵を握るものといえるのではなかろうか。

決議文

この度韓国ソウルで開催された第一次世界手技療法学術大会においてあげた輝かしき成果を機縁とし、世界手技療法発展のために「世界手技療法連盟」の結成を期待して以下の如き決議文を採択する。

一、我等一同は手技療法の研究と術技開発によって人類愛の結晶のために邁進し、世界人類の平和と親善に奉仕することを再確認する。

二、我等は人間心身の神秘性を尊重して、手技の術技によって人類のあらゆる疾患を救済する聖なる天職のために、すべての心血を注ぐ。

三、我等は上記の事項を達成するために、世界各国の手技療法家との緊密な連絡のもとに、随時学術と技術の交流遂行に万全を期す。

なお、この代表者会議に於て、次回はアメリカ、第三回を日本で世界大会を開催することが承認されたけれども、その時期方法については、尚検討が必要だと思われるし、今後の動向が注目されるところである。

12　全身十二経の発見

古典にとらわれない経絡図を発表して四年経った。今後の研究により一層正確なものにと考えたとおり、この度改訂版を送り出すことになったが、前回よりも更に経絡界に問題提起を行うことになるだろう。先の経絡図で一番質問の寄せられたのは、足の六経に加えられた陽経三本の線である。古典では手に六経、足に六経が常識であって、鍼灸の施術穴はこの十二経と任脈、督脈上にほとんど含まれているのだから、それ以外の経絡を考える必要はないわけである。任・督以外の奇経六脈を治療に使うこともあるが、正経以外の経穴があるわけでないから、施術上は古典の十四経に準拠した経絡図で充分だったのである。

指圧を単純な点圧と考え、またそのような施術をする流派もあるが、東洋古来の経絡によって手技を行うときは、指圧は経絡上の任意の点、というより、虚実の反応する部位を連続的に、すなわち線として補瀉を加え、また自らより有効なツボを見出して施術しなければならぬ。ただ定められた部位を押してゆくのでなくて、自ら反応部位を実感しながら指圧をすることが、指圧の診断即治療であり、それが古来の切診の技法に従った指圧といえるのである。同時に医王会方式による陰陽両手操法を行うことによって、両手の間に経絡の流れが実感でき、その反応を患者と共感することもできる。このようにして次々と臨床的に手、足、頸それぞれに十二経づつ、経絡の存在することが確認されてきた。経絡というのは病的なときに異常なヒビキとして現れるので、それは鍼のヒビキのように特異患者でなく、一般に患者の指圧によって認識されるのだが、一患者に十二経すべての経絡を浮かび出せることはかなり困難がある。

12. 全身十二経の発見

鍼灸には平脈といって、虚実を補瀉した効果が健康と認識されるわけだが、指圧にはどんな健康人にも生きている限り、多少の歪みがおこり、これを虚実として認識できる。このことは指圧によって異常の消失したツボには、鍼灸の施術を必要としないという古典の記述からも肯けることである。そのような微弱な変動は、脈では平にみえても体表上の経絡をじかに切診して虚実の歪みとしてとらえることが経絡指圧では可能なのである。

このようにして次第に明確になってきた段階で、すべての経絡線を、裸にしたモデルを使って、その体表上に六色のサインペンを用いて、実際に描いてみたのである。これを間を置いて数例ほど実験した結果、新しい経絡はその末端まで確認することができたので、ここに発表することに踏み切ったのである。

古典に記載のない経絡がどうして存在するのかと疑問に思われる方は、最近の中国の耳鍼法やアメリカのゾーン・

テラピー（足で全身の機能を診断し治療する）を考えてほしい。これらは部分で全身の治療を行う方法であり、脈診が橈骨動脈の一部で全身を診断してきたのと同じ原理である。鍼灸という瀉法では限定された施術点で十分だったため、全身十二経などを認識する必要がなかっただけである。手技においては、この十二経を活用することによって、従来では考えられないほどの顕著な効果をみることが臨床的にも確認されたので、多くの方々に追試と実証をお願いする次第である。

以上の結果、描写された全身十二経の詳細は、医王会発行の「改訂版全身十二経・経絡指圧診断治療要図」を御覧願いたいが、この研究から明らかになった二、三の点について報告したい。研究の端緒はもちろん古典の経絡図によって確かめてきた。医道の日本社刊「指圧」を書いた頃は、その過程で十経程度が明らかになっていたが、まだ完全でなかったわけである。

全身十二経が完成されてみると、体表の経絡によってすべての症状が解釈され、診断することができるし、その治療もまた経絡的に的確に行えるのである。これまでの経絡図では、その走向のない、経穴も存在しない部位に症状があったり、施術する必要を感じた場合、これをどのように考えて治療すればよいか迷ってしまうのである。鍼灸のように定められた施術点だけでよいのなら問題はない。それでも最近の中国の研究をみても、古典にない経穴が新たに研究され活用されはじめている。すなわち古典の経穴がすべてではないのであって、ツボというのはおそらく全身無数にみられるものなのであろう。それを整理し簡易化したときに、三百六十余の名称が確定されたにちがいない。だから新しい経穴が発見されているのでなく、昔に省略されたものを、再び取上げただけで、古典の限定した経穴だけでは治効をあげ得る技術が低下したための現象なのではなかろうか。

症状のあるところを片手でおさえて、その部位に影響する経絡を他方の手指で按じて（両手陰陽操法）ゆくと、症状の軽減する点が何か所か見付かる。これが同経での虚実診断であって、症状のある部位が実で、そこへ特に影響の強い点を虚とみる。ついで同じ体位（手とか足・頸・背・腹といった局部）で、症状のある経を実とみるとこれに沿って影響の強い経を按じて見出し得るので、これを虚ととれば、大体の経絡虚実の診断ができる。経絡の虚実は他の部位でも同様であり、特に背候診・腹証で確かめることができる。切脈というのは、おそらく最初は手首を丸く摑んで、そこで全経の虚実を診たのが、後に脈診に変化したのではないか、ということが、全身十二経の発見により推定できる。

全身十二経のおかげで、すべて局部の症状も全身の経絡虚実を補瀉して治せるので、全身治療の漢方のたてまえが確信をもっておこなえるようになった。局部の症状をとるのは標治であり、これを全身の虚実から整えるのが本治である。症状をつねに全身的にみて、その歪みを調えることで症状をとるのでなくては漢方治療とは云えないと思う。ギックリ腰で脊椎骨に歪みができた場合、カイロなどではこれを矯正する特殊な技術と装置を必要とする。それは局部的にその症状だけをとろうとするためである。この歪みを経絡的にみれば、それはまず下肢の経絡の歪みとしてとらえる。同時に上肢から頸にかけての歪みでもある。腰を痛めることは、腰だけの原因でなく、下肢の使い方や上肢の偏り、頭部保持の歪みといったものも影響しているわけであり、さらに根本的には腹部内臓の虚実ということにもなってくる。そうした部分的な補瀉を重ねてゆき、結果として腰椎の歪みを矯正することは、総合的であるだけに安全であり、技術差のズレを補うこともできる。これが全身十二経の利点の一つとも云えるだろう。

経絡の走向を臨床的に確かめてゆくことでさらに気付いたことは、古典の経穴に関係なく、めぐりまとう支脈・絡脈として記されたものが、そのまゝ体表から確かめられるということである。しかもその部分の手指による治療効果が決して無視できないほど強いのである。鍼灸のツボがないということで今までは観念的な線ぐらいにしか考えられなかったものが、実際は経絡の大切な働きを意味していたのである。

さらに、全部がそうではないが、上肢内側の陰経や下肢内側と外側に、古典の経絡に沿う新しい経絡が、手足の同一陰陽に属していることである。たとえば手の大陰肺経の内側に足の太陰脾経が通るのであり、足の少陽胆経の少し前面に手の少陽三焦経が通っている。こうした点から、手足の六経というのは、三陰三陽の区分を示すもので、臓腑に分けられる以前の姿を予想させるのである。これを臓腑六経に限定したのは後世の鍼灸による簡略化によったものだから、これを臨床的に十二経にとることは少しも不都合はなく、古い三陰三陽という経絡本来の性格を生かすものだと考えられる。しかし理論的にいえば、手足の陰陽をすべてに平行させればよいわけだが、実際はそうならないところに、また生体の複雑な現実があるのではなかろうか。またその故に、経絡を臨床的に使うことの面白さもあるといえるのである。

13　患者に接する心構え・注意事項

西洋医学を学ぶ者は、先ず「ヒポクラテスの宣誓」によって、医術を学ぶ態度、患者に対する心構え、処置、責任についての厳格な心得を簡潔に教えられる。漢方にはそうした成文はないが「医は仁術」という諺にすべてを表現されてきたようにも思う。またヒポクラテスの言葉を裏返せば、そのまゝ医者の犯しやすい弊害をきびしく戒めておかねばならない危惧を感じるし、これは現代医学を頂点として強調されつづけねばならなかった傾向であるとも云える。同じ論法でいえば、仁術は算術になり易く、またへつらいと権柄で上下の方向に対する気風を生じやすいわけである。

換言すれば、「患者の必要と利益のためにのみ行う処置」を強調した西洋医学は、それを「多数の患者」と註釈して個人には実験を強いる論理を内包していたし、「仁術」をうたった漢方は、勝手な都合でお互に相互に犠牲を強いる道を歩いたとも云える。患者に接する心構えや注意という項目を、したり顔にこれから述べようとするとき、このような表裏をもった人間のさがにおののかずにはいられない。

医者が自ら初めて患者となって入院治療を受ける身になったとき、現在のその余りにも非人間的な扱いに憤慨し、患者に同情したという。しかしそのような患者の要求を一つ残らず実現するような機構に改めるとしたら、医者や看護婦の負担をふやすだけでなく、他の社会の人々にまで過重な犠牲を強いることになるだろう。理想的な医療を西洋医学的に考えるならば、そうなることが当然である。

ひるがえって「仁術」を要求される漢方の立場から医療を考えるときに、まず必要になるのは医者と患者お互いの人間的余裕ではないかと思う。われわれの施術が現在の保険医療の如く、一日に少くとも五十人以上の診療をしなければ経済的になり立たないとしたら、いかに正しい漢方治療を行おうとしても、それは患者の人格軽視を許容しなければならないだろうし、医者自らは殺人的労働に従わずにすまされないだろう。漢方が成立した時代は、社会的に仁術の行える余裕があったに違いなく、それが明治に至るまで一応成立してきたということは、現代の眼からは奇異にさえ思える。

私自身現在漢方的な診療に携わりながら、このような素晴しい治療にもっと多数な人が恩慧に浴せるような東洋医学中心の医療体制になることを望んではいる。しかしもし現在のような病人をすべて東洋医学が引受けてみろといわれたなら、仁術的態度は一挙に崩れさって、とても今の西洋医学的処置すら一人一人の患者に対しては行えないだろうと思う。いかに西洋医学や薬害、保険制度の弊害が叫ばれ、その方法の欠陥が目立ってきたにせよ、大半の人たちがこの医療に心理的に満足し、その恩慧に浴しているからこそ、その医療体制は維持されているのである。

そうした保険診療に満足できない少数の人たちが漢方・鍼灸または民間治療に渇を求めにくる。さればこそ経済的になり立つ料金を要求して施療することができ、東洋医学的施術の良さを味わって貰えるのである。私は先ずこの感謝の気持をもって、患者に接する心構えの第一としてあげたい。したがってそれまでどんなに間違った医療を受けていたと感じても、またそこに西洋医学の欠陥が大きく覗いたとしても、これを決して大声で非難してはならず、そのことに気付いて自分の処へ来てくれた患者の見識をこそ敬服しなければならない。

ところで鍼灸治療を受けようと訪れてきた患者が、それ故に鍼灸、あるいは自分の技量に信頼をよせてきてくれたのだというような思いあがりを決してもってはならないのである。現代医学の築き上げた牙城というのは、われわれが考える程、もろいものではない。治療の失敗はその医者の責任であり、治癒不能は進歩の限界であって、医学そのものの権威は少しも損われないのが現状である。患者はでき得れば現代医学の手によって治りたかったのが、たまたまその不適応症候であったために、仕方なく他の手段を求めたにすぎないというケースがほとんどである。それを単純に、自分の治療を求めてきたから、これは漢方鍼灸の味方であると思いこんで気を許した態度で接することは禁物である。夫婦げんかをして夫の悪口を訴えている女は、多分に夫への未練をもっている証拠だと思わねばいけないように、現代医学への不信を訴えている患者は、自分への同情を求めているのが本音である。それにつられて相手への非難に同調すれば、たちどころに「はしたない人だ」と批判されてしまうだろう。患者は自分に同情して丁寧な扱い方をしてほしいのであって、相手をやっつけることを求めているのでは決してない。むしろそうしたやりとりによってこちらを評価しようとしている場合が多いのである。

私は患者の心理を、冷静に評価しなさいとすすめているのではない。施術者と患者という立場の相異したものは、互に相いれ難い心理の動きの中にあるということを強調しているだけである。施術者としては、その治療方法というのは熟知のことであり、その効果を信頼しているからこそ業者として自立しているのである。しかし患者というのは全く未経験の世界に、僅かの可能性を期待して、溺れる者、藁をも摑むの心境で、訪れている場合が大半と考えねばならない。施術者はこの心境を理解するために、ときどき未知の療術を受けたり、また他の施術者の治療を受けてみる必要があると思う。

たまたま筆者はある都合で、ゆきつけでない理髪師の店に入ったことがあった。椅子に坐って鋏を受けるまでの筆者の全身が警戒緊張している感じ、カミソリを最初に肌に当てられるときはまた改めて皮膚の総毛立つような思いを経験して、はじめて治療を受けるときの患者もこれと同じかもしれないなと実感したことがあった。病気治療を受けたことがなかった私の僅かな経験だが、後輩を指導するようになっても、このことを思い出して、治療を受けることも大切な技術習得の一方法だと教えることにしている。病気をしたことのない施術者というのは、その意味で患者の心理に共感する要素に欠けた点のあることを自覚して、せいぜい受療の経験を積むように努めないといけない。弱い人は好まずとも受療しないでは仕事ができないし、自分の健康をその施術で保っているという自覚は、自分の施術にもまた愛情が伴うもので、その心境は患者に対して極めて好感を与えるものなのである。自分のやる療術を自ら受けることはあまり好まないという術者が、たまにあるものだが、その人の施術はいかに上手であっても、そこに愛情の細やかさは感じとれないものである。

漢方の特徴に、病気ではなく病人を治すのだという言葉がある。患者とは病気をもった人ではなくて、病気をしている人なのである。したがってその症状や苦痛をとり去れば、治療を施したということにはならないのである。ここのところがよく理解されていないので、鍼灸は症状治療で、西洋医学は根本治療であると説明するような大家が現れる。病気について考えればそうなることもあるかもしれないが、そのような対象となる病気自体の存在を前提としないところに東洋医学の方法論が成立している。内因を重視するということは、病気をおこした場の条件を第一に考えるということであって、その病人を離れて病気というものは存在しないのである。むしろ病気を、その場の歪みとして捉えることが、漢方四診の特質となっている。

歪みということを、セリエはストレスとよんだ。それは外的な力による生体の抵抗と考える西洋流の表現である。漢方の邪というときは牙すなわち「くい違い」という生理の異常さを主体に病気をみて、これを虚実という力関係の歪みとしている。生体のひずみから生じている症状というのは、それ自体病気を治そうとする努力であり意味がある。だからそれを悪として一途に排除しようとは考えない。経絡の歪み、すなわちその虚実を補瀉するという経絡治療は、生体の気血の流動に現れた軌《きし》みをみて、その流れを整える手助けをするだけである。

経絡が全身の生命状態にかかわりがあるから、その歪みは全身を診ることで診断できる。望診とはこうした全体観察であり、人間把握であるからこそ、「之を知るを神と云う」表現が生きてくる。神とは人間を生かす精気に通じることである。「聞いて聖」なるためには、先入観のない素直に病人の全てを受入れる態度が必要である。「問うて工」とは、現代的に云えば人間関係の機微に通じる臨床心理学の技術を十分身につけていることだ。

「切して巧」なるためには、現代の鍼灸師に切診の技巧が正しく学ばれているか不安でさえある。切診の主たる切脈は、何も経絡派の専有物ではない。先ず脈をとることは、病人との肌ざわりを通してラポールを確かめることになるのである。背候診・腹証は、マッサージに同化した現行あん摩の技法では正しく行われるはずがない。日本人が「腹をみせる」のは絶対の信頼を意味しており、そのために「腹を探る」ような触れ方は失礼に当るのである。切とは相手の心に深く食い入るような「腹の底」に達する共感を手に感じる方法であって、肌をなでてみることではない。握手のような共感によって、心の底の響きが伝わってくるとき、気血の滞った軌みが経絡の虚実として術者に把握される。そうした手指が経絡診を導き、正しい取穴を可能にするのである。

病名によって定められたツボを選ぶというのは、「はだしの医者」のような速成教育の便法にすぎない。その便法を鍼灸の本道のように考える流派が、日本の鍼灸界の大勢を占めるようになったのは、西洋流の学校教育を東洋学に強いた結果かもしれない。患者に接する心構えというのは、要約すれば「正しい漢方四診を行うことだ」という一語に尽きるのであるが、現在はその漢方四診さえ、西洋流の病態観察法にとり違えられてしまっている。

ここでその違いの一つを検討しておこう。西洋医学の問診は、診断のための特異症候を聞き出すための手段である。したがって患者が病人一般の苦痛をくどくど述べはじめると医者は時間がかかって嫌がるし、要点だけを早く聞き出すことがベテランの技術と考えられ、客観性のない症状を訴えることはノイローゼと診断し、専ら機械器具の科学検査が主体であって、問診はそのための補助手段とされている。むしろその主観性を少くし時間節約のために予め用意された質問用紙に記入する方法を、東洋医学でさえとりはじめている。

患者と話し合うことが失われた人間関係を医療にとり戻すことは大切なことだと、今頃なぜ心理学的知見をかりて強調されねばならないのか。病人が一番望んでいることは、まず自分の苦痛を聞いてくれる人、そしてそれをよく理解してくれるだけの専門的知識をもった医者の存在ではなかろうか。クライエント（来談者）の悩みはその状況を話すだけでも、またそれをよく聞いて、さらにそれに相槌をその急所々々に打ってくれゝばなおさら、それで十分治療的効果のあることをカウンセリング（相談心理学）が証明するようになった。話す事柄が客観性を持つから医者の診断に役立つのではない。その内容が主観的であるからこそ、患者はその場で主体性をもってふるまっているという救いがあり、自分の歪みをありのまゝに表現することによって、自分自身でその歪みを自覚することができ、それが歪みを治したいという患者の働きに力をかしてくれることになるのである。

漢方が問診の内容を証の断定に役立てる項目に入れているのも、その表現の客観性のためではなく、まさにその歪みとしてとらえられるためである。だから正直に正確に他覚的に捉えられることを、患者に云わせようと努める尋問であってはならないのだ。

患者はしばしば嘘を云う。いや嘘を云うことが病人の状態なのである。「この苦しみを救ってくれさえすれば、どんなお礼でもしますよ」という言葉を聞かなかった治療師はないといってもよい。また治った後は当然のような顔をしてそれを実行してもらえなかったという経験のない人も稀だろう。正常人同志の会話なら嘘と云ってもよいが、借金を頼む人と同様に病人がこういう時は異常心理の世界に居るのだから当然のことである、病人の言葉はすべてそうした観点から、訴える事柄ではなくて、訴えている心理を理解しなければならないのである。ただしすべて嘘だというのではなくて、たとえこのような嘘になることが混っていても、それを責めることはできないという意味だから誤解のないように。

カウンセリングの主流はノンデイレクション（無指示）が大切で、クライエントの自覚を導き出すようにと教えている。治療師も本来はそうあるべきだと思うし、医療は自然治癒能力こそ治病の主体であるという考え方も同じ趣旨ではあるが、相談にのるという意味での治病の方針を示すことは必要であると思う。それでもやはり教えてやる式の、高所から指導する態度というのは、一面権威づけとしての説得力はもつが、自分から納得して実行しようという自発性を呼び出す力は弱くなる。患者は医師の指示には表面素直に従うものである。何でも云うことを聞くからと安心していると、決してその通り実行しているのでもなければ、こちらの言葉を全面的に信頼しているのでもない。ただそのように従順にしているほうが得であり、親切な治療がしてもらえるという意味で迎合的なだけである。

患者がハイハイと相槌を打ち、こちらの言葉に感心してみせたりするので、つい得々と自説を披露したり、知識をひけらかし、自慢話をしたり、つい安心して内輪話までしていることがよくあるが、患者は決してそれを喜んでいるのではない。なかには親切心で何から何まで良いと思われることを一気に教えてしまわないと気がすまないような人の良い治療師も居て、長々と余分な時間までかけて治療中喋り通している人も見受けるが、相槌を打つ患者の方がくたびれ切ってしまう風さえみられることがある。その熱意には敬服するし、有難いとは思うが、人間はそう何もかも一度に今までと異ったことを受け入れられるものではないし、それほど素直なら、そんな病気もすることはないし、だいたい病人というものは自説に対して頑固なほど固執するものだということを心得ておかぬといけない。尋ねられたことは教えるがよい。しかしいくら相手が間違ったことをしていると気付いても、病気が治るのと同じで少しづつ正常になってゆくというのが自然であり身につくものである。ショツク療法のように一気に変革を行わせるという場合もあるが、よほどの時でないと断食をすすめたり、禁酒禁煙を強制してはいけない。これが容易に実行し難いことは経験者なら想像できるし、できないことを悪いと強調すれば、実行できないことに心理的負担が伴うだけ余分に悪影響を蒙るだろう。

食養、運動、規律性など確かに健康に必要な項目は多いが、治療者自らが先づ実行してみることである。云うは易く行うは難いのだという実感のもとに、患者に協力を求める態度で話すならば、幾分かは受取ってもらえるだろうし、患者にすすめることで自分もやむを得ず少しづつ改善してゆけるのですよといえば共感もしてもらえるだろう。

要は医者も患者も同じ人間であり、明日の生命はどちらにとっても絶対といえない、はかないものである。そこに絶対の優者劣者の差はあり得ないのである。そうしたことが心底にあることによって人間の生命が尊いものであり、その生命に絶対に信頼することが大切であるという共感が生まれ、そのかけがえのない生命が立直るために幾分かでも力ぞえがしたいという謙虚な医療態度が生れてくるのではないかと思う。「医は仁術」という言葉を私はこのように解して、毎日の臨床に熱意を燃やしているのであるが、ここに述べてきた数々の事柄は、その意味で正に自戒の言葉であり、さらに云うは易くして実行はとてもおぼつかないことなのであると白状してしまおう。ただいささか心理学を専攻した者として臨床にも携っている東洋医学への理解の一端を記したものと受取っていただければ幸いである。

〔参考文献〕

増永静人「臨床心理学序説」邦光書房
〃　「指圧療法」創元医学新書
間中喜雄「むんてら」創元医学新書
大段智亮「病気の中の人間」　〃
なだ・いなだ「お医者さん」中央公論社
川上　武「医療の論理」勁草書房
林　良材「誤診百態・正続」創元社

14 備えおくべき現代医学参考書

現代医学は免許をうるための国家試験の必須課目であるから、学校で一通り教科書によって習った筈である。その教科書を問題集解答の手引きに使ったあと、試験がすんだら埃をかむったまゝではもったいない。開業を前にして、または臨床に入ったころに、もう一度目を通してみると意外な発見をすることが多い。教科書は国家が業者に要求する最低の医学常識として、それぞれの専門家にまとめさせただけのことはあって、現代医学のダイジェストとしてこれほど重宝なものはない。簡略ではあっても急所をふまえてあるから、その全体を見渡すためには、概論書や専門書を読むより有利であるし、その思想や方向性を了解するのにも便利である。

ただし項目別に臨床の具体性を求めようとすれば、当然ながら不足不備は免れない。ツボの位置とか障害箇所の解剖的究明とか症状と病名の関連、治療に当っての理解などを教科書に求めることは到底できない。患者の告げる病名は教科書になかったものが多いし、うろ覚えの名称を確かめるにも不十分である。たとえ古典的な漢方治療をたてまえとし、現代医学とは全く異る理論で治病をする立場であったとしても、患者に説明納得させ、生活指導や養生法を述べるために、患者の常識に適合する言葉使いもしなければならない。

患者は応々にして、自分の病気だけに関しては、専門の医師も顔負けするほどの知識をもち、いろいろな治療法やその功罪に対する知見も備えている。とおり一辺の常識や素人ごまかしのなぐさめ言葉ですまそうとすると、即座に軽蔑の念を与えてしまって、治療技術に対する信頼感さえ損ってしまうことになるので気をつけないといけない。病人が自分の病気に対して真剣なように、業者もそのとり扱う病気に対する真剣さで常に勉強する心構えが必要であり、備えておく参考書は業務のための必要経費と考えておかねばならない。

直接施術に必要な研究参考書は相当高価でも買い備えることになるが、現代医学書となるとつい手控えてしまう。また医師教育に必要な本は常識はずれの高額なものが多いので備えておきたいと思っても手が出ない。医者になるための人たちには当り前かもしれないが、われわれのような立場になるとこの傾向はますます医学を特権階級の専用物化するためかと勘ぐりたくなるほどである。しかしなおどうしても備えておかねばならないと思う専門書の第一にあげるべきものは、解剖図譜ではないかと思う。学校の教科で実際の解剖が行えないということは医学的にみて、われわれの教育がそれだけ軽く見られているわけだが、医師教育でも次第に制約される現状だし、東洋医学本来から言えば解剖が根本におかれない所に特色があるとも考えられる。それだけに現代医学の根底となる解剖は、少くともしっかりした図譜を手元に置くことによって理解しておくべきだろう。医家一生の伴侶と言われ定評のあるものは

「人体局所解剖図譜　全4巻　西成甫・金原書店」

であって、少し安価な学生版もあるので是非とも備えていただきたい。

この他にも各出版社から出されているので一度手にとってみられるとよいと思うが、見やすい感じがするのは

「日本人体解剖学・金子丑之助・南山堂」が目につく。これは専門家の眼からすると問題があるようなので、一応そのつもりで見ていただきたいが、全三巻の中の「第一巻・骨・靱帯・筋学」「第二巻・内臓・感覚器」「第三巻・脈管・神経」の分冊の一つを入手することもできるのは便利である。

治療室にかけておいて、飾りにもなり患者の説明にもよいのは

「掛図式、標準人体解剖図・西成甫他・南江堂」３表からできており、等身大のもので解りやすい。学校での参考書にも使われている本で

「簡明解剖学・細川宏、医歯薬出版」

「運動解剖学・藤原知　〃　」

などは手軽に求められる実用書である。

「徒手筋力検査法・ダニエル他・協同医書出版」

は神経筋系疾患・運動器管の障害に対する測定・治療効果の判定に役立つ良書である。


「生体観察・藤田恒太郎・南山堂」

は常に外表からの観察によって施術を行う者にとって役に立つ解剖書と云えよう。

医科の学生に対する入門教科書は、われわれのものよりさすがに詳細で専門的な内容に書かれているので興味のある科目だけ備えればよいし安価である。学生版・双書・選書の名で各出版社から出されているので求めやすい。

どんな辺地にゆく医者も、この一冊は携えてゆくと云われる実用書に
「内科診療の実際・西川義方・南山堂」

がある。医師がそれぞれの疾患に対しどのような診療を行うかを知っておくのに便利だし、鍼灸治療を行うのにも参考になる。

西洋医学の立場から行われる物理療法について、特に電気、光線を併用される向きは
「物理療法の実際・高橋晄正他・南山堂」

が役に立つだろう。また鍼灸治療と競合するような姿で最近注目されている
「ペインクリニックの指針・鈴木太・永井書房」

「ペインクリニックの実際・兵頭正義・南江堂」

は鍼灸の立場から検討することも興味のあるところだろう。

書棚に置いておくだけで、「この先生はこんな本を勉強しているのか」という貫録のためと実用性もある本としてすすめたいのは、

「医学大辞典・南山堂」

で、正確な医学用語を検討するためにも便利である。安価な縮刷版も出ている。

時に参考になるが並べておくだけでも権威のあるこれまでの医学書とちがって、実際に読み通すことで値打のある勉強用の本としておすすめしたいのが

「創元医学新書・創元社」

の数々の新書版である。

「人体解剖学入門・三井但夫」「生命・健康の本質・杉靖三郎」といった基礎から「皮膚病・川村太郎」「心臓病・岡田一郎」「腎臓病・遠山豪」「リウマチ・小田禎一」その他の器官別疾患の詳細な解説、「心の病気・西丸四方」「ノイローゼ・加藤正明」「心身医学・中川四郎」その他、医学・医療・保健関係のあらゆる事項を文庫本にまとめて安価に提供してくれている。この中には「鍼灸の医学・長浜善夫」「漢方医学・大塚敬郎」「鍼灸の理論と考え方・間中喜雄」「指圧療法・拙著」と漢方関係も含まれているので既にご利用の方も多いかもしれない。

この叢書ほど完備されてはいないが、「岩波全書」の「生物学・医学部門」をはじめ、各出版社による新書版での医学関係書もわりに多いので、われわれのような立場のものが、現代医学の傾向や成果を知識として吸収するのには経済的で且つ適当であると思う。

さらに有難いことは家庭医学書の普及出版が盛んなことである。昔は婦人雑誌の付録などに、家庭看護に必要な知

識を与えてくれる別冊の類しかなく、医者の立場から書かれたこうした本の内容は、いたずらに重病の懸念ばかりそそって素人に役立つたてまえのものではなかった。その中で

「実際的看護の秘訣・築田多吉・研数広文館」は、家庭医療の心得と実用的な民間療法を加え、現代医学への理解を普及させたもので、大正から現代に至るまでの隠れたベストセラーとして一読に価するものである。

最近になって家庭医学書も本格的なものが次々と出版され、それが一応定着したところで、さらに健康法ブームになっていずれを採ればよいか迷うほどになってしまった。玉石混淆はやがて陶汰されるから慌てることはないが、定評ある事典ものの一項に「鍼灸・漢方」の紹介が必ず加えられるようになった。一般家庭にどの程度の知識が普及しだしているかを知るためにも、こうした家庭医学書を一冊は備えておくことも必要ではないだろうか。

家庭医学というと、われわれ業者より一段低い素人相手のものと考えがちだが、その内容は決して低いものではないし、特に古典的診療法といわれるようになった五官による鑑別診断に力を注いで書いてくれているので、かえって東洋医学の立場の者には役に立つのである。書店の家庭欄を探せばこの種の本が何冊かすぐ目につくので手にとってみられるとよい。

「家庭医学事典・池田書店」「家庭医学大辞典・社会法規研究会」「家庭医学百科・主婦の友」その他「家庭の医学」という表題で、主婦と生活・保健同人・小学館その他数種が出ている。内容はそれぞれ特色をうたっているが大同小異であるのでどれか一冊を求めれば十分であろう。

少し変った編集で

「万有百科大事典・医学編・小学館」

は百科全書の一分冊を医学にしてあるので便利であり、カラー版の写真も豊富なので理解に役立ち、項目索引になって抽出に便である。漢方医学も大項目としてあげられ、その各分野に相当の頁をさいている点も、現代医学の趨勢を示すものだろう。

家庭医学書の中で最も大部で詳細、しかも安価なので是非おすすめしたいのは

「現代の家庭医学・学研・全5巻」

で、1・健康と症状、2・病気と治療Ⅰ、3・同上・Ⅱ、4・子ども婦人の医学、5・老人の医学・療養と看護に分れており、各冊が百科辞典の大きさだから内容の豊富さが想像できるだろう。もっとも「東洋の医学」は最後の項目で二十頁余しか割かれていないのは残念なことである。

針灸治療は主として西洋医学の病名を手がかりとして行われる傾向があるし、経絡治療を行うにしても、患者に病気の解説をするにはどうしても現代医学の知識が必要であり、病気によってはどのような処置が不可欠で、どの点に注意しなければならないか、現代医学の常識として記されていることを一応知っておくことは、医療に携わる業者として当然のことである。そうした指導が素人である患者や家族に的確にできるということも、われわれの適格条件と考えるべきだろう。そうした勉強をつねに怠らぬよう努めねばならない。

しかしながら鍼灸は鍼灸としての、現代医学と異った立場での医療を行うのであるから、その独自の治病理論と技術への精進が中心となることは当然である。それと現代医学との関連はどのようにして行うべきだろうか。漢方の母国である中国では、お国柄の実用主義で中医合作の成果をあげているが、日本でそのまゝの実現を望むことは不可能であり、また実情として受け入れ難いものがある。東西医学の協調を叫ぶ声は大きいが、その方法論すら見出しかねている現実である。

現在の西洋医学的病名による漢方・鍼灸治病というのは、あくまで便宜的な、または民間療法的適用にすぎないもので、全く違った立場から出発している医術が、そうした方法で協調しようとすること自体が矛盾している。そうした疾病治療が、漢方・鍼灸の本質を逸脱して症状除去の便法に奉仕していることは、東洋医学そのものの特徴を喪失してゆくことになりかねない。

それぞれの長所を生かしながら、両者の協調がどのようにすれば可能であるかを、微力ながら真向からとり組んだものとして、筆者の責任編集執筆になる

「指圧療法原理（基本・診断・治療）第一出版」

「指圧療法臨床・第一出版」

は、たんに指圧の解説としてでなく、東洋医学の根本にある手技・切診の立場から、東西医学のあり方を追求したものとして一読をおすすめしたい。この方向を一応経絡治療によってまとめるに至った

「指圧・増永静人・医道の日本社」

は、今後の東西医学統合への一つの方向として検討されてもよいものと自負している。手技はまさに東西医学の接点に立つものであるが、その意義を摑むことは深い思想的追求の結果を待たねばならぬことを示唆していると思う。

ひるがえって現代医学の立場から、漢方鍼灸のような治療法がどのように眺められているかを知るために、イギリスで出版されたユニークな書をおすすめしたい。

「外辺医療・イングリス・東明社」

この本は〝既成の医療制度を唯一の正統的医療と認めることを拒否し、医学の独善の残した禍害を立証〟するために書かれたという序文にも見られるように、正統医学が頭から迷信ときめつけるような外辺部の医療の評価を正当に行

っている。イギリスにおけるそのような医療の実態をふまえての発言であろうが、はりについて書かれた一項もあるので参考のため、その一部を引用すると

〝はり師は中国の伝統からいえば、予防医学が本来の役目であるのに、専門医の手こずる病気を担当したけれど、多くの患者たちから良い反応が報告されている。しかしその効果は、はり術の正確な適用であったという証拠はない。患者が希望と期待を抱いてきているのだから、手当り次第にはりをしても同じ印象を示したかもしれない〟。

イギリス人一流の皮肉な表現ではあるが、たしかに一面を突いており、自戒と共に一読に値することがわかるだろう。

現代医学を信奉するにしろ批判するにしろ、たんに患者の受けた医療方法や新聞雑誌の記事を手がかりにして、はり師としての自分の立場を弁護賞讃するような態度では、いつまでもその正当な医療価値を認められるようにはならないだろう。鍼灸の評価が外国でも盛んに論議されるようになつた今日、鍼灸師として各自が医療に対する思想性をもつことが要求されるし、それにふさわしい教養をふだんから高めておくことが望まれる。医療問題に関する書物を数多く出版されるようになったので、そうした本も少しづつ読むようにおすすめしたいわけだが、これらは直接鍼灸治療に役立つというものではなく、各人の品性を高めてゆくために必要なのである。

「医哲学―医治の本質―ハンス・ムフ・医歯薬出版」

日本でのこうした必要性を認められて、初めてその講座をもった講義内容が

「医学概論（Ⅰ・Ⅱ・Ⅲ）・沢潟久敬・誠信書房」

として出版されている。著者が医学者でなくフランス哲学者であるという点で、臨床面への迫力には物足らぬものを

感じるが、東洋医学に対する独自の見解の中には、ユニークな思想の展開がみられ、東洋医学会に特別講師として招待されたこともうなづける。武見会長も東洋医学はその哲学性をすてるべきではないと発言されている。その意味でも参考になる本だと思う。

「生命の智恵、アレキシス・カレル・日本教文社」

もはや古典と云える「人間―この未知なるもの」の著者によって書かれた生命論であり、生命の一つのとらえ方として読んでほしい。

「人体の叡智・キヤノン・創元社」

言葉だけは誰でも知っているホメオスタンスの用語の基礎となった研究であり、生命の働きを理解するためのすばらしい実験成果をみることができる。

「健康という名の幻想・ルネ・デュポス・紀伊国屋書店」

健康というものの考え方から人間の生き方を示唆するユニークな生命論といえよう。

さてこうした生命論の検討が医学の基礎に置かれていなければならないのだが、具体的な医療についての考え方にも目を通しておかないといけないだろう。内容に対する批判は各自でしていただくとして、目についたものを数冊あげておくことにする。こうした本は今後も数多く出版されるだろうし、診療の傍ら、この種の勉強を怠らず続けてゆかれることが、私は現代の鍼灸師に一番必要なことではないかと考えている。

「医学の弁明・中川米造・誠信書房」この著者は前述の沢潟氏の後をついだ阪大教授である。

「医療の論理・川上武・勁草書房」思想的には大衆の立場に立つ民間診療所長である。

「病気とは何か・川喜多愛郎・筑摩書房」病理学者からみた病気の考え方と云えよう。

「現代医学・高橋晄正・筑摩書房」

東大の講師であって薬業界を相手に薬害をキャンペーンしたこの著者は鍼灸界にもなじみの深い人でその現代医療に対する批判はつねにジャーナリズムの話題になって功績も大きい。この著者が出した

「漢方の認識・ＮＨＫブックス」は現代医学からの漢方界に対する一つの挑戦として、真向からこれに反論するものを漢方・鍼灸師に望んでいるのだが、今の所私も含めて僅かな論文しかみられない。この本の問題点はどこにあるか、鍼灸の科学化がこの著者の望む方向で打ちたてられるものかどうか、現代医学との交点を考える上で、各自が立向ってみるべきものとしておすすめしておく。

現代医学参考書の中に入れてほしいものにもう一項目、鍼灸師にとっても医療を行う上で最も大切な「栄養学」についての本が当然なければならないはずである。しかし残念ながら「食養」についての適当な参考書というのは、東西医学を通じて今の所見当らないし、その定説をどこに求めるべきかが一番混沌として摑みどころさえない。しかし決しておろそかにできない問題として、各自の選択によって必ず二・三冊は備えておかれ、自らも実践しながら、その適否を正してゆかれるべきだろう。さらに個人的経験に束縛されることなく、患者の体質・生活に適応した食養を考えて、その選択を行える診断基準を摑むことである。易より難へと、実行できることからすすめてゆく心掛けを忘れないようにして、患者を指導できるだけの正しい「栄養学」の知識を、日本の風土に即したものとして身につけておいてほしいものである。

15 「按摩手引」解説

小社では「古典復刻シリーズ」として徳川期の珠玉の名篇を復刻刊行して好評を博しているが、先に出版した、手技療法の古典ともいわれている藤林良伯著「按摩手引」について、医王会の増永静人氏に、解説をしていただいたのでここに掲載する。

「此書は療治独り稽古の為にして鍼按摩按腹産婦の術を載す。その絵図と註とを引合せ考うれば、しるべ無くして按摩按腹鍼術の奥義をさとり、ひとえに極手に至りて人の急病を救ふなり。なかんずく此法を用い常によく気血をめぐらす時は、人をして無病長寿ならしむるゝ実に海内有《かいだいう》益《えき》の書にして、作意《さくい》の深切これに及ぶものはあらじ」と、これは古法按摩を完成したと云われる本書の扉に書かれた書林の宣伝文である。今でいえば、本の外側の帯、俗称腰巻きに読者の眼を惹くように、特徴をうたう一文の如きものであろう。手技療法を研究する者にとって、具体的にその手法を解説した古典といえば本書と「按腹図解」を措いてないし、その影響力からいっても先ず手にとるべき二書と云えよう。此度、復刻された両書の解説を引受けた小生の光栄は、手技研究家の身としてこれに過ぐるものはない。

古く中国の漢法古典に記述され、医療の重要な一科として我国に伝来されて、奈良朝初期の大宝令には制度の医科に加えられていた按摩が、どのようなものであったか今うかがい知ることはできない。その後いつとなく廃され、医家の重視するところとはならなくなったとはいえ、民間はよくその一端を伝承し、医家もまたその診断・療治の一助に手指の技法として活用していたことは疑いをいれない。江戸期に至って按摩が復興するのは、白隠禅師の「独り按摩」、賀川玄悦の産科「はらとり」、東洞の古方派による「腹証第一主義」など周囲の情勢にも捉がされ、養生訓で有名な貝原益軒も「導引・按摩法」を健康法として紹介奨励していることもあずかって力あったろう。林正旦による「導引体要」、大久保道古の「古今導引集」、宮脇仲策の「導引口訣集」などの出版が相つぐことによって、自行による健康法から他行による医療へと、導引按摩の道がひらかれてきたのである。ようやく太平の機運が至り、出版の事業も盛んとなる時期に、書物によってこうした術を学ぼうとする人たちがふえてきたことを推察できよう。しかしこれらの書が専門家の眼からみてどのようなものであったかは、後の「按腹図解」を見ることで了解できるのだが、それに先立つ本書によって「あん摩の手技は完成し、現在のあん摩手技の論処になった」と後世に唱われる内容を今つぶさに見ることができる。先ずその序文を読んでみよう。

「昔、蒙（求）・荘（子）・鴻烈（淮南子）の書あり、皆能経・鳥伸（熊が木にぶら下り、鳥が首を伸ばす、道家で行われた不老長生の体操）を以て、延年の術となす。降って三国（時代）の華元化（華陀、字は文化、三国時代の名医で按鍼に長じた）に至りて、五禽の戯（五種の動物の動作にヒントを得た手足の屈伸運動）あり、以て生を養い、以て疾を除く。後世、按摩と称するものは、蓋しその遺意なり。而して今の此術を業とする者は聾に非れば即ち瞽（めくら）、皆産を破り、家を失うの徒、農商に口を糊する能わずして急ぎ銭を求むの所為、何ぞその学を講ずるいとまあらんや。ただ怪を談じ、淫（みだらなこと）を説き、富家の子弟に容れられんことを求め、またその手法を問うなきは如何せん。ここに於て延年除疾のこと、邈焉《ぎょうえん》（はるかなさま）として相関せざるに似たれば、医家すなわち之を治療の一法に具えず、目して以て遊戯賤術となす。伏水藤林生また之を治むる者なり。深くその術の古意に違うを歎じ、あまねく諸家をさぐりて経絡を考正し、臓腑を弁明す。一按かりにも下さず。一摩みだりに触るるなく、専攻休まず。その術の熟たるや、痞を按ずれば則ち痞通じ、魂を摩すれば則ち魂銷《き》え、奏効の著しき、ほとんど湯液に譲らず。其名大いに一郷に噪がし。人あるいはその法を録して以て世に伝うるをすすむ。土曰く、吾奇法無し、何を録し何を伝えんと果さず。今蔵また書肆の請うあり、辞する能わず。務めて奇譎《きけつ》（かわったことやいつわり）を除き、いつに平正に従って集録し遂に一書を成す。名づけて按摩手引と曰い、以て剞劂《きけつ》（木版印刷）に附す。自今此後、世之按摩を業とする者は、是法に由り、而して焉《これ》を学べば則ち延年除疾の効、あに期さざる可けんや。余の此挙を美する所以なり。」

本文には、復刻者の配慮ですべて振り仮名がつけてあるので、容易に読み下せるし、そのまゝ内容も理解できる。著述された寛政十一年（西暦一八〇〇年頃）の社会情勢もよくわかり、按摩のプロ・アマを問わず、図解入りの本書がよき手引となって、技法が統一されていったように思える。当時鍼医には「十四経発揮」や「鍼灸抜萃」その他のよき指導書があったが、按摩導引に対する良い指導書がなかったわけである。そして按摩も経絡を心得てすること、そして修業すれば鍼もうてるようになると教えている。しかしその絵図はいかにも稚拙であり、解説も庶民相手でやさしく説いている。現行あん摩の手本となるだけの正当な内容であるが、いうなれば「家庭療法書」程度のもので、医療と云える学術的なものではない。この点は約三十年後に出た「按腹図解」が「婦女子にもよくわかるように」と単純な推圧だけを技法としながら、その絵図も解説も共に医学書と云える程度にあって、指圧がこれを母体として発展したという経緯の差を感じられる。「按摩手引」は、曲手その他の技巧が先行して、やがてそれが盲人保護の政府対策にとり入れられ、専業を誇示する小手先の技術に流れていったのであろう。

特に誤って現在に伝えられ、そのまゝ現在の教科書にも載せられているのは、補瀉、按摩の解釈である。厚生省教本に「按の字義はおさえること—瀉術の理、摩の字義はなでること—補術を意味し、古法あん摩は東洋医術の刺激の与え方の二大原理を基盤とする補瀉の療術である」と按摩手引による解説をしている。しかしこの書が補瀉の療治の手技を示し、按摩をかく理解したところから、実は慰安娯楽への道がはじまったのではないかと私は考える。

素問「調経論」に、「実者外堅充満、不可按、按之則痛」「虚者聶辟気不足、按え気足以温え、則快然而不痛」とある。すなわち実は按じてはいけないのであり、虚を按ずべきなのだと古典に明示してある。虚実補瀉から云って当然、按は補であり、摩が瀉である。文字からみても「按」は手を安定させることで、じっと考える、手当であり診断である。「摩」は手を石に代えれば「磨」―みがき、すりへらすのだから、これを手で行って邪気・積重を散じ動かすのは摩でなければならない。按じて穴をくぼむほどにおさえる瀉術とみれば、大指にてなでさがる摩が補となり、治療の主体となり診断の技法となる。そこで漢方四診の「切診」が失われ、西洋医学の「触診」のように、盲人がものを探るときの手つきが按摩の中心技法になった。「今日、マッサージとあん摩との違いといっても厳重な意味での限界はつきにくい。ただ手技の上でマッサージにみられない特技（曲手）があるだけだ」と厚生省教本に記されたような結果になったのである。

「按腹図解」は「唯実用を尚んで更に嘘技を仮らず、故に折指鼓動等の手術一切兼用ひず」推圧すなわち按を主体として解釈し、これに利関（運動法）と調摩の二術を加えている。解釈とは、もつれたものをバラバラに分別して順序よくつなぐ作業を云う。すなわちこれが切診に当り、按じる意味にも通じる。今の指圧には、この按を理解せず、ただ押せばよいと考えるものが多いのは、このような古典に即して研究していないからである。

東洋医学の中で、湯液・鍼灸の古典は多く、その論述も学術的である。最近ようやく手技療法に関する著作も多くなったが、大半は家庭療法書の域を出ず、湯液・鍼灸のような専門書はほとんど見当らない。考えてみれば、湯液・鍼灸はその術を論ずるのに言語的表現をとりやすく、その内容の理解には専門的な素養が必要で、対象が専門家に限られてくる。これが学術書としての利用価値をたかめ、多く出版されてきた理由であろう。手技は文字の表現がとりにくいわりに、見よう見まねの真似は素人でもでき、それなりの効果がある。一般向の入門書は需要があっても、専門家に対する論述は技巧に類して、奥義の伝達は文字となりにくい。かくして民間療法だけが普及したとも云える。

いま「按摩手引」と「按腹図解」の二著が復刻されて、手技療術の二大源泉を審に見ることができるのは、これを業とする者にとって大きな幸である。今後の斯道の発展のためにも熟読吟味してこの二著をあらわした人たちの功績をあらためて讃えねばなるまい。

新年のことば

医道の日本　47〜56年
漢方の臨床　42〜56年

47年　医道の日本

例によって外国で認識されると、俄にわがものを尊重しだすという日本性で、ハリ、キュウもマスコミにとりあげられる結構な年になりました。暮にハリ、キュウ特集をしたホーム・ドクター誌「毎日ライフ」(毎日新聞社刊)が、こんどは指圧特集をやりたいと小生のところに云ってきました。医療制度の混乱で、中国のように「はだしの医者」が日本に生れることは困難でしょうが、長い伝統のある民間療法の中で、東洋医学の裏付けをもつ医療が、国民の中にもっと理解されるように、努力してゆく年にしたいものです。

48年

ブームはＣＭがわりに注目させる効果はあるが、本質を離れて流布される点も似ている。生薬効果が漢方の本質でないと同様、鍼麻酔も鍼灸の一現象にすぎない。手術のために鍼を利用することは結構だが、疼痛の除去に鍼の本質があるように思っては困る。生体の歪みを正して治病を行う東洋医学は、西洋医学的病名よりも、この歪みを表現した証を自ら認識するための漢方四診にもっと留意しなくてはなるまい。療術法案も、現医療体制の歪みを訂正するための「たたき台」として、内輪争いとしてでなく高所から論じていただきたいものである。

49年

韓国では鍼灸師と並んで法案獲得を狙う指圧協会の意欲的な活動があり、十一月十七・十八両日に開かれた第二回セミナーには小生を招請して講習会を行った。小生は集った三百人の会員に経絡指圧の実際を披露して感銘を与えたが、彼等は東洋的なこの経絡指圧をマスターして、日本に逆輸出しますよと意気盛んだった。これは韓国特有の漢医師制度をもち、漢医科大学で積極的に経絡とも取り組んでいるだけに、まんざら空言とも思えないのである。現在あらゆる面で日本に追いつき、追いこそうとしている韓国を見て嘗て日本を指導した誇りを生かし、日本の悪しき轍をふまず、人々のためになる文化を築いてほしいと願って離韓したが、この点日本の医療界よりも恵まれた立場にあると思えてならないし、日本の東洋医学界の正しい奮起を望むこと切なるものがあった。

50年

本誌のお蔭で、指圧の発言を鍼灸界に広く伝えていただけるようになった。両者の交流のないほうが不思議なのだが、お互いに積極的に理解しようという姿勢が少いのは何故だろう。けんかはすみましたかという諺を最近中国から教えられたが、私の態度がそのようには受けとめられていないようだ。本年は改訂した全身十二経の「経絡指圧要図」を鍼灸の方々に示して、単純化された古典経穴にいつまでもよりかゝっている風潮に一石を投じたいと考えている。

51年

「ツボのとり方」に対する鍼灸界の表立った反応はなかったが、思わぬ所に支援者があって鍼灸界とのいくつかのつながりができたことは倖せであった。この論文を土台にした「スジとツボ」の健康法（生命のひびき）」潮文社刊は、さらに真実の理解を得て、そのお蔭で従来の経絡論争に終止符を打つ論文の骨子を得ることができたので、今年はそれを本誌に発表してゆく予定でいる。

52年

医道の日本社から出版されている「指圧」が、英訳されて3月にはアメリカで、つづいてヨーロッパ各国でも数ケ国語で発売されることになった。東洋文化紹介のブームの中で、禅や指圧が、鍼と並んで好評なのだが、既に技術以上にその哲学を求める情況になっており、これに応えるべく「禅指圧」という表題でその思想性を前面に打出してゆく予定でいる。医学の哲学性が必要とされているとき、東洋哲学を弁えぬ小手先の技術だけで東洋医学を売ってはならない。

53年

国家の官

経絡を通して色んなものが見えてくる。「先生の望む政治形態とは」と問われて「経絡政治だナ」と何気なく答えてから、素問に経絡臓腑をそれぞれ国家の官にたとえ、その役目を述べていたことを思い出した。中国の政治が治水を中心にしたことは、そのまゝ人体の気血の流れを調えることに通じる。その役割を正しく果させるような治療になるためには、各経絡の意味と走向をもっと具体的に摑んでおく必要があるだろう。

54年

鍼灸では、経絡の走向を、古典の描線・反応点の連絡・鍼のヒビキの経路などで理解し、その理由を検討しようとせず、臓腑の治療点に役立てばよいと考えてきた。「霊蘭秘典」で官に喩えられた臓腑名を器官に当てはめても、全身十二経を前提としないでは中国の政治を理解できず、気血の流れの現象とも結びつくまい。中国での原形質流動説は七年前に小生が発表しており、さらに古来、誰も答えていない走向の意味も既に本誌に投稿ずみである。さらに一篇を加えて経絡に関する疑問はこれで全て氷解するものと思える論説を発表したいと考えている。

55年

経絡を自分の手で実感し、臨床的に効果を確認したことのない人は、古典に画かれた図を想像し解剖的に定められた位置に経穴をとり、その施術によって経絡の存在を印象づけようとされるのであろう。こうした立場を裏付けるための仮説や議論よりは、現象論的な実証のほうが、実りがあるかもしれないが、所詮見ることのできるものは、見える部分だけである。生命は、その科学的研究による解明を受けるはるか昔より厳然として存在していままた新しき年を迎えんとしている。

56年

西洋では、個人を出発点としてものを考え、医学は細胞を基準にして生命体を研究している。共に人智が極めた単位によって合理的に全体を組立てようとする思想である。最近の鍼灸の研究は、経絡にまでいささかこれに似た傾向が見られるようだ。

しかし、東洋はもっと原始的な莫然とした全体としての生命観に支えられた医学を伝えてきたのであり、経絡に対しても、こうした観点からのアプローチを試みてもよいのではなかろうか。

42年　漢方の臨床

医学における心理学や医療における人間関係の重要性がやかましくいわれるようになったのは、現代医学の欠陥の一面が明らかになってきたことに原因があるが、東洋医学においては、そのような声を余り聞かないのは何故だろうか。漢方が科学的に未発達であるためか、医療としての優秀性がその必要を認めないためか、そんな疑問が私の心理学者として、指圧師としての立場から頭に浮んできたのである。こんな問題を追求することも、東洋医学にとって決して無駄なことではなかったと云える一年にしたいと意気込んでいる。

43年

「人間的なものにとって、歴史的事実をそのまゝ認めることは、現実に働きかけるためには大切なことである。日本の医療は、明治になって、西洋の近代的な医学中心にその制度を一変したが、それまで永年にわたって伝承されてきた東洋医学（広義の漢方）かそれで消滅したわけではない。日本人の観念には、未だに〝医は仁術〟で培われ、薬代を医療費として支払い、医者には盲目的信頼をよせることを尊ぶ習慣など、前近代的な思想が根づよく残っている。このような非合理的な面が、医療に於ては無視出来ない実際的な影響をもっているし、そのような人間関係をとりあげる心身医学は古い形では実践されてきた。精神疾患を扱うときや、診断のための検査や心理療法の適用にあたって、この日本の歴史的観念を軽視することは出来ない。日本に伝承されてきた東洋医学を、新しい立場から認識し直そうという傾向が、現在の医学界の一部にもあるが、著者はその心理学的立場からの考察を本書に示唆してみた」

以上は今度、邦光書房から出版される拙著「臨床心理学序説」のはしがきの一部である。東洋医学関係の方々の本書に対する卒直な御批判を期待する次第である。

44年

東洋医学を学んでいる人たちが、その立場を、現代医学の一分野とするのか、中国のように洋医と併立させるのか、あるいはその矛盾や行詰りを指摘している洋医に代って東医の体制を打ち立てるものとするのか、そうした未来への展望を検討すべき時期に来ているのではなかろうか。明治維新は未来への方向を手さぐりに、倒幕や王制復古の旗印にエネルギーを集中して行われたが、その結果は漢方を一気に制圧する体制になっていた。現医療体制の強直を保険行政に責任をかぶせているが、その真因は明治百年の歪みに由来することを自覚しなければならない。しかしいかに矛盾にみちた旧体制も、これに代るべき新体制に力が出来るまでは、崩壊しないということを明治維新からも学んだ。そうした体制的見通しのない漢方復古が現在生薬乱費や電探器依存などの歪みをもたらしていると云えないだろうか。

「漢方の臨床」誌が広く東洋医学の問題に頁を提供されてきた勇断を

貴とし、本年はこうした点にも眼を向けてほしいと念願する。小生もそのための意見を発表してゆく準備をととのえている。

45年

問題は山積している。宿題のような形で自ら打ち切ったいくつかの討論も残っている。昨年の仕事は、既に発表された「図解・病気を治す指圧入門」有紀書房刊と「経絡指圧診断治療要図・付切診の手引」医王会指圧研究所刊、それに今春出版されるはずの「指圧療法」創元医学新書、また現在執筆中のものなど、今までの研究結果を集中的にまとめることに忙殺されて、個々の問題への追究検討は保留されてきた。生来議論好きで、矛盾をはらんだまゝ平穏安定している姿には、一波乱おこさせないと気がすまぬ質があるらしく、いま頭にあることは、東洋医学界が現在の繁栄ムードに酔って現代医学への迎合、協調を事としているのが気にいらず、もっと鋭い対決姿勢をとってゆくところに真の医学の発展方向があると強調することを、これからどのような形で発表しようかと考慮中である。

46年

昨年十月には、創元医学新書「指圧療法」の出版記念会を学士会館で行ない、現代医学、心理学、漢方、鍼灸、指圧それぞれの権威者に「指圧療法の将来を語る」と題して話していただいた。指圧が単なる一療術でなくて、全ての医療に不可欠な手技であることは、これによって明らかになったがそれだけに今後の普及と研究の方法が私たちに課せられた大きな問題となった。年末には招かれて大阪の追手門学院大学の臨床心理学講座で「東洋臨床と指圧」の特別講義を3日間にわたって行ない、心理療法に果す東洋医学と指圧の役割の実際を指導して、理解してもらった。翌日は人間医学社の中庸会で「家庭指圧と経絡指圧」と題する講演によって、このような指圧の意義と実技を披露し、従来の民間療法的安易さから向上してほしいと発言した。今年も引続き大学の講座が開かれる予定なので、こうした活動を強めてゆきたいと考えている。

47年

昨秋11月19日関西心理学会他の主催で毎日文化ホールに於て、「人間の健康と幸福を求めて—東洋の知恵と西洋の科学の出会いから—」と題する公開講演会が開催され、禅とソフロロジーについて九大心療内科の池見博士、ヨーガと静坐について阪大佐保田名誉教授につづいて、小生は「漢方医学と指圧」について話した。そのあと山本教授の精神分析と内観法があり、それぞれ東西の興味ある出会いが語られた。翌20日は追手門学院大学で心理学会シンポジウムが行われ、「東西サイコセラピーの展開」と題する中で、小生は「漢方診療と接（切）」についてスピーカーとして登壇した。本年夏には国際心理学会が日本で開催され、東洋文化への期待は大きく、これに応える東洋医学関係者の奮起が望まれる。この点毎日ライフ3月号に指圧特集を編集した小生の意見を御検討いただきたいと思っている。

48年

生薬を使うことが漢方であるかのように思い違いされて、生薬配合の大衆薬まで作られるようになった。漢方薬が多種の組合せによる処方を原則とするのは、病気を治す薬効の相乗・桔抗作用を考慮したからではなかろう。病人の体質・症状を診て、加減される生薬が自ら決まったものと思う。病気を治すというより、その症状をとり、苦痛を除くために、漢方薬を用いる方が効果的だという考えがあるなら、病人治療という漢方の精神は既に失われているというべきではなかろうか。

49年

11月ソウルで韓国指圧協会の招請講演を行い、漢医科大学などを訪問し、韓国の実情を見聞した。独自の漢医師制度をもち、鍼灸、手技、物療なども大学で研究されていながら、それらが別の法案を要求している。6年制の大学教育を受けなくてもその施術は民衆に障害を与えないという理由の他に薬物（漢方）中心の医療体制に入りたくない考えもある。小児麻痺を治すことが韓国に指圧ブームをおこしたそうだが、私の経絡指圧の実際をみて、東洋医学の中に日本の指圧を生かしたいという協会の人たちは意を強くし、その習得を熱烈に願望するようになった。隣国でありながら、その交流に幾多の障害があって、医療面でも日本よりおくれや不備が目立つ韓国だが、それだけに日本にくらべて民衆のためになる医療に育つ可能性が有利であると思われ、そのためにも今後手技を漢方の中心勢力に発展させる努力を、韓国に向って呼びかけるつもりでいる。

50年

指圧の立場から経絡の研究をしている中に、古典の示す経絡は鍼灸施術のために簡略・平易化されたものではないかと考えるようになった。最近の耳鍼法の研究では耳だけで全身の機能に影響を与えることが実証されている。経絡の実態はこのように、いたるところに全身十二経の存在が見出され、その一つが脈診として把握されたのだろう。そこで従来の経絡指圧要図を改訂して全身十二経を画いたものを医王会で発行した。妄言かもしれないが、傷寒論も莫大な漢方処方から求急用に簡略平易化されたエキスと受取る考え方から漢方を研究する立場も必要ではなかろうか。

51年

旧臘開かれた日本医師会特別分科会のパターン認識についてのシンポジウムに於て一人の漢方医の発言もなかったと聞きました。漢方の「証」は人間把握のための典型的なパターン認識の一例であるという自覚が一般にないための無関心かもしれません。武見会長の東洋医学が捨ててはいけないという哲学は、古き観念論のことではなく、古典と共に高度な科学知識をも駆使し得る透徹した想像力をもてという意味なのでしょう。綜合治療をたてまえとする限り、複雑な人間を全体として把握するパターンが必要であり、いくら多くの情報量を得てもこれをパターンとして把握する眼がなければ、形骸しか見えないのである。

52年

医療の科学化ということは、より確実な方法を求めようという願いからは、当然の要求と言える。東洋医学もそうした方向に研究がすすめられる面があっても、時代の求める必要性からは妥当であろう。しかし古典をみて、陰陽五行や迷信まがいの理論の裏付けをかりて治療を成功させようとする努力は、まさに摑みどころのないあやふやな生命というものに立ち向う人間の願望のように思えてならない。そのことが医療の本質であることを忘れないようにしよう。

53年

英文「禅指圧」(日貿出版)の発刊を機に、アメリカ・カナダに講習にゆき、指圧並びに東洋医学に寄せる彼等の熱意に驚いたり、考えさせられたりした。私が指圧は知識でなく、思想であり、技術でなく精神であると主張したのを、日本人以上に理解してくれた。宗教性を土台にした文明とその功利的な面だけで科学を輸入した日本について、改めて考え直さねばならないのではないか。特に医療に於ける宗教性の欠如が、日本で弊害を露呈していると思う。

54年

病気を治すことも難しいが、病人を治すことは尚難しい。その難しさを承知しているところに、漢方の良さがあったのに、昨今は安易に治すことに専念し、簡単に治せることを宣伝する文句が漢方紹介のマスコミに多い。漢方で奇跡的に難病が治り、宿痾が氷解することは事実であるが、それは病気に対する病人の考え方を転換させる思想が、漢方の本質にあるからだと思う。そのことを漢方家自身が忘れてきているような気がしてならない。

56年

「漢方と神仙術」が最後の段階にきて、行詰ってしまった。理屈にわかっているが、実感が伴わないのである。そのうち身体の異変に気付いて、昨夏から霞を喰って生きる――即ち現実を遊離して無為に過ごすくらしに精を移した。未だ気の真を保つことができずにいるが、今年中には何とか一応まとめるつもりではいる。

医王会趣旨

雑阿含《ぞうあごん》経に於て釈迦は『医の王とは一、善く病を知り、二、善く病の源を知り、三、病を対治し、四、その治病を知り、五、当来再発せしめざるをいう』と説いている。現代に於ても病人の求めるものは病気の研究家ではなく、かかる『医の王』である。その道は遠くとも理想をここに置き『診断即治療』の技術を研磨し、医の行為が『天を尊び、地を重んじ、人の和を計る支柱《ささえ》となる（王の意義）』ことを望む者集りて『医王会』をつくる。

会員はこの目的のために各自の意見を言合《いいあ》う会とし、また技術習得を期して慰合《ゐあ》う会としよう。かくして真に社会を医（慰）するために一つに力を合わせて支合《ささえあ》う指圧（支圧）の道に精進しよう。ここに医王会の意義と趣旨を記して会員の指針とする。（昭和三十五年十月）

また東洋医学的立場に於ける指圧療法は、医療の本義である「手当て」の伝統をうけつぎ漢方諸法の中心であった導引按蹻に始るものである。したがって漢方的診断治療を実践するには現在の学校形式による西洋医学中心の教育法だけでは不可能である。特に指圧診断治療は精神的な患者理解の方法である証診断を、手技を中心とした漢方四診により行ってはじめて真の病人治療になる。これには東洋古来の塾形式により、師弟一体の以心伝心の実感教育を臨床的立場に於て習得しなければならぬ。これが医王会の趣旨を実践する基礎である。

増永静人　略歴

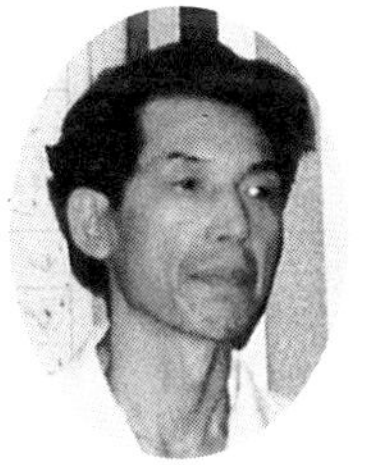

大正十四年六月　広島県呉市に生まる。父　幸雄、母志ずかの次男。

昭和五年　京都に移る。

昭和十七年　京都府立第一中学校卒業。

昭和二十年　第三高等学校卒業。

昭和二十四年　京都帝国大学文学部哲学科（心理学専攻）卒業。

卒業後、父祖の業である指圧界に入り実技を修める一方古今の文献を読破して指圧療法の理論の確立につとめた。

昭和三十四年より十年間日本指圧学校講師（臨床心理学）

昭和三十五年　医王会趣旨を確立。会員の指針とする。

昭和四十三年十月　指圧研究所「医王会」を設立。東京都台東区東上野一―八―九。

昭和四十八年六月　医王会指圧銀座開所。

日本心理学会、日本東洋医学会に属す。晩年は国内にとどまらず広く海外にて独自の経絡指圧を指導、香港、韓国、カナダ、アメリカ、ハワイ、欧州にもしばしば招かれた。

昭和五十六年三月　日本東洋医学会評議員に選出された。

昭和五十六年七月七日　直腸癌のため死去　享年五十七歳。

著作目録

昭和三十八年　指圧療法原理　第一出版刊

昭和四十年　指圧療法臨床　第一出版刊
昭和四十三年　臨床心理学序説　邦光書房刊
昭和四十四年　症状別・家庭でできる指圧　有紀書房刊
昭和四十四年　図解・病気を治す指圧入門　有紀書房刊
昭和四十五年　経絡指圧診断治療要図（付切診の手引）
　医王会刊
昭和四十五年　指圧療法（創元医学新書）創元社刊
昭和四十八年　東洋医学をさぐる（共著）日本評論社刊
昭和四十八年　万有百科大事典　十四　医学（指圧療法
　の部）小学館刊
昭和四十九年　指圧　医道の日本社刊
昭和五十年　スジとツボの健康法　潮文社刊
昭和五十二年　家庭指圧技術講座テキスト（通信教育）
　日本指圧療法学会刊（日教研）
昭和五十四年　イメージ健康体操講座テキストⅠ・Ⅱ
　エポスアカデミー刊（日教研）
昭和五十四年　子どものからだは蝕まれている（共著）
　柏樹社刊
昭和五十五年　経絡指圧・治療百話　人間医学社刊

解説書として

昭和五十一年　「按摩手引」藤林良伯著　復刻版
　（増永静人解説）医道の日本社刊
昭和五十二年　「按腹図解　全」太田普斎著　復刻版
　（増永静人解説）医道の日本社刊
昭和五十四年　「指圧法」玉井天碧著　復刻版（増永静
　人解説）エンタプライズ社刊
昭和五十五年　「導引」大黒貞勝著（増永静人解説）
　エンタプライズ社刊

外国語版として

昭和五十二年　ZEN SHIATSU　英語版　日貿出版社
　刊
昭和五十四年　〃　イタリア語版　〃
昭和五十四年　〃　オランダ語版　〃
昭和五十七年　〃　インドネシア語版　〃
昭和五十八年　〃　スペイン語版　〃
昭和五十九年　〃　ドイツ語版　〃
昭和六十年　〃　フランス語版　〃
昭和六十三年　〃　ポルトガル語版　〃

あとがきにかえて

このたび、夫の三回忌にあたりまして今まで「医道の日本」と「漢方の臨床」に発表してまいりましたものをまとめたいと思い立ちました。このことを医道の日本社社長戸部宗七郎先生、北里研究所　東洋医学総合研究所長矢数道明先生、漢方の臨床の編集長氣賀林一先生に御相談致しましたところ快よく御承諾下さり「経絡と指圧」と題しまして出版のはこびと成りました。

講演講習などでずっとお世話になっておりました人間医学社社長大浦孝夫先生並びに、夫の生前御親交をいただきました甲南大学教授藤岡喜愛先生、戸部宗七郎先生から御多忙のなかお心のこもった序文を戴きました。心より厚く御礼を申し上げます。なお編集長の山口泰宏先生には終始一方ならぬお世話様になりましてありがとうございました。

夫は昭和五十六年六月十五日入院致しまして十八日の夜は息苦しく眠れぬまゝに明け方まで話をしておりました。全部は書き留められませんでしたがこゝに最後のことばとして記させていたゞきたいと思います。

『……僕の経絡説をこゝで中断しては勿体ないと思う。経絡というものは人間の生命、経絡の中に生命がある。歪みは悪ではない。人間歪むところに働きがある。動かなくては生命はない。善悪という歪みがでてきてはじめて人間という存在が成り立つわけだ。それだからこそ人間が存在したのだ。善悪というものは神の世界にはない。――神のおもわくは別である。全体がよくなる。個人の存在は小さなもの――。これは善い。これは悪い。と人間はそれを分けて考えるがその出発点は間違っている。善悪あってこそ人間は存在し得たのだという大前提が経絡を勉強することによってはじめて解ってきた。

人間が存在するということは、すべてを肯定しなければ自分が否定されるということ。その実践の裏付けを論理的に僕はみつけた。それを展開していったら物事の一大革命になる。これは国連で講演（昭、五五・五）する前に気付いた……』

元気になったら発表すると、日々自らの病を通して得た大切な思索、実感を一人胸にあたゝめて居りました。

この出版が実現しました機会に夫の生前御親交いたゞき、また遺された私共をいつもあたゝかくお励まし下さいました方々、その他沢山の御交誼を給わりました皆々様に亡き夫からの心もこめてこゝに心から御礼を申し上げます。ありがとうございました。

昭和五十八年七月七日

弘徳院智仁静安居士　俗名増永静人の三回忌にあたり

増　永　恵　子

哲士・晴彦・和彦・裕子・ひとみ

著者略歴
1925年広島県に生まれる。京都大学文学部哲学科（心理学専攻）卒業後，指圧界に入る。10年間日本指圧学校講師をつとめ，日本心理学会，日本東洋医学会に属し，指圧施療所「医王会」を主宰。昭和56年日本東洋医学会評議員に選出さる。
晩年は国内にとどまらず，広く海外に指圧を指導。香港，韓国，カナダ，アメリカ，ハワイ，欧州にもしばしば招かれ，講演に実技に活躍した。昭和56年7月7日死去。享年57歳。現在も下記指圧センターにて治療指導が行われている。

医王会指圧センター
医王会指圧研究所
〒110-0015　東京都台東区上野1-6-10 ARTビル5階
TEL/FAX(03)3832-2983

経絡と指圧〔新装版〕

昭和58年7月7日　初　版
平成12年9月15日　第8刷
平成14年2月20日　第9刷
平成16年4月20日　第10刷
平成17年12月1日　第11刷
平成20年12月15日　第12刷
平成23年4月20日　第13刷
平成26年8月30日　第14刷
平成31年1月29日　第15刷（新装版）
令和6年10月25日　第16刷（新装版）

著　者　増《ます》永《なが》静《しず》人《と》
発行者　戸部慎一郎
発行所　㈱医道の日本社
〒237-0068 横須賀市追浜本町1-105
電　話 046—865—2161
FAX 046—865—2707

印刷所　横山印刷株式会社
ISBN 978-4-7529-1456-3　C3047　¥5800E